Tantas bocas por curar…

de los parásitos que las vampirizan

Vencer la periodontitis

Fontela, 16A. Goián. 36750 Tomiño (Pontevedra)
Dirección electrónica: amyrisediciones@amyrisediciones.com
Página de Internet: www.amyrisediciones.com

Título original: Tant de bouches à guérir… des parasites qui les vampirisent
Corrección del original: Francis Lombard
Concepción: Bénédicte Jeunehomme
Compaginación: Marie Lacour
Traducción del francés: José-Luis Morais
EAN: 978-84-939001-9-9
O numero de DL asignado: VG 101-2013, primer trimestre de 2013

Advertencia: El lector será consciente en todo momento que las propiedades curativas que se describen no sustituyen en ningún caso a la opinión de un médico, que siempre será indispensable para establecer un diagnóstico y valorar la gravedad de la patología. El editor y los autores eximen toda responsabilidad relacionada con las consecuencias que se desprendan del uso abusivo o no de la información contenida en esta obra.

Mark Bonner

con la colaboración de Claude Milan

Tantas bocas por curar…

de los parásitos que las vampirizan

Vencer la periodontitis

AMYRIS EDICIONES

Dedicatoria

Esta obra está dedicada a las innumerables víctimas de la periodontitis (inflamación del tejido blando gingival y las estructuras de soporte dental que produce destrucción ósea) porque es una auténtica pandemia que afecta a más de la mitad de los adultos del planeta y está abusivamente considerada como una patología crónica. Es cierto. Hay que decirlo, repetirlo y gritarlo a los cuatro vientos si es necesario, hasta que la verdad se entienda y comprenda: la descarnadura y la caída de los dientes pueden evitarse y su completa curación depende en mayor medida de la medicina que de la cirugía. Si los cirujanos dentistas de este siglo quieren ser eficaces de verdad, tendrán que volver a ser los «médicos de la boca».
Este libro está dirigido al público general porque su bienestar está en juego y a todos mis colegas de profesión que deseen legítimamente curar a sus pacientes. A ellos también se lo dedico, que se esfuerzan y empeñan en abrir la mente a la realidad clínica porque desean de corazón curar a sus pacientes enfermos con integridad y profesionalidad, con el único propósito de devolverles la salud, sin prejuicios y con total libertad de maniobra.

Finalmente, a Solange, cuyo fervor y determinación me han permitido desarrollar una terapia que responda a las necesidades de todos y cada uno. Gracias.

A Évelyne, Maryse y Christiane, mis ayudantes, que me han apoyado y secundado incansablemente todos estos años; cada día, en cada viaje, con cada pesada caja de microscopio que se transportaba. Os estoy infinitamente agradecido.

Advertencia

Este libro describe métodos terapéuticos y contiene consejos médicos que requieren de una exploración detenida de la boca por parte de un profesional en odontología. En ningún caso podrá reemplazar al diagnóstico médico o servir de instrumento para el autoanálisis de la situación personal del lector.

Por tal razón, se recomienda encarecidamente acudir a un especialista para evaluar la salud bucal antes de intentar cualquier práctica inspirada en esta obra. El lector no deberá sacar ninguna conclusión precipitada de estas páginas sin haber recopilado previamente información científica y rigurosa sobre su estado de salud.

Espero que la lectura de este libro sirva al menos para abrir un diálogo constructivo con el dentista y que este último pueda sacarle provecho. Quiero pensar que este libro incitará a todos los profesionales de la salud bucal a considerar de manera positiva y con optimismo las oportunidades de tratamiento para esta enfermedad endémica como es la periodontitis y que permitirá desarrollar los conocimientos clínicos y microbiológicos, por el bien de todos.

No me tengan a mal si he simplificado algunos términos científicos oscuros para el público general y espero que sepan perdonarme por el tono jocoso que empleo intencionadamente y mis declaraciones cáusticas, porque son el fruto de una tremenda pasión por advertir a la población del planeta, cueste lo que cueste. Así pues, les ruego que sean indulgentes con mis excesos de entusiasmo y mis ataques de ira, habida cuenta de lo que conllevan para la sanidad pública.

ENTRE LO QUE PIENSO, LO QUE QUIERO DECIR, LO QUE CREO DECIR, LO QUE DIGO, LO QUE LE APETECE ESCUCHAR, LO QUE CREE ESCUCHAR, LO QUE ESCUCHA, LO QUE LE GUSTARÍA ENTENDER Y LO QUE ENTIENDE, HAY DIEZ PROBABILIDADES DE QUE TENGAMOS DIFICULTADES PARA COMUNICARNOS.

AUN ASÍ, INTENTÉMOSLO...

Edmond Wells (entomólogo imaginario)

Introducción

Hablar de una enfermedad perniciosa con tono jovial no deja de ser complicado… ¿Cómo puedo hacer para desmenuzar su mecanismo devastador sin aburrir a mi estimado lector? ¿Cómo puedo abrirle el apetito y que no se quede con hambre sin desviarme un ápice del rigor científico necesario? Digamos que… acepto el reto. Querido lector, le ofrezco la posibilidad de saborear mis capítulos a la carta. Después de todo, ejerzo una profesión relacionada con el paladar…

Si padece alguna enfermedad gingival pero es una persona demasiado sensible, consulte directamente el capítulo 7: «¿Cómo salir de esta?». Si no quiere perderse un solo detalle, no interrumpa la lectura. ¡Espero que tenga buen diente para devorar este libro!
Si tiene prisa, si es más sibarita que glotón, si prefiere absorber enseguida la información que le sea realmente útil y nada más que esa, debería empezar por el capítulo 1: «¡Socorro! Infestación de parásitos», y salte después hasta el 7.

Advertencia: el capítulo siguiente bien podría ser el último porque es tan desconcertante para algunos que hasta llegan a tratarme de loco. Peor aún, a pensar que no hablo en serio.
No estaría de más tener un poco de audacia. Sienta curiosidad, sorpréndase, ¡disfrute! No se deje influenciar por la opinión de los demás, juzgue usted mismo basándose en las pruebas y para eso, no se apresure en cerrar las páginas de este libro…

Seguro que más de uno, como mi querido lector, opinarán que descubrir la verdad es apasionante. Elemental… No espere al final del todo para llegar a esa conclusión. Siga leyendo. Lógica, sentido común y la evidencia misma: estas son mis principales bazas para convencerle.

Si en el fondo es una persona maniática, consulte a un dentista que disponga de microscopio. Después, podrá leer el libro si aún le quedan ganas.

¿La higiene y los buenos modales le ocultan la cruda realidad de la existencia? No tiene más que regalarle el libro a ese vecino al que le huele el aliento, pero hágalo al estilo nipón, llevando una mascarilla; o un casco… y simule estar encima de una moto. Aunque no se vaya a curar de este modo, por lo menos conseguirá alejarse del mal aliento.

¿No le apasiona cepillarse los dientes y tiene la fea costumbre de sentirse culpable? No se preocupe, su única desgracia es una infección, no una infracción.

¿Es una persona echada para adelante? ¿Tiene el hábito intrépido de confiar en la gente honrada y sincera? ¿Le gusta centrarse en lo esencial? Le recomiendo entonces que se lea estas páginas de un trago, sin detenerse en las imágenes.

En cambio, si presume de temperamento analítico o ejerce una profesión de la rama científica, disfrute escudriñando las ilustraciones, deléitese observándolas con regocijo. No están ahí solo para hacer bonito, sino que sirven para apoyar mis aserciones, confirmar mis declaraciones y demostrar mi teoría.

Todo parecido con la realidad no es fortuito, pero se han alterado los nombres, perfiles y profesiones de las personas mencionadas para dejar constancia de sus particularidades clínicas. Los propios interesados ni siquiera serán capaces de reconocerse. Aun así, descuide, porque nadie lo sabrá y acabará convencido de haber contribuido al progreso de la odontología, por el bienestar de todo el planeta.

Este libro se dirige al pueblo de la Tierra, a los tres mil millones de adultos con gingivitis o con halitosis, a todos los que se niegan a perder los dientes y quieran comprender qué les pasa porque, definitivamente, la dentadura postiza no es una fatalidad.

Sin duda alguna, los curiosos por naturaleza se interesarán en esta obra, así como los alumnos y estudiantes que ansíen comprender el micromundo, no solo en su formulación molecular moderna, sino también y sobre todo, en su estructuración ecológica real.

El ayudante de laboratorio podrá contemplar al microscopio —tanto si es experto en su manejo como si no lo es— una multitud de microrganismos, a cada cual más cautivador: los de adultos, en particular y preferentemente de edad avanzada, cuyas encías magulladas le permitirán examinar una gran cantidad de animálculos parásitos y glóbulos blancos de todo tipo, macrófagos y otros fagocitos. En cambio, la imaginería de los adolescentes no es tan exuberante: alguna que otra bacteria anodina, espirilos apacibles, varios bacilos y vibriones inofensivos. La gente sana no presenta mucho interés.

Hemos coloreado el fondo de las imágenes para que se entienda mejor el grado de bienestar y de enfermedad. En verde: estado saludable; en amarillo: patología reversible; en rojo: pérdida de estructura previsible.

Me he visto obligado a utilizar algunas palabras «exóticas» sacadas de la jerga médica y difícilmente trasladables al lenguaje del común de los mortales. Si en algún momento teme no entender nada de la jerigonza profesional que en ocasiones he tenido la debilidad de utilizar y aun así persiste en lograr un estado de salud óptimo… a falta de algo mejor, le recomiendo que empiece por escrutar minuciosamente el léxico de términos científicos que encontrará al final del libro. No obstante, le ruego que no se preocupe por el exceso de perorata erudita biológica, porque le prometo que será capaz de entenderme sin grandes problemas ni mayores esfuerzos… al igual que mis pacientes.

Esta obra sirve tanto de instrumento como de canto a la esperanza, porque relata la lucha de toda una vida por desentrañar la verdad y expresar públicamente una evidencia. Todo está delante de nuestros ojos. Basta con abrirlos. ¿Se le descarnan los dientes? ¿Se desplazan, se mueven y se caen como a tantos adultos de este mundo? Por desgracia, es el privilegio de la edad. No se puede hacer gran cosa… es la triste realidad.

La pérdida de los dientes no es una fatalidad. ¿Por qué se caen en realidad? ¿Por qué algunos alientos fétidos se resisten a los tratamientos más cuidadosos? ¿Qué buenas razones cabe esperar? ¿Cómo podemos enclavijar los dientes de una vez por todas? ¿Cómo podemos recuperar la sonrisa y conservarla? ¿Por qué pretenden hacernos creer lo contrario?

Aquí encontrará todas las respuestas, la historia de principio a fin, una historia divertida en realidad, mi historia y la suya…

> **LA TEORÍA ES CUANDO SABEMOS TODO Y NADA FUNCIONA; LA PRÁCTICA ES CUANDO TODO FUNCIONA Y NADIE SABE POR QUÉ. AQUÍ, HEMOS REUNIDO TEORÍA Y PRÁCTICA: NADA FUNCIONA Y NADIE SABE POR QUÉ...**
>
> Albert Einstein

Capítulo 1

¡Socorro! Infestación de parásitos

El sufrimiento de un adulto de cada dos. Infecta los tejidos blandos de la boca, descarna los dientes, provoca mal aliento, sangrado de encías y caída de dientes: en pocas palabras, estos son los grandes males que provoca esta curiosa enfermedad llamada periodontitis.

¿Cómo aparece? ¿Por qué me ha infectado y qué me va a hacer? Es más, ¿se puede curar y cómo se puede evitar? Sufrir o no sufrir, esa es la cuestión y el objeto de este libro. A modo de aperitivo sobre nuestras alegrías bucales, cabe mencionar antes de nada un asunto peliagudo, el cepillado.

Todo el mundo, o casi, se lava los dientes desde su más tierna infancia, con más o menos asiduidad según el caso… Sin embargo, incluso si todo va bien y en la ausencia de descuidos o dejadez, una microscópica capa de sedimentos puede formarse imperceptiblemente en los dientes. En concreto, se trata de un fino estrato de proteínas que se depositan en la superficie lisa del esmalte, comúnmente denominado como *película adquirida*, una pequeña cutícula de materia proteínica que actúa como «adhesivo para microbios».

Ilustración 1-1

Bacterias en forma de puntos y trazos inmóviles agrupadas alrededor de un hermoso diente implantado en una encía sana. Crean estructuras esféricas pequeñas llamadas «cocos» y desarrollan filamentos de diferentes longitudes y grosores. La encía presenta un bonito color rosa, señal de buena salud. (Ampliada 1000 veces).

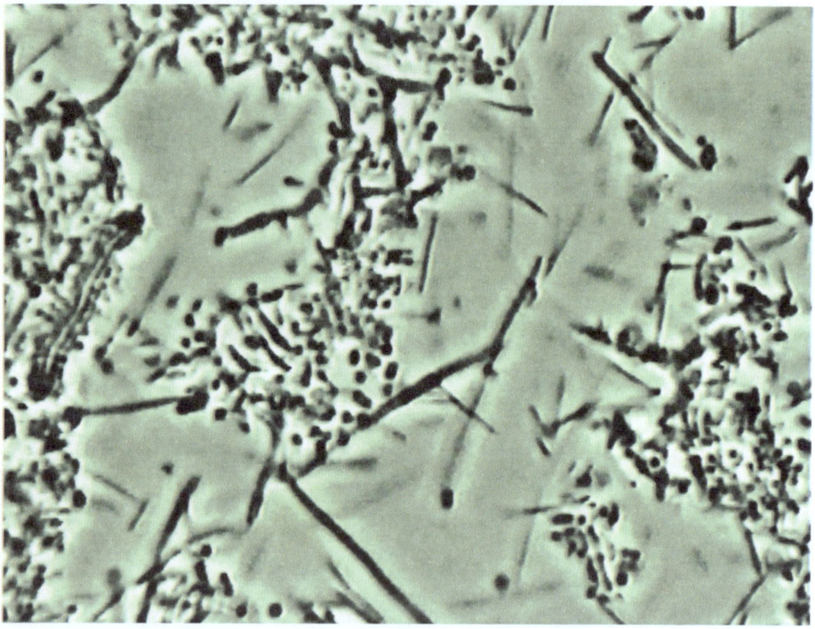

En este terreno favorable se desarrolla una colonia de bacterias minúsculas, delicadas, indolentes, inofensivas e incluso benéficas, en forma de puntos y trazos.

Cuando se deja esta colonia bacteriana a su libre albedrío, permitiéndole prosperar sin obstáculos, surge y se desarrolla con el tiempo una flora de congéneres más patógenos: los espirilos, con forma de tirabuzón; y los vibriones, cuya morfología parece más bien una salchicha. Entonces, colonizan la superficie del esmalte y afectan progresivamente a la encía circundante. Se trata de la gingivitis.

No obstante, el organismo —en este caso la encía— no se quedará impasible sino que tratará de defenderse, muy bien de hecho, con independencia del estado de salud y de la persona, ya sea enferma o sana, esté cansada o en plena forma, estresada o relajada, ya esté de buen humor o moralmente deprimida, incluso inmunodeprimida...

Ilustración 1-2

Bacterias muy animadas en forma de espirales revoloteando, acompañadas de bacilos rectos o ligeramente encorvados, que son más oscuros en el caso de la gingivitis. La encía presenta un color rojizo además de inflamación.

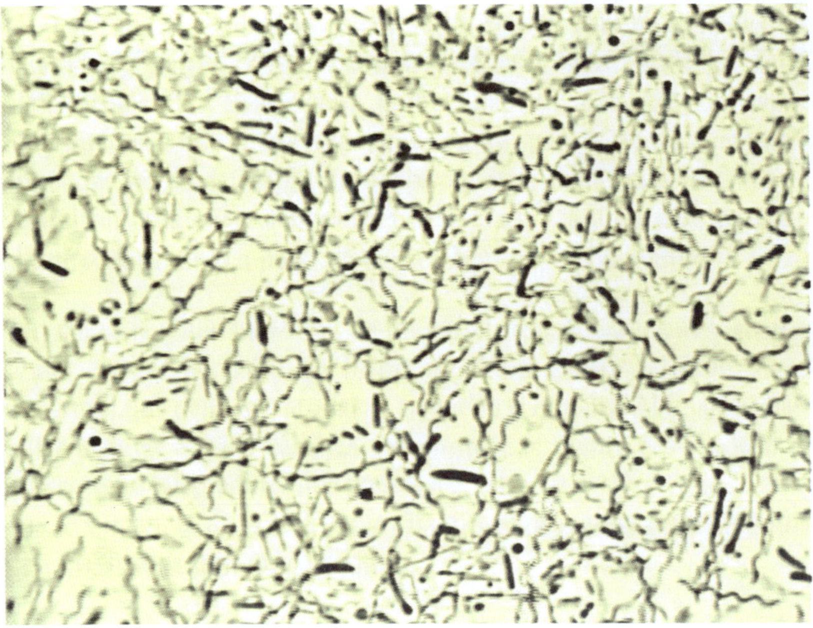

Ilustración 1-3

En el centro, célula normal de la encía, llamada célula epitelial. La muestra ha sido obtenida mediante raspado del instrumento en una encía sana. Por encima, algunas bacterias inmóviles ordinarias, en forma de puntos; a la derecha, otras con forma de trazos o filamentos. Así es un buen estado de salud.

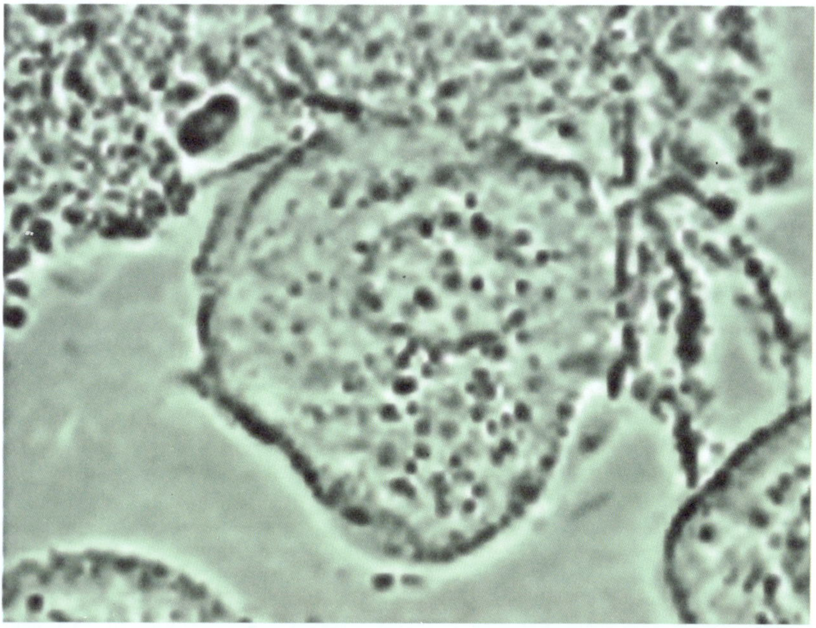

De pronto, se asoman nuestros valerosos guardaespaldas, infatigables combatientes celulares de nuestra defensa personal nacional, auténticas tropas extravasadas de los capilares de nuestro sistema inmunitario, que es una formidable fortaleza.

Neutrófilos polimorfonucleares, la mayoría de las veces. Glóbulos blancos, si lo prefiere el lector, y razón no le falta. A pesar de su pequeño tamaño, son unas valientes células que surgen juiciosamente de los vasos sanguíneos de la encía a través de los minúsculos capilares que la irrigan para atacar a las bacterias móviles que allí prosperan a nuestras expensas. De esa forma, se establece un ecosistema mórbido entre las bacterias y nuestro muro defensivo, las células epiteliales.

Así pues, nuestro sistema inmunitario recurre a los glóbulos blancos para arrojar sustancias que eliminen estas bacterias nocivas, capturadas a saber dónde, de nuestra propia madre, de nuestra infancia, del tenedor de nuestra hermana pequeña, del chupete que mamá lamió en su día... Unas infames bacterias que además de multiplicarse, proliferan. Como haría cualquiera, ¡se aprovechan! Se alimentan, comen restos y limpian la boca, al igual que las bacterias buenas, pero tienen la fea costumbre de ponerse a dar vueltas como un taladro y penetrar en los tejidos...

Obviamente, eso es lo malo. Con el tiempo, pulularán cada vez más. A no ser que se cepillen los dientes con esmero para eliminarlas, no dejarán de reproducirse y entrelazarse con otras bacterias muy filamentosas (las leptotrices) para constituir una red de capas superpuestas como una malla, similar a un gran plato de espaguetis por el que revolotean espirilos, o espiroquetas, y vibriones veloces que perjudican a la encía a la misma velocidad. Menudo hervidero de glotones devorando a pedir de boca. ¡Que aproveche, señores!

Son como la guinda podrida de un pastel envenenado, que vienen a sumarse a las bacterias en forma de doble punto (estreptococos mutantes) que tienden a arrojar su acidez en el esmalte. Al final, acaban por erosionar la capa calcárea que protege el diente provocando la caries, como taladradores que perforan el esmalte. Todo el mundo sabe que se alimentan de azúcar y que esta diabólica mezcla detonante nos deja los dientes como un colador.

Ilustración 1-4

Acumulación de glóbulos blancos en un caso de infección de la encía. Forman pequeños círculos que contienen un núcleo bi- o trilobulado, más denso, rodeado de gránulos, que son elementos esenciales para su funcionamiento antimicrobiano. En este campo microscópico se aprecia una buena docena de ellos.

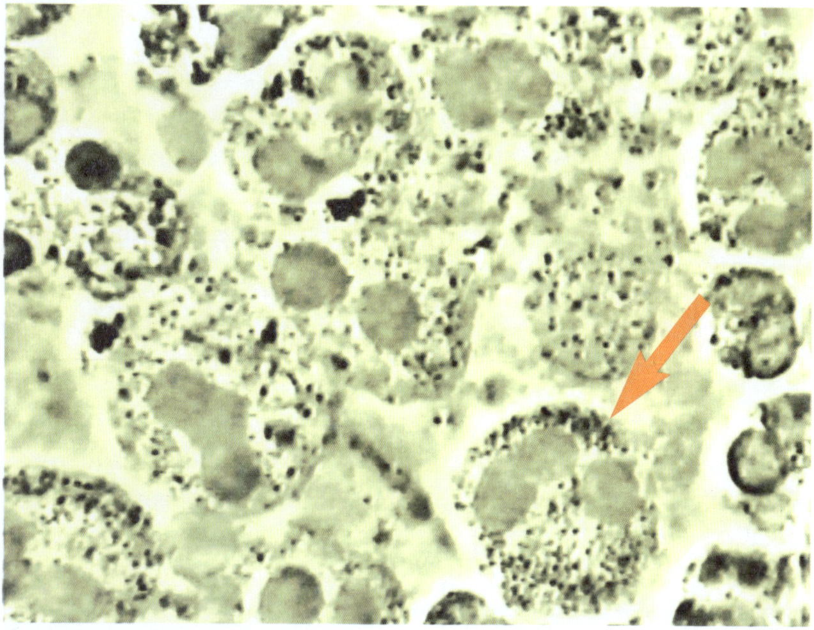

Ilustración 1-5

Bacterias fibrosas de la placa dental extraídas del reborde de un diente. Los filamentos alargados se enredan hasta el punto de formar un hacinamiento que recuerda irresistiblemente a una ración de espaguetis poco apetecible, aunque, si le parece apetitosa, es posible que ya los tenga en la boca... Su proliferación es una consecuencia directa de no cepillarse bien los dientes. Se conocen con el bonito nombre de leptotrices.

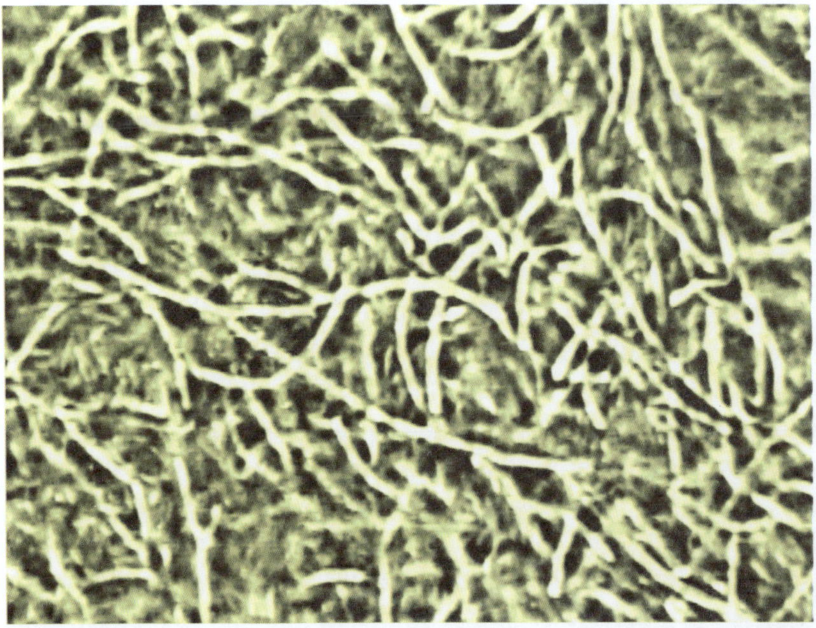

Volvamos a la superficie de nuestra encía infectada, donde espirilos y vibriones están librando una batalla sin tregua que no deja indiferente al organismo (en casi el 98 % de nosotros, al menos), que a su vez reacciona llamando a filas a un ejército de soldados de infantería (los glóbulos blancos) que acuden a las armas para defendernos de esa agresión primaria.

Ilustración 1-6

Espirilos, bacterias con flagelos en forma de tirabuzón, acompañados de bacilos, unos bastoncillos muy densos que parecen cigarrillos. Muy revoltosos y afanosos, se abalanzan sobre los restos de un glóbulo blanco (arriba a la izquierda), como una bandada de buitres sobre el cadáver de un cebú, como larvas pululando en la carroña.

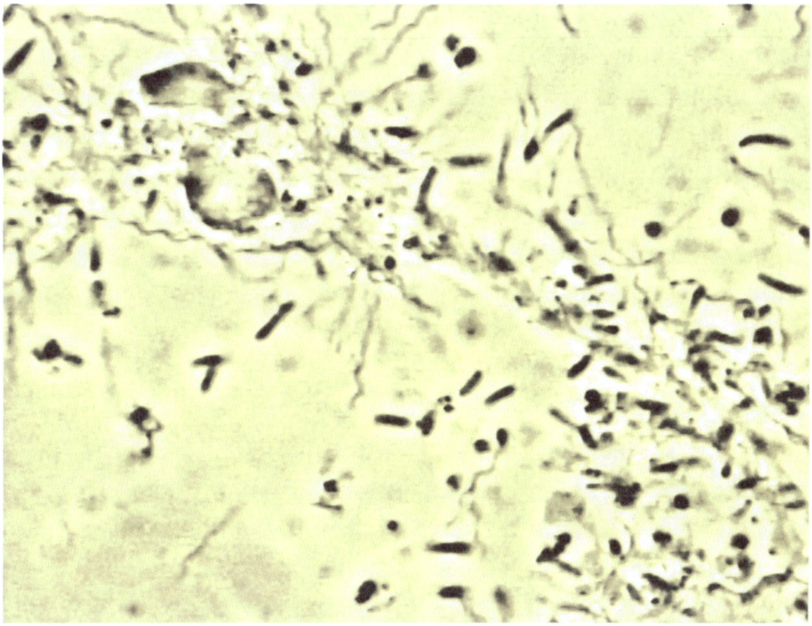

¿Acaso su dentista no tiene un microscopio para enseñárselos? Lástima. Habrá que sugerirle que haga un curso de microscopía. Si se obstina, siempre se le puede amenazar con curarse en el acto y tal vez se lo piense, pero ante todo, no hay que dejarse engañar so pretexto de que no sirve de nada escudriñar bichitos que no se ven. Hasta es posible que estos famélicos microbios habiten en la cavidad bucal del propio dentista y no lo sepa...

Al igual que la inmensa mayoría de dentistas que ejercen en la actualidad, sin duda le aconseje cepillarse los dientes y así debe ser, por supuesto. Incluso podría recomendarle un dentífrico en particular y adaptado. Tanto mejor. ¿Le ha sugerido que utilice hilo dental? También está bien. Si además le pide que se lave los dientes con una mezcla de agua oxigenada y bicarbonato de sodio, mejor todavía. Aunque también le puede prescribir que se cepille los dientes directamente con agua oxigenada diluida y aplicar después bicarbonato de sodio en polvo con una pizca de sal. Eso es bueno, ¡muy bueno!

Todas estas recomendaciones son excelentes, porque es importante acabar mecánicamente con las bacterias que perforan la encía. ¡Ni hablar de acabar con las encías como un colador por culpa suya! Si dejamos que se edifique este muro de bacterias filamentosas, a pesar de la reacción inflamatoria defensiva, con el tiempo acabarán por aglutinarse junto con los minerales de la saliva para formar una auténtica barrera de coral: el sarro, que se acumulará en los dientes y presionará la encía insidiosa e inevitablemente. Con el paso de los años, conseguirá desplazar la encía y provocará que se caigan los dientes ineluctablemente. Será entonces cuando podrá disfrutar de una maravillosa dentadura postiza… En cambio, si se eliminan estas bacterias patógenas, enseguida se podrá apreciar cómo se restaura la encía por completo y desaparecerá, simple y llanamente, el tono encarnado causado por los capilares exangües.

Al poder prescindir de los glóbulos blancos, la mucosa bucal recuperará su delicado color rosado, dejará de sangrar y volverá a la perfecta normalidad.

A partir de ahí, solo quedará acudir al dentista para retirar el exceso de sarro incrustado en los dientes. La gingivitis cesará por sí misma y la encía quedará totalmente sana: rosa como el culo de un bebé, bien adherida a los dientes, con textura y carente de sangre al cepillarla. Tal es la reversibilidad que se consigue gracias a las maravillosas habilidades de nuestro organismo.

La inflamación puede afectar a un solo diente, incluso a una sola papila de la encía, pero nada le impedirá que ataque a toda la boca si no nos preocupamos. Aunque se deba a la ausencia de cuidados, desaparecerá en cuanto se elimine el enemigo bacteriano.

Este tipo de gingivitis es muy fácil de tratar porque basta con una limpieza común, ya sea con espuma o sin ella, sin necesidad de recurrir al enjuague bucal con alcohol. El 98 % de la población del planeta padece gingivitis, pero es una enfermedad perfectamente reversible, a condición de eliminar cuidadosamente su causa.

Es posible que una caries profunda, demasiado próxima a la encía, provoque una irritación crónica. También ocurre por las molestias de un empaste que el dentista haya pegado demasiado a la encía. En ambos casos, los glóbulos blancos soldaditos se precipitarán allí donde duela, decididos a defendernos contra toda invasión. Bastará con que den una vuelta con su sangre (es decir, la nuestra), para dejar a los asaltantes fuera de combate. ¿Por qué nos quejaremos tan a menudo de estar pachuchos?

¿Qué se puede hacer entonces? Repetir el empaste para que se adapte mejor a la anatomía original o levantar artificialmente la encía para reconstituir una morfología más natural. Sea como sea, hay que intentar antes de nada que el sistema inmunitario y sus valerosos glóbulos de combate *no necesiten* acudir en nuestra defensa. La gingivitis es una estrategia natural de defensa: enrojecimiento, calor, edema, células defensivas que llegan en masa… transforma la mucosa bucal en un campo de batalla.

El organismo despliega sus tropas de inmediato para velar por nuestra seguridad pero, convendría no forzar la máquina, ayudarle a conciliar la paz en la boca y apaciguar los conflictos antes de que exploten. ¡Pasta de dientes! ¡Hilo dental! ¡Higiene! La superficie del paladar es pequeña, se le puede sacar brillo enseguida… a menos que esté afectado de periodontitis, en cuyo caso nos toparemos literalmente con el hueso, porque se está perdiendo el tejido óseo de sujeción, o sea, la base muescada de las estatuillas de esmalte. Aunque siempre nos podrán servir para jugar a las tabas…

En cambio, la gingivitis es extremadamente frecuente y, por suerte, reversible la mayoría de las veces y realmente fácil de eliminar. Como mucho, habrá que recurrir a un profesional en tratamiento dental para que retire los sedimentos de sarro y listo, recuperaremos una sonrisa de cine.

Así y todo, cuidado con el exceso de confianza. Conviene no creer que estamos a salvo, porque en realidad, no tenemos ni idea. A menos que se disponga de un microscopio de contraste de fases para confirmarlo o desmentirlo, es imposible saber si se tiene periodontitis, como le ocurre a casi el 65 % de los adultos de este planeta.

Si tal es el caso, se habrá heredado una segunda infección, superpuesta a la primera, aparte de un estorbo inoportuno: bichitos parásitos que invaden la boca, decididos a ejecutar la dura tarea de acabar con el hueso que rodea los dientes, por debajo de la encía. Literalmente.

Ahí la cosa se pone fea, muy fea, porque la carne infectada se irá volviendo purulenta, los dientes quedarán enfangados en el pus hasta el punto de perder estabilidad e incluso de llegar a caer. Por no hablar del aliento, que no se quedará al margen de la infección y acabará por oler a tigre…

Voy a explicar algo que difícilmente será reconocido por unanimidad en el ámbito odontológico oficial —más de uno me sigue tomando entre dientes— pero es crucial que todos me entiendan correctamente, desde el paciente hasta el personal auxiliar, el dentista, periodoncista, médico, parasitólogo, cardiólogo o primer ministro. No hay nada «dentalmente correcto» que pueda sostenerse ante un problema de salud de tales características y todos tienen derecho a saberlo.

Cabe tener en cuenta que docenas de millares de especialistas siguen tratando de comprender cómo es posible que haya bacterias más patógenas de lo normal que puedan invadir la encía, romper su barrera protectora y lesionar el maxilar.

No están buscando donde debieran, eso es todo. En efecto, se han llevado a cabo pruebas complejas para determinar cuál o cuáles son las bacterias responsables y algunas de estas últimas parecen diferenciarse de la media porque se encuentran en mayor cantidad en casos de periodontitis, ya sean agudas o crónicas. Las pruebas de ADN, que multiplican el ácido desoxirribonucleico, incluso permiten determinar las proporciones exactas.

Sin embargo, los hechos son cabezotas. Antes de nada —e insisto en este punto esencial—, en el 99 % de los casos de periodontitis, se constata la presencia de estos animalitos unicelulares parásitos que denominamos amebas y que vampirizan dos de cada tres bocas adultas.

Elemental, querido… El índice es demasiado alto, demasiado concordante y preciso: indudablemente, los culpables del aliento pútrido, de las encías sanguinolentas y sonrisas macabras son… ¡ellas! Elemental, intolerablemente elemental, qué duda cabe.

Esta es la evidencia —uno de los principales retos de la sanidad pública— que me esforzaré en demostrar en las páginas de este libro.

Así pues, ¿qué es una ameba? Es un protozoo, es decir, un organismo vivo unicelular, un bicho polimorfo bastante más voluminoso que una bacteria e igual de malintencionado, pero a una escala mucho mayor, por desgracia.

Bajo el microscopio, esta gigantesca célula única que se acomoda perezosamente en la boca es una enorme morena que se desliza a través de las aguas turbias de un hermoso y esmaltado arrecife coralino decidida a cavar su agujero…

Esta ameba se hereda de un medio húmedo específico, procedente de un ser humano o animal, por contacto directo o indirecto: un beso apasionado, un utensilio de cocina, un cepillo de dientes, el agua del grifo, un vaso, etcétera.

Este gran microbio, que supera los cien micrones, tiene un tamaño entre diez y cien veces mayor que una bacteria, que suele medir entre uno y diez micrones. Esta mascota parásita vive en la infección como pez en el agua… pero conviene no fiarse de su apariencia inofensiva: ¡es una piraña!

Ilustración 1-7

Dos animálculos protozoarios recogidos en la biopelícula microbiana de un surco gingival enfermo. Son amebas que se reconocen por su núcleo denso, formado por un punto central rodeado por un halo circular y vacuolas digestivas más voluminosas, dentro de un citoplasma grisáceo.

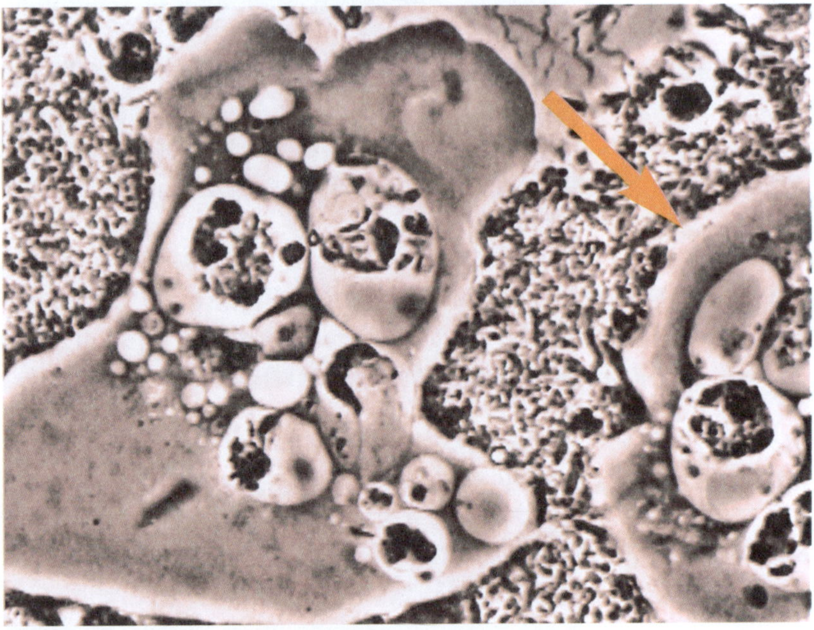

¿Por qué las amebas prosperan en terrenos infecciosos? Simplemente, porque se alimentan de los adversarios que les plantan cara: por lo general bacterias, pero sobre todo y sin miramientos, ¡glóbulos rojos y blancos! Engullen un glóbulo rojo en veinte segundos y uno blanco en dos minutos.

Ilustración 1-8

En el centro de la imagen, ameba rodeada de glóbulos rojos (arriba) y blancos (abajo) que fagocita vorazmente el glóbulo rojo —de aspecto más empalidecido— situado a las doce horas, donde se distingue una pequeña línea negra de absorción… ¡Ñam, ñam!

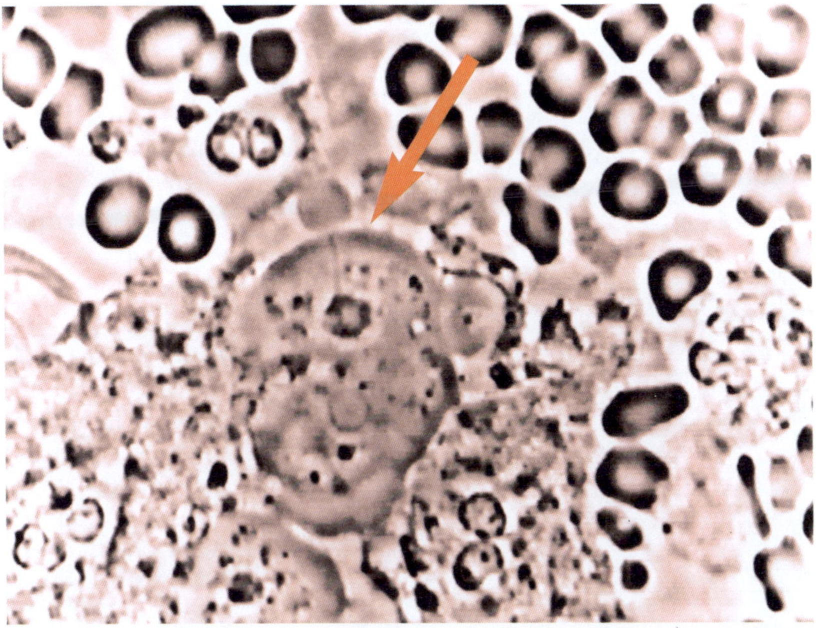

Estos animálculos se alimentan de sustancias nutritivas, generalmente de sangre, que toman del ser vivo en o dentro del que viven como parásitos. «Comen y beben en mesa ajena», en la mesa de un huésped normalmente inconsciente de su hospitalidad forzada, así que también son vampiros. Unos auténticos draculines en su boca, queridos míos…

Ilustración 1-9

Ameba capturada en flagrante delito de ingurgitación del núcleo de un glóbulo blanco, en el flanco derecho. Los restos del leucocito destripado de sustancia (las sobras de su banquete) se dispersan justo al lado. En otra parte, pululan otros restos de glóbulos blancos… Proceso de absorción bajo estricta vigilancia, pero ya es demasiado tarde: la vampira voraz, harta, digiere perezosamente.

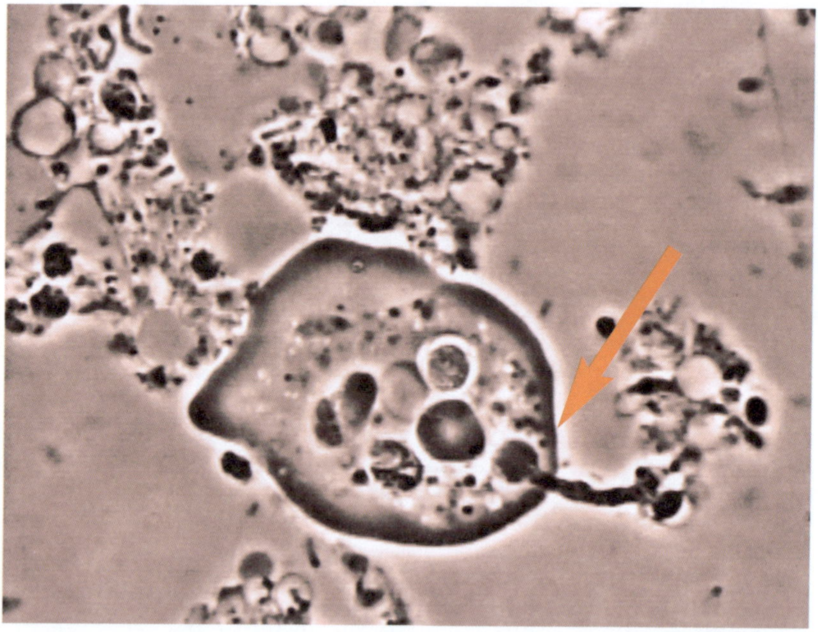

¿Cómo puedo atreverme a afirmar que estos protozoos (las amebas) canibalizan nuestras bocas mientras que la mayoría de investigadores en odontología ignoran este hecho por completo? Porque los sorprendo en flagrante delito cada día con el microscopio (a los protozoos, no a los dentistas). ¡Así de sencillo!

Ilustración 1-10

Desde la parte superior de la imagen, ameba sorbiendo un núcleo de glóbulo blanco, imperceptiblemente, procediendo probablemente por succión negativa. En medio del proceso, envuelve a su presa en su centro para digerirla mejor en una futura vacuola digestiva.

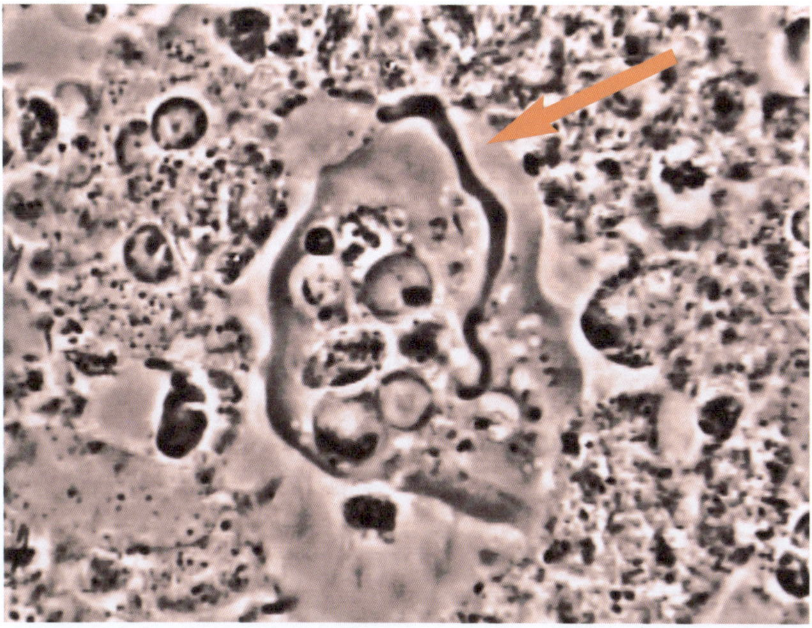

Tomo una muestra de su biopelícula —un minúsculo fragmento de la placa dental— en el lugar exacto donde se está perdiendo la encía y el hueso, alrededor de los dientes amenazados, para verlas manos a la obra, ellas y los destrozos que causan.

Así es como, sin pretender ofender a las teorías oficiales, en todos los casos de degradación del maxilar (por tanto, en las periodontitis, pero no en las gingivitis… ¿estamos de acuerdo?), sistemáticamente, sin la menor duda ni la más mínima excepción, observo la presencia de estos monstruosos bicharracos polimorfos.

Los veo revolcándose voluptuosamente por las sobras de sus ágapes, o sea, por los restos de los glóbulos blancos de defensa vampirizados, esos que acaban por formar el pus que fluirá de los prodigios de porcelana en peligro…

Estas sabandijas parásitas invaden la biopelícula para zamparse los eritrocitos y los núcleos de los leucocitos polimorfonucleares neutrófilos. En otras palabras, devoran el corazón de los glóbulos rojos y blancos.

Eso sí, es una buena forma de conseguir más espacio vital en un restaurante o en el cine, porque la placa dental que recubre la dentadura y las encías supura cada vez más hasta que el aliento se vuelve insufriblemente pestilente. La ameba, en efecto, es un animal unicelular parásito, un predador agresivo que se alimenta de los elementos del sistema inmunitario.

Una auténtica sanguijuela en ese pequeño universo periodontal, que se ensaña con los eritrocitos, perfora sus membranas y sorbe suavemente el jugo sangriento de los corpúsculos rojos.

Ilustración 1-11

(a) Parásito de la encía alimentándose de un leucocito. Inicio del proceso de fagocitosis del núcleo del glóbulo blanco por parte de una ameba. (b) Fase de succión en pleno proceso. (c) Inicio del enroscamiento dentro de la ameba. (d) Finalización de la fase de succión, enroscamiento y digestión del núcleo de la célula blanca por parte de la ameba, rodeada por las sobras del festín que se acaba de pegar. Tamaño aumentado 1000 veces.

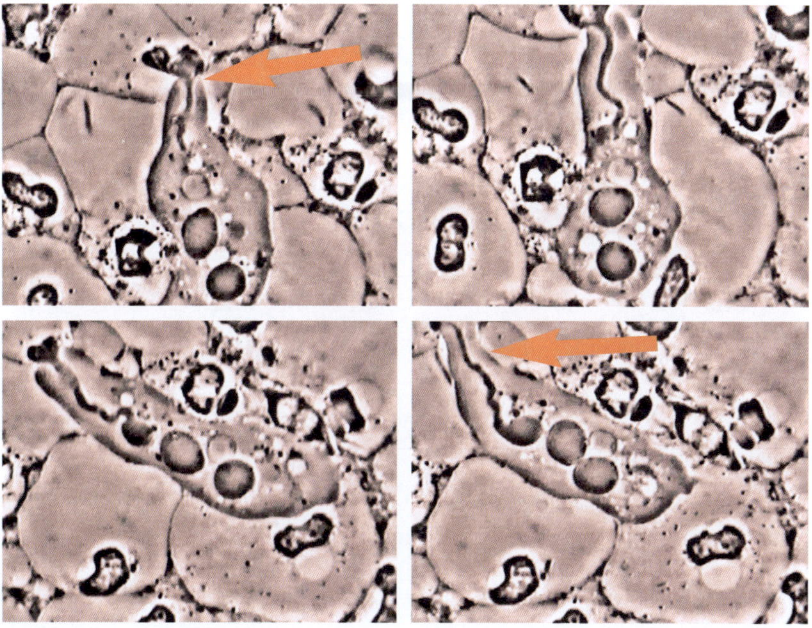

Del mismo modo, este gorrón agresivo (*Entamoeba gingivalis* para los amigos) se adhiere a la piel de un glóbulo blanco, le inyecta un anestesiante conocido como *amoebaporos* (un hecho ampliamente demostrado por parasitólogos intestinales[I]) para resguardarse dentro de su citoplasma, como un alienígena alucinante, además de sorber alegremente su núcleo hasta engullirlo por completo y digerirlo durante las largas horas de un grato letargo posprandial. Así se ensaña con nuestro cuerpo, muy a nuestro pesar, en cuanto le damos la espalda o nos dormimos. Totalmente atroz, tener este… esta *cosa* en la boca, ¡un monstruo sediento de sangre! ¿Cómo es posible? ¿Qué hace el gobierno al respecto? ¿Por qué no nos han avisado? Se ignora… aunque más de tres mil millones de personas alberguen sin saberlo estos bichos repulsivos que merodean atiborrándose de nuestras encías sin haber sido invitados. De eso nadie habla… porque ya nadie se preocupa por *mirar*.

¿Acaso no es verdad? Quien no me crea, que lo compruebe y haga la prueba por sí mismo: con la ayuda de un palillo, extraer una muestra de placa dental, entre dos dientes del fondo, por debajo de la encía. Examinarla con un microscopio de contraste de fases, a mil aumentos, utilizando un poco de saliva como fijador entre las dos plaquitas de vidrio.

Será la forma de verlo con nuestros propios ojos, como lo hizo Loewenhook en el siglo XVIII, Chiavarro Grassi y Barret en 1914, Bass, Johns y Kofoid[II] en 1929, Keyes[III] en 1982 y Lyons[IV a VII] en los ochenta; yo mismo[VIII a XVIII], mis pacientes y mis alumnos desde 1999 hasta hoy.

¡La realidad supera a la aflicción! ¿Cómo podemos permitir que tal jauría cause estragos a sus anchas en cientos de miles de bocas? La mayoría de ellas, patéticamente lívidas, insidiosamente sarrosas e incurablemente infectadas, rezuma un pus que bulle de estas horribles larvas deambulantes, unas sanguijuelas invisibles que chupan la sangre con total impunidad.

Si algún dentista se muestra escéptico, tal vez sea pertinente sugerirle que busque la palabra «ameba» en Internet, proponerle que invierta en la compra de un microscopio de contraste de fases, regalarle este libro o leérselo a la fuerza durante la consulta, jugar con la baza de la competencia, amenazarle con acudir a su consulta después de una comida copiosa, masticar un diente de ajo en su sala de espera… Si se obstina, ¡hasta podríamos morderle!, pero eso sí, no debemos someternos a una carnicería inútilmente.

Mis compañeros de profesión, movidos sin duda por muy buenas intenciones, ¿serán capaces de retirarme el diploma por defecto de pensamiento dental único? Señores de mandíbulas melladas, perdonadlos, porque no saben lo que ignoran. Es posible que me degraden, quién sabe, que me linchen, tal vez… ¿Acaso se debe ejecutar, por desavenencia, al primero que diga la verdad?

Así pues, a buen entendedor, pocas palabras bastan. Que no pierdan la esperanza quienes sufran de las encías y teman quedarse sin dientes, porque la biología molecular de replicación le da la espalda a la evidencia. La ecología bucal amebiana es, sin embargo, fácil de comprender porque, en realidad, observarla es un juego de niños. «¿Medicina basada en la evidencia?» ¡Claro que sí! Una realidad indiscutible, fácilmente perceptible para cualquiera, todos los días de Dios; dichosos los que creen, pero habiendo visto. Las amebas causan estragos en la boca, pero la periodontitis recurrente no es una fatalidad. ¡Basta con eliminarlas!

¿Para qué diantres ocultar una verdad desafiante? Todo esto ha quedado formalmente cotejado y ampliamente demostrado hace casi un siglo. No hay más que consultar los motores de búsqueda del sector médico y leer los artículos citados en la bibliografía de este libro: mis afirmaciones son totalmente ciertas. No es ciencia ficción ni estoy en la Luna, porque sé qué terreno piso, el de las mucosas bucales, precisamente: con los pies en la tierra, las observo bajo el microscopio, saco las conclusiones que se imponen y consigo curarlas. Así es, cuando no es demasiado tarde, acabo curándolas.

Pocos profesionales lo saben y muchos, por desgracia, mutilan inútilmente las encías, convencidos de hacer lo correcto, obligados a menudo a repetir y desistir después… una suerte para los protésicos dentales, que no pueden más.

No hay más que examinar los microrganismos y exigir que nos enseñen la flora microscópica porque nos pertenece y tenemos derecho a verla. No hay que fiarse de algunos especialistas porque muchos subestiman esta cuestión.

Incluso los dentistas pueden equivocarse, porque no pueden saberlo todo, a fortiori cuando la propia intelligentsia de la odontología desconoce la esencia. Algunos pretenderán que mi teoría es demasiado bonita para ser cierta: a lo mejor la juzgarán de simplista. Los entiendo… porque hace mucho tiempo que los desinforman, pero siempre podemos remover el microcosmos dental haciendo uso del microscopio.

Basta con atrevernos a mirar de cerca y no temer a pedir al dentista que nos haga una exploración. Tal desafío puede ser una gran fuente de conocimientos, pero no se puede dejar pasar, a riesgo de que sea demasiado tarde. Quien se atreva a observar su propia boca no se arrepentirá porque descubrirá la verdad, como me ha ocurrido a mí y aquellos que ya lo han hecho. Más de dos mil dentistas han tenido la oportunidad de constatarlo con sus propios ojos en los seminarios que he impartido y después en sus labores profesionales cotidianas.

No lo dude, los resultados son estupefacientes. De dentistas que han asistido a mis seminarios, uno de cada diez estaba infectado por estos animales parásitos, ¡muchos de ellos ni siquiera lo sabían! Fue una sorpresa más bien desagradable para estos herreros con cuchillo de palo…

Estimado doctor, tenga el coraje de examinar su propia biopelícula porque es posible que sufra una periodontitis sin saberlo. Observe detenidamente estos protozoos burlescos, aparentemente anodinos pero poderosamente organizados y tremendamente devastadores, que chupan insidiosamente la sangre de su benigna gingivitis…

Tenga en cuenta que, ante la ausencia de una gingivitis preexistente, las amebas no se asentarán en su boca por la simple y llana razón de que se morirían de hambre: si no hay nada en el diente, no tienen nada para hincar ellas tampoco…

Sin glóbulos rojos ni blancos, la pitanza será frugal para ellas y la encía seguirá en buen estado de salud. La piel interna, intacta, se protegerá eficazmente en contra del agresor. En cambio, en cuanto se baja la guardia y se descuida la higiene dental, puede aparecer una gingivitis «banal» y la mucosa, literalmente sacrificada por las bacterias, acribillada por minúsculas balas, se comportará como un colador ante el agresor, con una armada rebosante de células defensivas. En ese momento, el ataque de los parásitos será fulminante…

¿A qué se debe tal brutalidad por su parte? Cuestión de supervivencia. Respuesta trivial: es la ley de la selva microbiana. Se nutren y reproducen en ella, como todo el mundo: el padre, la madre, el bebé, el niño… ¡toda la supurante familia!

Cuanto más avance la gingivitis, más numerosas serán las células defensivas y más se alimentarán y proliferarán los viscosos animálculos. A sus expensas.

Ilustración 1-12

Ameba bien grasa pletórica de glóbulos blancos ingurgitados en las horas anteriores. Mientras devora la presa que ha sustraído del sistema inmunitario, se aprovecha descaradamente de este buen trago de sangre nueva para agitarse alegremente hacia la esquina superior derecha de la imagen.

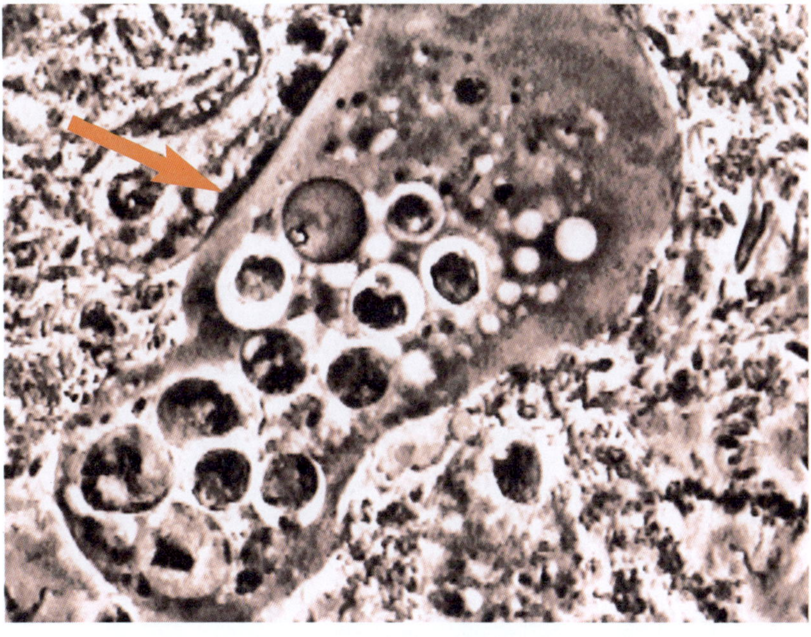

No es extraño encontrarse con hermosas amebas, rollizas a pedir de boca, atiborradas con un par de docenas de núcleos de glóbulos blancos. Están pletóricas, entradas en carnes y cómodamente instaladas, abotargadas de citoplasmas hasta reventar.

Asombroso: una docena de amebas de este tipo, con una longitud de una centena de micrones cada una, correteando en fila india, podrían pasar desapercibidas a simple vista porque, colocadas unas detrás de otras, formarían un cordón de apenas un milímetro. Alucinante y sideral, pero cierto. Estos diminutos bicharracos salvajes anidan en la boca para procrear su prole por fisiparidad. Cuanto más numerosas sean —quimiotaxis mediante—, más glóbulos blancos atraen y más pus son capaces de formar; ergo, cuanto más pus se supura, más parásitos proliferan. ¡Socorro, Malthus! El proceso es lento, pero inexorable.

En tales condiciones, es de esperar que los preciosos dientecillos se vayan descarnando, deplorablemente, unos detrás de otros. Podrían preguntarme: «¿Por qué se va perdiendo el hueso que sostiene los dientes?». Pues, como diría cualquier científico: por culpa de los glóbulos blancos…

Así es. Después del ataque bacteriano por un lado y, por otro, ante las agresiones de las amebas, algunos de los valientes leucocitos, incontrolados ellos, permanecen en pie de guerra, se desbocan y provocan la destrucción. ¡Pardiez! ¿Cómo podemos acabar con esta desgracia? La teoría de los parásitos elucida el misterio a la perfección. En cuanto se tienen en cuenta las amebas, todo queda más claro.

Alrededor de los huesos, se encuentra lo que los parasitólogos denominan «células fantasma», que son células anucleadas (carecen de núcleo). ¡Qué bonitas, parecen pompitas de jabón!

Ilustración 1-13

Tres amebas de diferente tamaño. El volumen respectivo de cada una permite distinguir las diferentes fases de su crecimiento. En el eje de la diagonal, subiendo hacia la derecha, abajo a la izquierda aparece una ameba recién formada, en la que se perciben cinco puntos densos en un centro de color claro. A la derecha, una ameba «juvenil» no tan fresca y, en la esquina superior derecha, una ameba adulta rechoncha del todo.

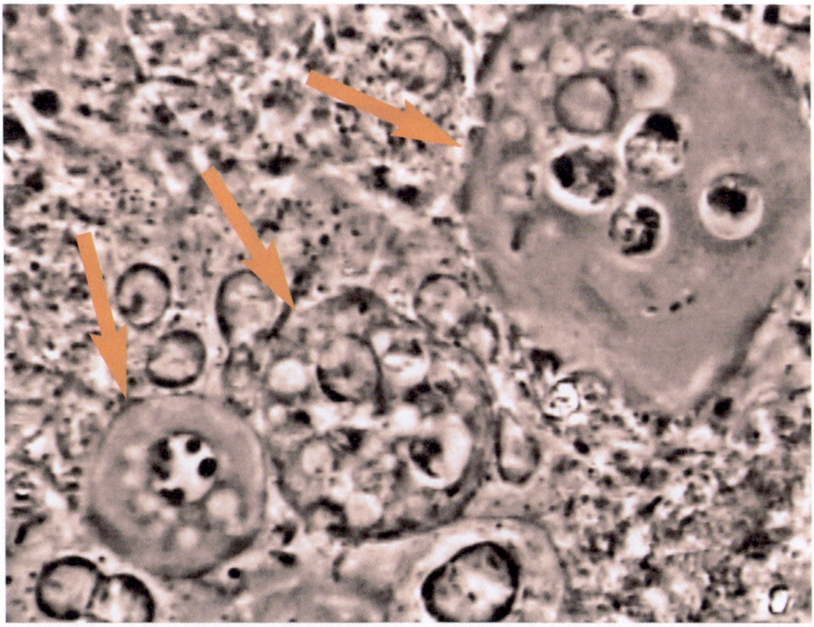

Por mucho que se empeñe el dentista en desgastar el hueso con sus raspadores, deberá enfrentarse a la adversidad ad libitum si no elimina el nido putrescente que germina debajo de la encía. Un biotopo no se sanea a golpe de martillo porque justamente, es un biotopo; hay que purificar un ecosistema bucal infectado.

Ilustración 1-14

Paciente con periodontitis activa. En la imagen se aprecia un nido de amebas amontonadas que deja patente el aspecto agresivo de su multiplicación en el surco gingival inflamado. En este campo microscópico se cuentan hasta seis amebas apiñadas unas contra otras.

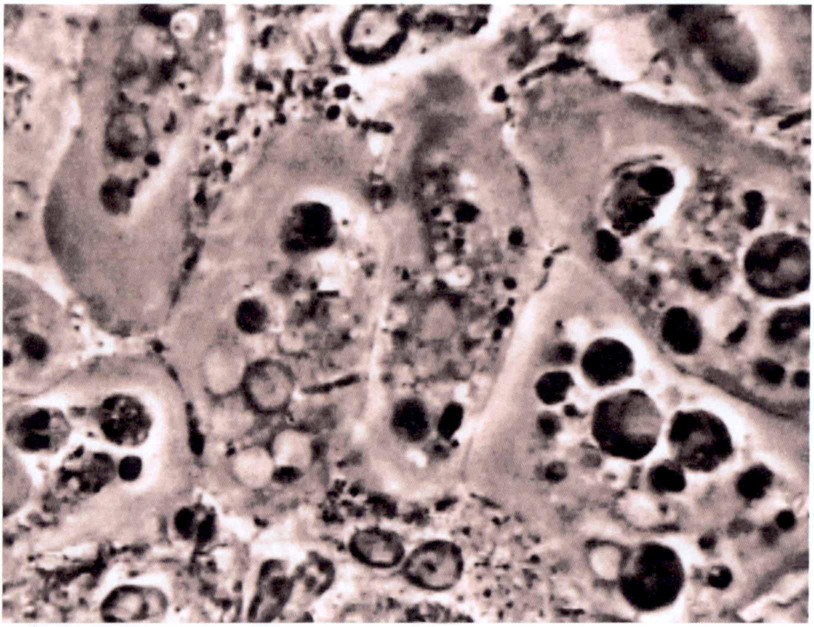

Ilustración 1-15

Ameba en pleno proceso de procreación. Abajo a la derecha, se distingue la ameba hija separándose del cuerpo de la célula madre por escisión, así como la cicatriz que atestigua el feliz desenlace. Es una ameba minuta, con los puntos centrales más densos.

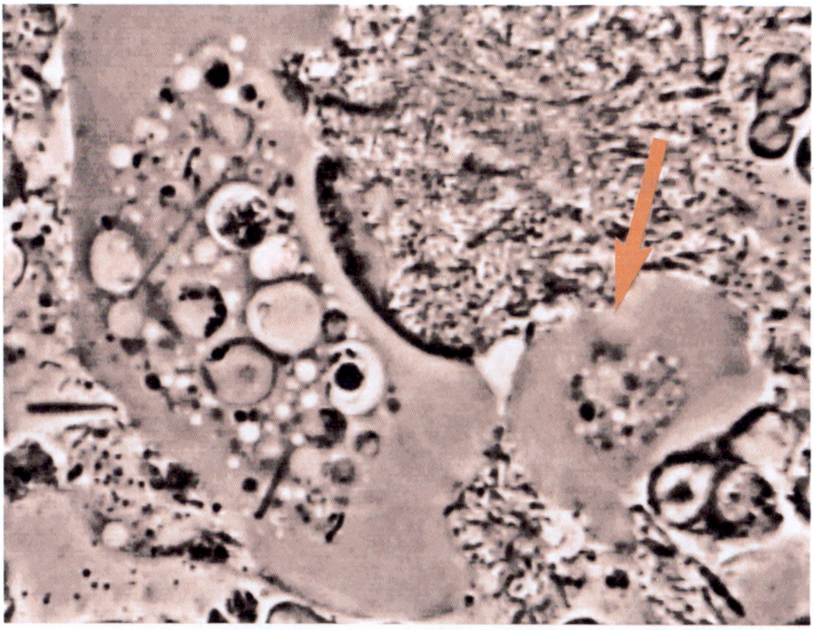

¿Qué ha pasado? Los valientes guerreros de los glóbulos blancos han caído en una emboscada: entumecidos y traspasados, se han quedado vaciados de sustancia, literalmente. Brutalmente decapitados, han perdido genéticamente sus cabezas (el núcleo) y se han quedado reducidos al estado de fantasmas en el espacio de dos minutos.

Ya no son ni la sombra de lo que eran, leucocitos sorbidos, sin dirección, sin coordinación, células que se han quedado, de pronto, sin objeto, nulas y sin efecto, sin rumbo ni destino, residuos vivos atiborrados de productos tóxicos con el sabor amargo de la proteólisis…

Totalmente incontrolados, han dejado de autogestionarse y ya no son capaces de lograr la apoptosis prevista, es decir, su destrucción celular programada, su muerte natural. Por supuesto, desatados como están, estos espectros blancos no se van a quedar así. Como desoladores zombis celulares que son, microscópicos amasijos de carne palpitante extraviados en los confines del maxilar como si de bombas de relojería altamente tóxicas se trataran, esparcen su producto encimático degradante en toda la zona, escupiéndolo a troche y moche. Anda que no es molesto y menudos destrozos dejan a su paso en esta loca carrera. Acaban con el hueso como soldados enloquecidos que levantan armas en contra de su propio bando…

Cuando empecé a impartir seminarios de formación, las llamaba «bombas sin cabeza». No fue hasta más tarde cuando me hice amigo de parasitólogos, especialistas en infecciones intestinales, que me explicaron que la parte inferior del tubo digestivo estaba infestada de parásitos similares a los que se encuentran en el orificio superior, o sea, la boca.

Allí, las «células fantasma» inducidas destruyen del mismo modo los tejidos circundantes del intestino con un bombardeo masivo, un lanzamiento incontrolado de fragmentos envenenados de glóbulos blancos decapitados por las amebas. Estos Frankenstein globulares tiran una salva destructiva a ciegas, arrasando con todo lo que encuentran a su paso.

Ilustración 1-16

En el centro, una ameba extraída del fondo de la encía, succionando voluptuosamente el núcleo del glóbulo blanco en la parte inferior de la imagen. A la izquierda, eso que parecen pompas de jabón no son más que otras células fantasma tóxicas, glóbulos blancos que han perdido el núcleo.

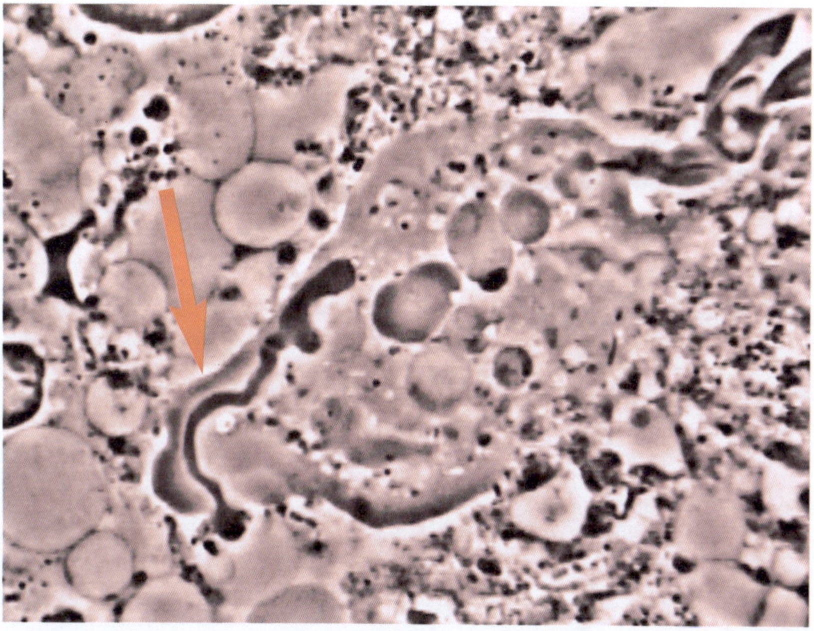

¿Cambio radical autoinmunitario? No. Este fenómeno es el resultado de un colapso tóxico directamente relacionado con la respuesta inmunitaria. No es una deficiencia, sino un efecto perverso del sistema. ¿Acaso no es verdad? No hay más que leer «La destrucción de los tejidos causada por las encimas liberadas en parte de los glóbulos blancos del huésped degradado por las amebas», de Ewert Linder[XIX], donde viene todo explicado.

Que nadie se atreva a llevarme la contraria mientras no haya leído, al menos, a Kofoid[II] o a Lyons[VII]. Inútil discutir en vano, hay que instruirse primero y contemplar uno mismo algunas situaciones microscópicas sintomáticas. Después, hablaremos… ¡Si todavía le quedan ganas!

Conviene mirar detenidamente, sobre todo en nuestra propia boca, en la de nuestros padres o amigos «periodontales» o de profesores que también estén infectados: las amebas inyectan proteínas envenenadas en los glóbulos blancos de defensa. Gracias a estos amoebaporos[1] curarizantes, los gránulos activos de nuestros bienqueridos soldados quedarán literalmente paralizados. «Duérmete, niño; duérmete ya, que viene el coco y te comerá… el núcleo».

Ilustración 1-17

Cazadora petrificante, tú que destilas tus amoebaporos en los valerosos glóbulos defensivos, dejándolos estupefactos, en sentido literal. Pobres gránulos que están durmiendo como un bebé… Abusas de su sueño forzado, ameba ogresa, y te sacias con sus codiciados núcleos. ¡Sos una banderillera! ¡Glotona!

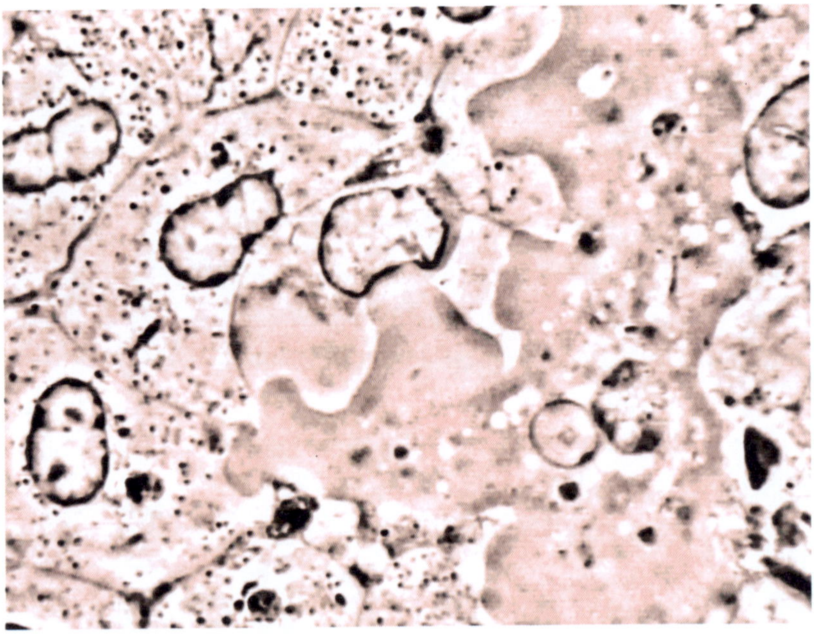

[1] Véase el léxico al final del libro.

Médicos eminentes de colmillo afilado, que a veces me critican acremente, enséñennos sus encías, exhíbanlas en público sin falso pudor. Mis mejores estudiantes de hoy solían ser los peores ayer, eran los que no me atendían, pero han descubierto con estupor los parásitos que los infestaban a ellos mismos.

Arrojados públicamente a un areópago de decenas de higienistas que iban de punta en blanco (puntos y trazos impecables al microscopio), aparecen en las bocas de los más protestones y cascarrabias esas horribles larvas amebianas bañándose en el pus de las encías. Efectos siderales garantizados.

Varios de estos facultativos se asustaron, algunos se avergonzaron, otros se fueron conmocionados… Un poco de relatividad, ¡por favor! No es más que una infección. Una porquería que nos ha pillado sin saberlo… tras una gingivitis banal, con independencia del grado de nocividad. Nadie está a salvo. Pocos consiguen salvarse con el paso del tiempo y con los contactos de la vida social que se multiplican. Nos sorprende una gingivitis y, un buen día, se le suma una infección parasitaria. Ahí, la cosa se dispara. La pesadilla no ha hecho más que empezar… Periodontitis garantizada e irreversible si no se trata a tiempo, que irá carcomiendo insidiosamente hasta devorar por completo. Conviene estar alerta porque suele ser feroz, ¡muerde sin piedad! Después, habrá que pasarse a la dieta a base de yogur y los banquetes con papilla de verduras, se acabará el dolor de dientes, pero pasaremos más de un apuro fuera de casa…

Aunque nos pongamos a cepillar, cepillar y cepillar, febril y furiosamente; podemos cepillar hasta la carne, hasta la enajenación, hasta el estupor… ¡no habrá nada que hacer! No habrá forma de librarse de estos parásitos si no es con desinfección. ¡Peor que los piojos! Se trata de una infección, una infección de verdad.

Para los dientes, es una catástrofe (previsible, anunciada, ineluctable); para la persona, una consternación. No hay esperanza… ¿Verdad?

¡Claro que la hay! Todavía se puede levantar la cabeza porque no hemos llegado al límite de la desesperación. Llegados a este punto, tampoco es la quiebra dental, porque aún podemos zafarnos del sobreendeudamiento, aunque... con mucho coraje y un buen seguimiento. A condición de escudriñar con lupa o, más bien, con microscopio. Una herramienta maravillosa y el mejor de los pedagogos. Sus imágenes, pequeñas y mudas, valen más que muchas y largas (pró)tesis.

Los dentífricos corrientes no eliminan los parásitos de la boca, como tampoco nos libramos de los piojos con un champú ordinario. Así pues, conviene no esperar a que el daño sea irreversible, por el amor de Dios. Hay que hacer algo antes de que los dientes sean desmontables, porque entonces, ya será demasiado tarde. El hueso casi nunca vuelve a crecer y los dientes solo salen dos veces en la vida, a no ser que se recurra a los dientes postizos, pero, ¿qué necesidad de llegar hasta ese punto? Qué duda cabe, sería una verdadera lástima.

Es mejor conservar el vaso de agua de la mesita de noche solo para saciar la sed en mitad de la noche, seguir sonriéndole a la vida y poder aguzar los dientes (los nuestros). Hay que ocuparse de la boca mientras quede estructura de base para la sujeción de los dientes, acabar con la infección, controlar la gingivitis, recuperar la salud y evitar la recaída infecciosa... Mantener unas condiciones en la encía para impedir que se vuelva a infectar.

Primero, hay que curar la gingivitis y huir del contacto con portadores de parásitos, ya sea cónyuge, pareja, cartero o lechero, mascota o cocinero que tose mientras prepara ensaladas en nuestro restaurante preferido. Para asustarnos, no hay necesidad de recurrir a películas de terror, bien podemos imaginarnos a las feroces amebas corriendo a raudales por las tuberías de un hotel de lujo de un país tropical, invisibles pero sedientas de sangre, penetrando vilmente en las encías, visceralmente dispuestas a absorber eritrocitos. Ya veremos cómo es igual de angustioso pero mucho más barato. Por lo menos, al principio. Imagínese cepillando los dientes y abriendo la boca bajo una ducha fresca de agua de procedencia poco fiable. Las damas, que desconfíen de los donjuanes de silbido sensual y dientes separados que embelesan. Son embaucadores, pero malos pagadores que espurrean aerosoles amebianos. Son amigos que pueden darnos más de un disgusto, además de hacernos pimplar hasta la última de sus amebas. Fácil de comprender, difícil de aceptar, a veces…

En la actualidad, los pozos de sabiduría en odontología siguen peinando el universo de las bacterias, desmenuzando minuciosamente el mundo bacteriano, pero en vano. Lo escudriñan para nada. Como si se afanaran por eliminar las arañas de la casa mientras que hay enormes ratas pavoneándose por el salón. Obstinándose en apuntar a la mosca que está en la trompa, esquivan el elefante que viene detrás. Están atascados en un callejón sin salida.

Para convencerse, basta con comparar a un grupo de personas sanas con uno de personas afectadas de periodontitis. El índice de bacterias patógenas de cada grupo es prácticamente idéntico[XX], en ocasiones al 100 % en ambos grupos[XXI]. Reprobamos insignificantes bacterias como la *Actinobacillus actinomycetemcomitans* (¡uf!), que afecta al 10 % de la población en buen estado de salud, frente al 20 % de algunas personas enfermas. Acusamos a la bacteria *Porphyromonas gingivalis*, un bacilo no móvil, que solo está presente en el 15 % de sujetos sanos, frente al 40 % de sujetos enfermos. ¿Es realmente significativo?

Cabe recordar que la gingivitis bacteriana precede sistemáticamente a la periodontitis amebiana, por tanto, es totalmente lógico constatar concentraciones de bacterias superiores a la media en sujetos infectados. En cambio, si las bacterias incriminadas fuesen responsables de los efectos en el periodonto, estas concentraciones deberían ser mucho más elevadas y aproximarse al 100 %.

En cuanto a la presencia de parásitos, no admite comentarios: ninguno en la gente normal, frente a casi el 100 % en personas enfermas. Magnífica y constante correlación de datos biológicos… ¡Resulta tan obvio! De hecho, la infección periodontal es muy fácil de controlar, tanto aquí como en cualquier otra parte del cuerpo humano.

Pensemos en la *Helicobacter pylori* en la úlcera de estómago: es exactamente lo mismo. Elemental, simplísimo… evidente.

Aquellos que persistan en refutarme, los reto a un debate singular: muéstrenme primero los huéspedes liliputienses de sus bocas y cuéntenme su historia en detalle. Identifíquenlos, enséñenme qué hacen y por qué.

Qué menos se puede hacer antes de ponernos a debatir. Querido doctor, preséntеme la flora de sus últimos diez pacientes afectados para que sepamos claramente de qué estamos hablando. Pueden golpear lo que quieran con los guantes, soy la persona que buscan. Preparados… listos, ¡microscopio! Desenvainen los cubreobjetos, crucemos el binocular, ¡fuego a discreción!

Capítulo 2

Enseñanza académica

Así es. Un buen día, hay que empezar. Todos hemos pasado por ahí, devanándonos los sesos desde la escuela hasta la universidad. En lo que a mí respecta, no sabía hacia dónde tirar. No estaba seguro y dudaba entre dos opciones: medicina u odontología. Había conseguido plaza en medicina, pero era mi segunda opción, así que acabé decantándome, en el último minuto, por hacer caso a mi instinto más que a mis consejeros para dedicarme a la odontología. Y aquí estamos.

El primer trimestre me pareció más bien una lata: dominar las artes del modelado y del encerado de los dientes, aunque esenciales para todo dentista que se precie, no iba conmigo. Aspiraba a algo más excitante desde el punto de vista intelectual. En definitiva, el bricolaje no era una de mis pasiones… pero no podía esquivar las fases de la reconstrucción, no había forma de saltarse a la torera lo que parecía ser uno de los pilares de la ciencia odontológica.

Por tal motivo, como quería disfrutar estudiando, todos los días aprovechaba cada oportunidad que se me presentara para escabullirme a la facultad de medicina que estaba al lado y colarme en tal venerable institución, la que fabricaba médicos *de verdad*, los médicos de cabecera.

Allí, nada de bricolaje: analizábamos cuidadosamente una profusión de radiografías, todas ellas aderezadas con apasionantes historias de enfermedades y remedios… Aquello era muchísimo más interesante, a años luz de los penosos bricolajes de la facultad de odontología; y eso que mi abuelo, un cirujano dentista confinado durante lustros en una preciosa aldea de provincias, me había advertido más de una vez sobre un fenómeno que le exasperaba cada día de su existencia: «Ten cuidado —me repetía a menudo— porque la odontología es la pariente pobre de la medicina, siempre seremos considerados como los practicantes de antaño, como vulgares sacamuelas».

Así fue como, al cabo de unos meses, los hallazgos fueron entusiasmantes, aprendí conceptos curiosos, descubrí enfermedades sorprendentes; sí, extrañas y cautivadoras, que además se ven en la boca.

En fin, volvamos a mis incisivas clases de juventud porque fue en los pupitres donde aprendí, un buen día, de un profesor que no tenía pelos en la lengua, que muchos de nosotros —la gente, en general— padecemos con más frecuencia de lo que parece, una «pequeña» enfermedad de apariencia totalmente benigna (por lo menos para los que no la sufren).

Esta afección trivial es la enfermedad de las encías y del hueso que sostiene los dientes. Incluso quien tenga la suerte de no padecerla, seguro que habrá oído hablar de la descarnadura dental, de la gingivitis, la periodontitis y la pérdida de los dientes, esa que en el siglo pasado nos encasquetaban con el bonito nombre de piorrea, o sea, el flujo de pus… cuando en realidad se trata de dos enfermedades bien distintas: una, la gingivitis, que afecta exclusivamente a las encías; y la otra que ataca también a los tejidos que sostienen los dientes (el periodonto) y penetra hasta el hueso (el maxilar), denominada periodontitis.

Mi elocuente profesor, recién salido de una prestigiosa universidad de Massachusetts, ardía en deseos de enseñarnos algo que muchos de nuestros contemporáneos ignoraban sobre la salud de su propia boca. Me faltaba mucho para llegar a ser un señor doctor, pero me dejaba llevar febrilmente por la fogosidad de su discurso, feliz de poder contaminarme con los impulsos didácticos e impetuosos de este maestro fuera de lo común, cuya vehemencia era particularmente contagiosa.

Gracias a él, descubrimos, comprendimos y aceptamos que la boca está abarrotada de pequeñas bacterias bulliciosas, asentadas firmemente en nuestros dientes y encías; así es, en la propia carne, arrellanadas a sus anchas en el interior de un pequeño surco donde se acurrucan.

Estas bacterias, villanas donde las haya, serían la fuente de todos los problemas de encías. Hay que decirlo alto y claro, queridos amigos: son un peligro para la boca.

Era tan apasionado como apasionante, mientras que nosotros, cándidos novatos —como cualquiera que me esté leyendo, supongo—, no teníamos la menor idea del verdadero objeto de su arrolladora retórica. Qué más da, el hombre había reducido a polvo las fronteras de mi *Far West* íntimo. Gracias a él, el joven Mark Bonner se convertía en el Jacques Cartier de la odontología, el Sherlock Holmes de la gingivitis, el Cristóbal Colón de la periodontitis…

Fueron momentos fascinantes, mágicos, inolvidables. Por fin me enseñaban medicina de verdad, la que relaciona causa con efecto, la que escruta y comprende, la que cuida y cura. Era justo lo que buscaba, aquello me interesaba y podía continuar. Como guinda del pastel, el valiente profesor era un impertinente, dejaba caer la pregunta de si cepillarse los dientes mejoraba o no la situación. ¿Hay que cepillar más o menos, de manera diferente, mejor? ¿Por qué? Vamos, para quitar todos esos microbios inquietos.

Veamos, pues. Todo el mundo tiene microbios, eso está claro. Sin embargo, nuestros lejanos ancestros no tenían cepillo de dientes en el neceser, ni tan siquiera pasta de dientes en el botiquín, aunque tenían un equivalente, más o menos rústico, y masticaban sin duda todo tipo de raíces y sustancias con propiedades para quitar y limpiar la mugre.

Lo cierto es que, en nuestras sociedades tildadas de modernas e higiénicas al 100 %, cepillar es algo que queda reluciente y limpio, qué duda cabe, ya sean los dientes como la casa. Además, ¡huele bien! Hay que esforzarse, tomarse la molestia, frotar, lavar y pulir para que brille, para que se vea, para que se sepa…

Ese es el problema, añadía como si nada nuestro sutil instructor. En la boca hay montones de microbios, tanto buenos como malos. Así se abría el debate: ¿cuáles eran los buenos y cuáles los malos? ¿Cómo podíamos saberlo? ¿Cómo podíamos reconocerlos y distinguirlos? ¿Cómo podíamos librarnos de los perjudiciales sin privarnos de los beneficiosos?

Además, aunque el cepillado a conciencia y perseverante pueda hacer desaparecer cierta cantidad, más bien una cantidad cierta, cabe reconocer que los problemas persisten a pesar de raspar con avidez y rigor. ¡A ver quién se aclara! El sabio docente disfrutaba con júbilo lanzando bombas que causaban revuelo entre los aprendices de matasanos de toda calaña que le prestaban atención. Las ondas expansivas de esas bombas acabaron por hacer mella en mí durante años. Era un erudito con mucha chispa que no dejaba de plantearse abiertamente preguntas sobre las verdaderas causas de la enfermedad.

Sin embargo, parecía incapaz de determinar cuál o cuáles de las bacterias incriminadas podrían calificarse de malas al igual que ignoraba cómo reconocer la o las que eran buenas. No tenía la más mínima intención de darnos una respuesta de la que carecía manifiestamente.

Confieso que aquello estaba un pelín fuera de lugar. El curandero caía en un registro más bien de brujería que de medicina, a pesar de haber finalizado recientemente unos estudios intensivos durante tres años en una reputada universidad de Estados Unidos. Aun con ese caché, parecía no comprender del todo la enfermedad de las encías que, así y todo, afecta a más de la mitad de la población del planeta... Curiosa renuncia para una profesión que ha logrado superar otros retos mucho más arduos.

En cambio, los profesores que frecuentaba en mis escapadas a la facultad de medicina parecían mucho más seguros de ellos mismos. Cuando exploraban sus pulmones enfermos, eran capaces de concretar de qué bacteria se trataba. Tuberculosis. Se presenta tal que así. He aquí la bacteria responsable. Así es cómo se transmite y esto es lo que provoca. Esta es la lesión y así es cómo se trata y se cura. Sencillo, claro y preciso. Todo ciencia, ¡nada de chamanismos!

Nuestra enfermedad de las encías, por su parte, se conoce con el cariñoso calificativo de «multinfecciosa» entre los especialistas con patente. Bien es sabido que los dentistas adolecen de complejos por doquier.

¿Para qué vamos a hacerlo sencillo si se puede hacer complicado? ¡*Multi*complicado! Los hay que no pueden concebir alejarse del cepillo de dientes ni siquiera un par de horas mientras que otros ignoran su uso por completo. Entre estos últimos, muchos caen enfermos, pero no todos. Los hay con suerte —y no son pocos— que lucen una sonrisa insolentemente saludable aun sin haberse cepillado los dientes jamás de los jamases. En cambio, algunos maniáticos se cepillan los dientes hasta no terminar nunca y aun así contraen la enfermedad...

No deja de ser injusto y muy curioso, por otro lado. A pesar de los esfuerzos, desaforados en la mayoría de los casos, estas pobres víctimas no logran deshacerse de la patología dental. Raro además de extraño... ¡Ah!, por cierto, también se dice que es multifactorial, porque la provocan múltiples microbios. A mí, lo que me parece esta enfermedad, aparte de rara, es sobre todo multincomprensible. Qué razón tenía mi abuelo, aquel dentista apasionado, de sentirse el pariente pobre de la medicina.

¿A qué esperamos para vencer una infección insignificante en resumidas cuentas en comparación con otras que, aun siendo más graves para el cuerpo humano, bien sabemos combatir? ¿A qué se debe esta impotencia ante una dolencia tan banal, pero tan invalidante en ocasiones, en los tiempos en que el hombre llega hasta la Luna y se construyen obras de ingeniería civil al milímetro?

No me consideren un pretencioso, pero me dan ganas de decir a voz en grito: «Pobres… ¡es que no lo saben!». Esta es justamente la razón de ser de este libro: dar a conocer, por el bien de todos, lo que sé que es verdad y que la mayoría de mis colegas ignoran.

En fin, seguí estudiando pese a las múltiples incertidumbres de mis profesores y a pesar de sus dudas que acabé por apoderar como mías; lamentaba no haber estudiado medicina, que había descartado por motivos estéticos, por elegir un estilo de vida, en virtud del inalienable derecho del ser humano a dormir por la noche y porque me gustaba el estilo de vida de mi abuelo. Incluso llegué a sacar buenas notas, cuando era algo de lo que no podía presumir hasta entonces…

Mejor aún, conseguí interesarme en la odontología aunque en un principio la hubiera juzgado demasiado rápido de limitada e introvertida y, dicho sea de paso, indigna de la ciencia médica. En realidad, maridaba felizmente biología con mecánica, flirteando en ocasiones con el arte culinario. Vamos, ¡auténtica gastronomía dental! A fin de cuentas, me pareció estimulante.

Hubo otra materia que suscitó en mí un interés muy particular. De inmediato, descubrí y compartí la pasión de mis profesores por la patología y su apologista, una gran dama oriunda de la ciudad de Burdeos a quien todos llamaban maliciosamente la *Patolesa*. Era una de esas mujeres excepcionales como aún se hacen allí, por mucho que se diga: total e incondicionalmente consagrada a la acción. Nuestra profesora de Patología, una francesa recién emigrada a Canadá, gozaba de un encanto de lo más exótico para un quebequés como yo, de padre anglo-irlandés y madre franco-quebequesa. Una extraña criatura procedente de otro mundo, que nos hacía descubrir cosas literalmente extraterrestres o, más bien, intragingivales. Mi cultura general explotaba. La magia de la patología dental me hacía descubrir el microcosmos y el planeta.

La sublime bordelesa nos organizaba los más maravillosos viajes. Casi se podía oír rugir la pasión en su sangre. El espectáculo era de lo más alucinante. Todo lo que había soñado y no me había atrevido a preguntar nunca. El léxico completo de la patología, sutil a más no poder, se presentaba ante mí: signos y síntomas, prevención y riesgos, causas y efectos, enfermedades y tratamientos; o sea, medicina dental de verdad. ¡Hurra! me atrevía a exclamar, ¡viva la patología!

Más tarde, conocí a quien parecía ser su marido: un cirujano de la cabeza a los pies, cuya elocuencia, en definitiva, no distaba mucho de la de su esposa... Conocía hasta el más mínimo músculo de la cara, la más pequeña de las arterias, la vena más minúscula de la garganta, el nervio más ínfimo del rostro. ¡Menudos conocimientos sobre ciencia anatómica tenía el buen hombre!

Como pillado por sorpresa, pasaba el dorso de las manos por las sienes sin parar para secarse la frente, afanándose en salvaguardar la esterilidad. Parecía como si quisiera proteger su campo operatorio de sus delicados dedos...

En definitiva, para un humilde nórdico como yo, estos maestros que venían de Francia eran auténticos médicos, verdaderos especialistas que daban respuestas de verdad, precisas y fiables. ¡Adiós a las incertidumbres! En sus teorías no tenían cabida las aproximaciones, la ambigüedad ni la duda. Todo quedaba clarísimo y negro sobre blanco de una vez por todas. La enfermedad es esto. Solo queda librarse de ella. He aquí cómo. Por desgracia, la mayoría de los estudiantes de mi clase tenían la fea costumbre de no estar de acuerdo con ellos. Definitivamente, estos franceses eran demasiado exigentes para ellos. Eran los reyes del papeleo y del aprendizaje de memoria, un concepto demasiado delicado para conseguir importarlo al Nuevo Mundo, donde impera la libertad...

Así fue cómo, gracias a estos inflexibles mentores y casi sin querer, me convertí en un alumno ejemplar, el primero de la clase cada año. El estudiante esmirriado se había transformado en una rata de biblioteca que devoraba la literatura médica, engullía la odontología a bocados.

Dicho sea de paso, sin hacer alarde de vanidad, con el único objetivo de no pasar por un retrasado a los ojos de un dentista medio y para que las autoridades de la materia dental no me tomaran por un aficionado, un mediocre de capacidades intelectuales discutibles, puesto que, hasta donde me llega la memoria, siempre me he caracterizado por una inmemorial fobia contra las imposiciones, una obsesión que viene de lejos por el *orden establecido*. Hasta donde recuerdo, no me he acercado si no es con recelo. Una psicología desconcertante la mía... pero prefiero que sea el lector quien lo juzgue, que sea el lector quien me atribuya o no los puntos que a muchos de mis compañeros de clase les hubiera gustado conseguir en mi lugar hasta no hace mucho y que parecen querer quitarme hoy en día. Me atrevo a hablar, es verdad, y no tengo miedo a decir alto y claro no solo lo que he aprendido con ellos en la escuela sino también, y sobre todo, lo que veo con mis propios ojos y lo que observo a diario desde entonces. Estoy convencido de que la realidad acabará por imponerse, en caso contrario, no me habría decidido a escribir este libro...

¿En dónde estaba? ¡Ah, sí! En la facultad de odontología. Aunque no llevaba gafas de intelectual, tenía el aspecto de un obsesionado textual, uno de esos maniáticos por las estanterías de libros que va rondando las bibliotecas a la desesperada, lívido, azorado, valetudinario, casi endeble, con la mirada perpetuamente perdida en la última o la próxima edición de un libro fundamental. Empecé a recorrerlas sin descanso, obstinado en averiguar las respuestas que ya ni me aportaban algunas discusiones más o menos reflexivas. Estaba tan inmerso en la investigación y había llegado a tal estado de embriaguez de sapiencia que los exámenes me resultaban cada vez más fáciles: libro tal, capítulo cual, en tal párrafo, la frase afirma que, en este caso preciso... tan solo tenía que repetir lo que me sabía al dedillo.

El asunto llegó a llamar la atención de mi profesora de Patología. Teniendo en cuenta que era rarísimo que un alumno pudiera interesarse en sus clases, enseguida me encontré en su punto de mira y fui el ojito derecho de la profe aquel año.

Primero, me presentó a su magnífico marido cirujano, después a su perro y por último a su hija... pero bueno, como había demasiados dentistas en la familia para su gusto, tuve que descartar la oportunidad... Sin embargo, me había ofrecido su hospitalidad un fin de semana, invitándome a compartir no solo su chalé, sino también su cultura y el amor incondicional que profesaba por su oficio. Me abrió las puertas de su paraíso, catapultándome al nirvana de los investigadores. Su pasión devoradora por la sabiduría rezumaba en cada una de sus palabras, hasta en el más mínimo gesto. En cambio, era una pelma de órdago para el resto de la clase. Qué más da, si total conseguía conducirnos hacia el conocimiento verdadero, obligándonos a analizar con exhaustividad y a comprender en profundidad las patologías, como un guía exigente en el arduo pero único camino hacia el verdadero tratamiento.

Llena de fogosidad, nos demostraba que podíamos *curar* las dentaduras. Aquello era fantástico, pero no tan evidente, ni mucho menos. Nunca he llegado a comprender del todo cómo era posible que la mayoría de mis condiscípulos estuvieran apenas apasionados por la profesión que habían «elegido»... Sin duda alguna, mi abuelo tenía razón. Quedaba claro que uno no se decantaba por la pariente pobre de la medicina por simple vocación. A todas luces, la odontología les traía sin cuidado a los futuros matasanos.

Por mi parte, tenía los ojos abiertos como platos, se me desgastaba la mirada con tanta iluminación, me quedaba subyugado viéndolos manos a la obra, tanto a ella como a su marido. Eran verdaderos maniáticos del conocimiento médico. Me quedaba cautivado, encantado, embriagado; bebía cada una de sus palabras.

Entablé amistad con ellos y acabé, lógicamente, nombrado para los cursos de verano de investigación en patología. Los frascos de los productos farmacéuticos, la máquina de cortar los preparados histológicos, los colorantes celulares, aquel laboratorio era como… ¡la cueva de Alí Bonner! El microscopio era uno de verdad, de verdad de la buena, de alta calidad, enorme, todo negro, con dos oculares como los de los médicos, no como uno de esos sucedáneos que se encasquetan a los «enceradores de dientes»[2].

Por fin había llegado el momento de iniciarnos en la auténtica biología, de observar células de verdad y glóbulos blancos verdaderos, penetrar en el funcionamiento de estos pequeños fragmentos de carne cruda desgajada del paciente con problemas de dientes. ¡Que se preparara el dolor de muelas a lo que le esperaba! Aprendí a conocer los misteriosos colorantes y sus barreños de remojo, a teñir células minúsculas de colores vivos fácilmente reconocibles: azul, rojo o naranja pasmosos tornasolaban cual caleidoscopio bajo la profunda luz del condensador.

Mark en el país de las maravillas no tenía más que aguzar los ojos en el binocular para dedicarse a contemplar magníficos degradados, delicadas estructuraciones y fascinantes armonías forjadas por el gran Maestro de la creación.

Aun siendo los primeros balbuceos de mi iniciación, ya me había percatado de que aquellas marañas celulares no eran fruto de la casualidad, sino que, evidentemente, todo estaba organizado en un ecosistema bien regulado: por un lado, los villanos microbios; por otro, los glóbulos blancos y sus núcleos prominentes. ¡Anda! una vena por aquí… y por allí, glóbulos rojos, ¡muy rojos!

Visiones suntuosas, frescos majestuosos… ¡Qué grandes podemos ser cuando somos pequeños! Descubrí la ecología mucho antes de haber oído siquiera la palabra. Desmontaba los sutiles engranajes de la organización de estas pequeñas células y comprendía su estructura

[2] Lítote rústica para designar a un estudiante de odontología de primer año en el aprendizaje de la morfología dental.

jerárquica de salida a escena. Nada se debía a la casualidad en aquel vaivén: siempre tenían una buena razón de concentrarse. Como cabía esperar, cursé el doctorado sobre el estudio comparado de las células sanguíneas de las enfermedades dentales crónicas con las de la infección aguda.

¡Cuántas veces habré podido admirar a los valientes leucocitos defender heroicamente a los dientes! Después, cebamos a ratones de laboratorio con píldoras ácidas para ver cómo se les ulceraba el estómago. Aquella era «prehelicosiana» fue bastante ruda… pues sí, claro que la he visto a la *Helicobacter pylori*, la famosa bacteria de las úlceras. Mal, pero la vi.

Cuando ya estaba avezado a todas estas jocosidades, me confronté al dolor de unos pobres niños, con la pulpa de los dientes cariados plagada de glóbulos blancos. Ahí pasábamos a la infección, encajonada en una concha dental de lamentable aspecto. La presión sanguínea aumenta hasta que, de pronto e inevitablemente, empieza a doler. De repente, comprendí mejor mi propio dolor, con el horrible recuerdo de mis dientecillos reparados una y otra vez; cuando uno siente los propios latidos del corazón dentro de los dientes… ¡vaya si duele! La insaciable curiosidad me picaba tanto que llegué a darme cuenta de que mi vida entera acabaría absorbida por el amor que profesaba por la biología dental y por el amor hacia las personas que sufren inútilmente.

Dios mío, ayúdame, ¡tengo tanto que contar! Confieso que la patolesa fue una mentora de órdago. Tampoco es de extrañar, porque lo sabía *todo*. Tenía estanterías repletas de libros. A pesar de los desafortunados comentarios de mis compañeros que creían estar de vuelta de todo, demostraba un profundo respeto por la biología además de manifestar una humildad sin límites con respecto a los seres vivos. Llegaba al fondo de las cosas. No era fácil seguirla, pero sabía perfectamente cómo llevarnos. Era una persona correosa y porfiada, que me retaba a trabajar hasta llegar a la certeza, obligándome a que me superara sin cesar. Llegó incluso a forzarme a que me enclaustrara durante quince días hasta la víspera de mi boda para que terminara la tesis doctoral…

Así fue cómo, involuntariamente, aprendí a obtener los resultados más precisos, a elaborar los cálculos más meticulosos y a trazar con rigor las gráficas más minuciosas con los innumerables parámetros de estas minúsculas células vivas.

Nunca me dio ni un solo respiro. Después, llegó la publicación en una revista de Canadá, tierra de mis ancestros… Un momento culminante que me impresionó por partida doble: por ella y por mí. Por fin había llegado la era de la medicina en acción: estaba haciendo investigación de verdad. Gracias, Christiane, la *patolesa.*

Mal que bien, finalicé mis estudios hasta recibir el apelativo de *médico,* más que cirujano dentista. A partir de entonces, ya estaba autorizado para tratar clínicamente dolencias bucodentales y capacitado para comprender cómo habían podido restaurar mis dientes en vez de arrancármelos, tal y como se había apresurado a recomendarme mi estimado dentista de alto copete de la ciudad. Muy a su pesar, había logrado salvar la boca.

Recibí el premio del decano, que me concedió el derecho a una visita breve por su despacho, en la primera planta, en la entrada de la facultad; con una copita de coñac y un apretón de manos como confirmación del acto. «¡Chapó, doctor!». Para alguien que nunca había esperado nada, no esperaba tanto. Fue un momento sublime para un niño bueno y reservado como lo era yo. Más tarde, llegó la entrega del diploma con la presencia de mis padres y el premio del Colegio de dentistas: 85 dólares, regiamente concedidos por la venerable institución.

Mi primer salario como dentista, un orgullo inconmensurable para mí. Mi mejor amigo, quien por desgracia falleció muy joven, consideró oportuno ironizar alto y claro, para que todo el mundo se diera cuenta: «Como somos 85 en clase, nos da justo para una hamburguesa de un dólar por cabeza…». Aunque me sentó mal, comprendí su punto de vista, porque era una recompensa un poco exigua para seis años de esfuerzos coronados por el triunfo. Era un tipo con una forma de ser que suelo apreciar, porque fue capaz, en el pomposo bautizo de mi hijo, de ofrecer su mechero desechable al cura para usarlo como cirio pascual, con el pretexto de ser más eficaz.

Posteriormente, entró en escena el baile ritual de la caries una detrás de otra, limpiezas y empastes a tutiplén, o sea, el pan de cada día de un dentista. Después del forzoso paso por las aulas, de la rutina casa-trabajo-casa, empecé a acomodarme y llegaron los encuentros con el arquitecto, los diseños tridimensionales y la construcción del edificio, la consulta… el aterrizaje a la realidad. Adiós al cepillado de poca monta, por fin tenía una clínica dental de verdad y podía dedicarme a arreglar piños a gran escala, centrándome en particular en los niños, los que ríen y los que lloran… sobre todo ellos, *primum non dolore*, ante todo no hacerles daño y que no sufrieran. Para conseguirlo, los hipnotizo, literalmente: «Sujeta esta pelota, sujétala bien. Duérmete, niño… ¡Sí, señor!». ¿Quién dijo que fuera fácil el oficio de sacamuelas inofensivo?

Al fin podía poner en práctica las técnicas de cepillado que tanto me había costado adquirir… Un poco más arriba, un poco más a la izquierda, un poco más fuerte. Cepillar y volver a cepillar, porque siempre quedará algo. ¿Le parece decepcionante? Lo entiendo. En el fondo, qué razón tenía el domador de encías de mi universidad, los hay que no los cepillan nunca y gozan de una salud a prueba de bomba (¡como para quejarse!) mientras que otros cepillan, cepillan muy bien de hecho, hasta no poder más, pero no consiguen nada porque los dientes se les caen igual. Extraño, sin duda, y tan desmoralizante para el profesional como para su víctima.

Por mucho que se cepillen los dientes como locos, estos pacientes no verán un final feliz a su catastrófica situación y yo, consternado, no puedo hacer otra cosa que no sea observar el pus amarillento que pringa el diente con solo apretar la encía. Bastante desagradable, sin duda, y particularmente nauseabundo. Hasta es repugnante, incluso para el profesional que ya está curtido en alientos fétidos.

Más de uno podría decirme que no lo entiende, que la encía parece estar bien al verse en el espejo y, en el fondo, hasta tiene buen aspecto, porque no sangra. A Dios gracias, porque les voy a enseñar a cepillarse los dientes tan bien como lo hago yo aunque, lamentablemente, está claro que no es suficiente. Entonces, ¿qué? ¡Ah! Ya lo veo: hay sarro atascado por debajo de la encía. Qué bien escondidito está, maldito sea, pero basta con eliminarlo y asunto resuelto. Así pues, me dispongo a limpiar, a presión si hace falta. Me afano en quitar esa costra calcárea, arriba, abajo, por todos lados. Por desgracia, sigue sangrando.

Pero Dios mío, ¿qué está pasando? Los pobres se cepillan como auténticos profesionales, como locos, y yo intento que quede como los chorros del oro, pero el chorro es de pus. En algunos casos, es gente mayor y lo achacamos a la edad, porque es fuente de todos nuestros males —o eso creemos— sobre todo cuando no sabemos qué decir de forma erudita; pero en la mayoría de los casos, son mujeres jóvenes y guapas, ardientes de pasión bajo un cuidado maquillaje… pero con la boca tan purulenta como la de una cacoquimia desdentada. ¡Qué dolor! ¡Qué desesperación!

Así fue como el Dr. Bonner se convirtió en Mr. Sacamuelas. Obligado a cortar por lo sano, no me quedó otra que recurrir a los métodos afilados de la cirugía dental que me habían enseñado antes de tener la desfachatez de considerarme un médico de la boca. Hay que cortar un poco de encía por aquí, separar con cuidado, limpiar, volver a colocar todo en su sitio, cerrar, apretar bien… y que se vuelva a pegar. ¡Mágico! En cambio, por este otro lado hay que seccionar un poco más arriba, porque está a punto de caer, pero bueno, digo yo que debería de curar. Espero que funcione, por Dios Santo, pero el milagro no se hizo y la magia quirúrgica ha fallado. ¿Qué podré decirle a mi querida paciente? Vuelva en seis meses o, mejor aún, ¿qué le parece el año que viene? Examino de nuevo el asunto, parece que está todo bien. Ella se cepilla, se cepilla los dientes a más no poder, vuelvo a comprobar… sí, puede cepillar sin problema, pero volvemos al punto de partida, porque sigue supurando como si nada. ¡Qué mala pata!

Los dientes se siguen descarnando, sigue habiendo sangre y pus. ¿Cómo se queda el doctor Bonner cuando llega esta hora de la verdad? Impotente, incapaz de curar, aun habiendo sido el mejor de su clase. Parezco un incompetente, un pobre medicucho a pesar de la ilustre formación académica que ha recibido de una magnífica profesora que, supuestamente, tenía respuesta para todo, pero se ve que no.

Tengo que confesarlo. «Miré usted, es que... es una enfermedad muy complicada. Hemos hecho todo lo posible, que no le quepa duda, pero la enfermedad ha sido más fuerte que nuestros esfuerzos». En ese momento, su patente desolación me traspasa la mirada implacablemente. «Menudo chasco, doctor chiflado. Después de cepillarme los dientes hasta hacerlos sangrar, someterme a una carnicería y dejar que me torture descaradamente, ¿ahora me dice que no ha servido de nada?». Mantiene la compostura, pero en vano, porque su veredicto es inapelable. Puedo verlo en sus ojos: «Menudo dentista de pacotilla».

Aquella noche, me costó conciliar el sueño. Daba vueltas en la cama, cuestionándome con dureza. Había elegido la profesión de dentista, pariente pobre, cierto, pero que tiene el mérito de no poner la vida humana en juego. Al menos, eso creía hasta entonces, con el mal cuerpo que se me quedó; aunque peor le quedó a la paciente, que no dejaba de supurar. ¡Qué desgracia! Casi se me da por entrar en medicina y, al final, me había decantado por la odontología, por una cuestión estética, más que nada, pero... aun siendo pobre la odontología, ¿los resultados tienen que ser tan paupérrimos? ¡Socorro, Pasteur! ¿Dónde demonios se habrá metido? ¿En Besançon? ¡Venga, rápido! Ah, no... que está muerto. ¡Auxilio, Hipócrates! Hipócrita...

«Por cierto, señora, casi se me olvida: lo más probable es que se quede sin dientes, porque seguirán sangrando, empezarán a moverse e irán supurando cada vez más hasta que se caigan. No hay nada que hacer. La consulta le costará tanto».

No es fácil de decirlo a la cara, ¿a que no? Sin embargo, era lo único que podía ofrecerle a los pacientes en mis diez primeros años de práctica intensiva en las artes bucodentales: tratamientos odontológicos básicos, empero terriblemente clásicos: pesados, complicados y sin garantías del gobierno. Limpiar, frotar, cortar y... a ver qué pasa.

Menudo fiasco para un profesional que se pavonea en un buen coche, para alguien como yo, con sentido del ridículo, que pretendía ejercer una medicina bucodental meticulosa con herramientas de herrero... Triste pero cierto, la fulminante mirada de mi paciente lo decía todo y no necesitaba verme al espejo para saber que se me había caído la cara.

La cosa no podía quedarse ahí. Ni hablar. Emprendí la búsqueda de mi propio Grial, devorando febrilmente otros libros, descubriendo en vano otras escuelas... Ansiaba instruirme a toda costa. Me había prometido encontrarlo y lo encontraría. Tendría que haber una solución, una cura, por algún lado. Me lo debía a mí mismo y se lo debía a mis pacientes. Podría haberme llevado mucho tiempo, hasta que conocí a *Trevor*.

Trevor Lyons, un médico inglés de Inglaterra convertido en canadiense, con una trayectoria cuando menos insólita. ¡Qué bien hablaba este buen hombre! Se parecía a mi patolesa. Lo conocí en un seminario sobre enfermedades periodontales, cómo no. Mi obsesión, mi enemiga íntima, la hipócrita infección que nos funde los huesos por debajo de la encía, el asesino en serie que masacra los dientes desde que el hombre es hombre...

Interiormente, llegué a exclamar: «¡Qué alegría! Por fin alguien que parece saber de lo que habla». Se puso a conversar con erudición y convicción sobre los microbios y todos esos bicharracos que asaltan las encías, además de los parásitos... ¿Mande? ¿Parásitos de la boca? ¿Gorrones bucales? No había visto ni oído hablar nunca de estos «escarbadores» de la boca.

¿De dónde dice que viene este inglés ontariano de Ottawa? ¿De dónde saca estos curiosos insectos? Dice que los ha visto... ¿Con qué? ¿Cómo dice? ¡Ah!, con el microscopio. ¿Quiere decir que con ese aparato se puede ver todo eso con claridad? Espere ahí... ahora me acuerdo. Vuelvo a recordar todo: la biología, los glóbulos blancos, la medicina de verdad...

Casi me había olvidado de este tipo de detalles pintorescos, relegados enseguida a la estantería de curiosidades turísticas en los quehaceres de la odontología del día a día. ¿Me está diciendo que el doctor Lyons tiene un microscopio en su consulta? ¿Y lo utiliza para su trabajo? Es decir, ¿con sus pacientes? Sí, señor. A través de ese medio, es capaz de discernir lo invisible porque se ven los microbios...

¡Hosanna! Por fin había encontrado a un dentista de los buenos, que cura y que sana, que ve cosas de verdad —bichitos auténticos que se agitan en la lámina— y que parece ser ducho en la materia, además. ¡Qué maravilla de bri-Bonner-ía! Me sentía médico de una vez por todas, qué va, me sentía un zahorí, un druida, un gurú.

Venga, Trevor, cuéntamelo todo, hasta el éxtasis, quiero embriagarme con la felicidad de aprender y explicar, quiero llegar a comprender, después de diez años de pesadillas protésicas de un Bonner patético. Reanímame, sácame de este letargo profesional, hazme el boca a boca y dime qué ves, muéstrame a los animálculos culpables de los alientos purulentos y las sonrisas desdentadas, de las recaídas de las encías exangües, los proveedores de prótesis chapoteantes, para que al fin pueda sostener la mirada de mi paciente incurable y desesperada.

Así fue como empezó todo, gracias a Lyons, el «érase una vez» de mi verdadera historia profesional, el mago de las piorreas, el punto sobre las íes de la victoria sobre la periodontitis y el grandísimo pionero de la odontología biológica. Sí, confieso que le debo muchos de mis logros profesionales porque he aprendido tanto de él. Puedo explicarlo, y así lo haré.

MARAVILLARSE ES EL PRIMER PASO PARA UN DESCUBRIMIENTO.

Louis Pasteur

Capítulo 3

MICROBIOS BAJO LA LUPA

Ya está. Me he matriculado en un curso con el que debería de mejorar mi decepcionante situación profesional… Cabe recordar que soy un médico supuestamente capacitado para tratar principalmente las dos grandes patologías de la boca: las caries y las enfermedades de las encías.

Para la primera, todo parece ir bien, pero el problema es que no encuentro ninguna solución que sea realmente satisfactoria para la segunda y que tampoco parecen estar dispuestos a resolverme ni mis congéneres ni los especialistas en la materia. Estos últimos se han olvidado de inventar el tratamiento milagroso. Es más, aún se están preguntando de dónde viene el problema… O sea, que no tienen ni idea.

Ante esta situación, ¿cómo es posible que Lyons afirme tener la solución? ¿Acaso es más listo que todos los demás juntos? En cualquier caso, como mucho puedo perder un poco de tiempo por prestarle atención. Ya veremos. El primer seminario al que asistí del doctor Trevor Lyons había sido muy esperado y acabó por ser realmente impresionante. El orador estaba absolutamente seguro de sí mismo. Su dicción *so british* no carecía de profundidad, con un tono gutural de buena ley que sazonaba su perfecto dominio del tema. Era una persona que forzaba el respeto e inspiraba confianza.

Un aristócrata de la sabiduría en toda regla, aunque un poco curioso, el tipo. Iba empalmando el discurso con una broma que estaba fuera de lugar, una historieta de gendarmes, sobre la elección de un vehículo y una multa que no llegué a comprender del todo hasta veinte años después. Os lo voy a explicar para que lo entendáis mejor: el verdadero problema, tanto en la carretera como en la vida, no es el vehículo, sino la velocidad.

¿Hay que recordarlo? Claro que sí, da igual el estado en que se encuentre el motor o el entorno, primero de todo hay que comportarse de manera responsable. Precisamente, es lo único que nos permite actuar, aunque, o más bien, *puesto que* daba la impresión de dominar gran cantidad de conceptos de los que nadie había oído hablar, su discurso no podía más que chocar a ese areópago que éramos de médicos como Dios manda, a quienes no hay mucho que se les pueda enseñar que ya no sepan.

En cuanto a mí, no podía evitar suspirar interiormente, a medio camino entre la esperanza y la duda: «Por fin alguien que controla el tema. ¡Eso parece!». Su historia había comenzado cuando él mismo había asistido al seminario del doctor Bob Barclay, en Estados Unidos, quien disfrutaba asegurando que una consulta de un dentista sin microscopio no era una consulta de verdad. Algo así como una mujer hermosa sin uno de los dientes de delante. El colmo de la profesión.

Aún es más extraño que en la vorágine de ciencias puras a la que nos habían arrastrado los estudios universitarios, solo habíamos tenido la bendita suerte una sola vez de examinar una flora dental bajo el microscopio. Un microscopio pequeño, también es verdad, un poco oscuro y borroso, donde apenas podíamos distinguir malamente algunos hipotéticos microbios. Casi no podíamos vislumbrarlos y nuestro profesor se afanaba en advertirnos de que, llegado el caso, nos costaría bastante distinguir las eventuales bacterias unas de otras, si no eran, y aún así, improbables serpentinas llamadas espiroquetas. Bah. Lo único que sí era cierto era que no podíamos dar nada por cierto.

Poco alentador para unos aprendices de médicos. Sin embargo, Trevor Lyons se dejó seducir: «A lo mejor tiene razón este Bob Barclay. ¿Y si fuera verdad?». Acto seguido, se fue a comprar un magnífico microscopio después del seminario. Aunque no lo parezca, un excelente microscopio para uso profesional vale un potosí. Es más, la inversión es todo un desafío, una decisión fuera de lo normal cuyo precio bien podría desanimar a más de un pequeño dentista preocupado por equilibrar sus finanzas. Entiendo que sea una decisión difícil de tomar. ¿Merece realmente la pena? ¿De verdad que es una compra *útil*? Y sin embargo, de ahí llegaría la solución.

Por aquel entonces, Trevor pensó que no utilizaría si no era temporalmente aquel aparato extremadamente dispendioso, del que le habían enseñado a desconfiar en la escuela: «Lo devolveré a la empresa en su caja original en una o dos semanas, el tiempo de comprobar de qué va el asunto. Venga, no hay mucho que ganar, sin duda, pero tampoco hay nada que perder. ¡Vamos a experimentar durante quince días!».

He ahí el majestuoso aparato, herencia de siglos de ingeniosidad humana, en la consulta sobria y austera de Trevor Lyons. «Bueno, ¡ya es hora de ponerse a explorar a los animales del micromundo!», se dijo a sí mismo. ¡So! ¡No tan rápido!

Lyons nos contó cómo quedó cortada de raíz la excitación de la primera prueba de su magnífico artefacto: tuvo que constatar, afligido, que no le habían proporcionado el material indispensable para su uso correcto…

Increíble: ni placas de vidrio para realizar el montaje de las muestras, ni medios de montaje para preservar la vitalidad de los microbios durante la exploración. Los vendedores de microscopios le habían facilitado una puerta de entrada costosa y sofisticada que le daba acceso al universo microscópico, pero no le habían dado la llave. Todo para desalentar al usuario de esta herramienta que tanto denigraba la profesión. «Bueno, —pensó Lyons— no voy a devolverlo sin haberlo probado al menos una vez. Es probable que tenga algunas placas de vidrio de segunda mano perdidas en las cajas donde guardo cosas de la universidad». Efectivamente. Estuvo rebuscando hasta encontrar unos viejos cubreobjetos usados.

Para distinguir correctamente a los microbios, hay que observarlos con un objetivo que los aumente a mil tamaños. Empezamos tímidamente a cien tamaños, nos atrevemos hasta los doscientos, nos aventuramos en los cuatrocientos y por fin, llegamos a mil.

Para eso, hay que introducir una gotita de aceite de inmersión entre el objetivo y el espécimen que se examina de manera que se concentre la luz. Por suerte, el fabricante de microscopios había incluido el precioso frasco de unción. ¡Ahora, sí! ¡Menos mal!

Así y todo, Lyons tenía los días contados y debía apresurarse. Tenía la intención de examinar algunos casos y devolver la onerosa herramienta la semana siguiente. Se consoló pensando en que, de todos modos, los posibles resultados no serían explotables. Pero vamos a ver… ¿un dentista que necesite un microscopio? ¡Habrase visto!

Por último, necesitaba un medio de montaje para preparar la muestra, suero fisiológico o, mejor aún, una solución de Ringer, que tiene la propiedad de no alterar el medio natural de los codiciados microbios. Lyons llamó al eficiente vendedor de microscopios para indicarle que se había olvidado de suministrarle la solución necesaria para el montaje… recibiendo por respuesta que este tipo de problemas de intendencia no entra en las atribuciones del fabricante. Depende del propio facultativo encontrar un laboratorio científico apropiado que le suministre el medio adecuado para sus experimentos microcósmicos. Grosso modo, nos venden un coche de lujo pero no se preocupan en tener el detalle de llenar el depósito.

¡Vaya, hombre! Le llevaría más de una semana conseguir del farmacéutico la preciosa solución a su problema. Qué lástima, pensó Lyons en un primer momento, no me dará tiempo a utilizarlo de verdad, pero no se dio por vencido y decidió recurrir a la propia saliva del paciente como medio de montaje: «Es igual de líquida, relativamente límpida, se parece al suero fisiológico o a la solución de Ringer y los microbios viven bien a gusto en ella».

Esta decisión se reveló crucial y una de las más juiciosas. Vivitos y coleando, los microbios chapoteaban a placer en su piscinita natural. «Gracias, señor vendedor de microscopios, porque su ineficacia me ha sido realmente útil». Lyons se puso manos a la obra, examinando febrilmente los microbios extraídos de la boca de sus pacientes.

«Increíble. Al final, el cazurro ese va a tener razón». Esto es lo que pensó, textualmente, Trevor Lyons de Bob Barclay, lo mismo que yo pensé de Trevor y lo que pensará de mí al cabo de treinta años un dentista que asistió a uno de mis seminarios. Parece que los genios coinciden.

Llegados a ese punto, a Lyons no se le pasaba por la cabeza devolver el maldito microscopio, porque se había convertido en una herramienta demasiado interesante. Sumergió su mirada en él durante años, escrutando bacterias de superficie, caries y gingivitis sin llegar a distinguirlas bien... Se divertía como en el colegio y más o menos con los mismos resultados: nada que fuera realmente concluyente.

Hasta el día en que una de sus pacientes se quejó por uno de los dientes delanteros que había empezado a moverse de pronto y a supurar. Antes de extraer una muestra al azar de su boca, prefirió extraerla con delicadeza del abismo gingival, es decir, de lo más profundo de la grieta del diente afectado. Retiró la muestra meticulosamente, casi con ternura, conservándola cuidadosamente en la saliva de la paciente. La sorpresa que le esperaba no era baladí: en la encía infectada, por debajo del diente móvil, anidaban varios miembros de esta familia de parásitos que llamamos amebas: encontró una verdadera guarida de estos protozoos bulliciosos, de aspecto viscoso, una especie de diminutas sanguijuelas —aunque gigantes a esta escala— que se desplazaban como ciempiés.

De su nombre culto: *Entamoeba gingivalis*. Extremadamente sorprendido, Lyons se preguntó qué rayos hacían estos bicharracos, de hecho unos bichos de proporciones desmesuradas, cien veces mayores que las bacterias, en este lugar altamente estratégico del malestar de su paciente.

Alrededor de ellas, yacía un buen número de glóbulos blancos, vivos y muertos: el pus. Asimismo, descubrió bacilos animados, minúsculos cigarrillos dando piruetas hacia todas partes, así como las famosas espiroquetas en forma de tirabuzón, características de las gingivitis debutantes.

Nada que no sea banal, podrían pensar algunos, sobre todo si es un dentista y además biólogo, salvo que, en este caso se trataba de una periodontitis aguda, con pérdida del hueso de sujeción y movilidad del diente. Trevor se dio cuenta de que estaba ante una pista seria, pero tenía que formularse la pregunta adecuada: «¿Quién se beneficia del delito?».

Puedo asegurar que, cuando se ven estos bichos pegajosos contoneándose entre el portaobjetos y el cubreobjetos como si fueran enormes larvas provocadoras, esperamos sobre todo no encontrarlas en nuestra propia boca. La espectacular sesión de laboratorio escolar sobre los paramecios parece más bien insípida en comparación con los horrores que bien podríamos encontrar en la boca del profesor…

Ilustración 3-1

Ameba en medio de bacterias extraídas por debajo del cuello de un diente. Posee un núcleo característico, cuatro vacuolas a modo de aparato digestivo y una especie de abultamiento a la derecha, el seudópodo, que se contonea asquerosamente. Todo esto, a nuestras espaldas, ¡debajo de la encía!

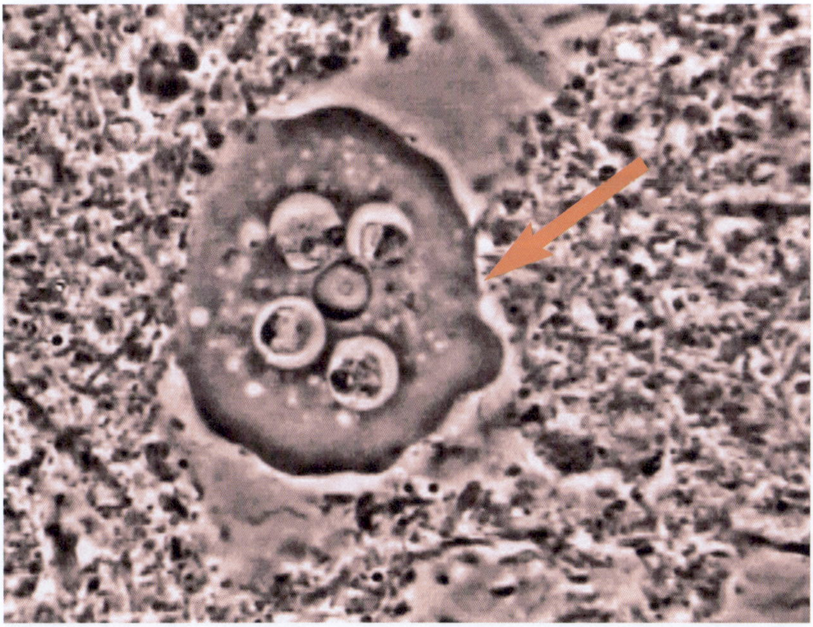

Lyons nos contó que, hurgando desesperadamente en la literatura médica en búsqueda de respuestas a las múltiples preguntas que se formulaba sobre su protegida, acabó por descubrir una ameba semejante en todos sus puntos a la que había descubierto, la *Entamoeba histolytica*, que provoca úlceras e infecciones similares, pero en el intestino, ¡al otro extremo del gran tubo!

Ilustración 3-2

Ameba globulosa en el centro, campando a sus anchas entre los leucocitos que forman nuestro sistema de defensa. Algunas células blancas están vivas, como la que está situada justo encima de la enorme bestia; otras están muertas, amontonándose alrededor para formar el pus.

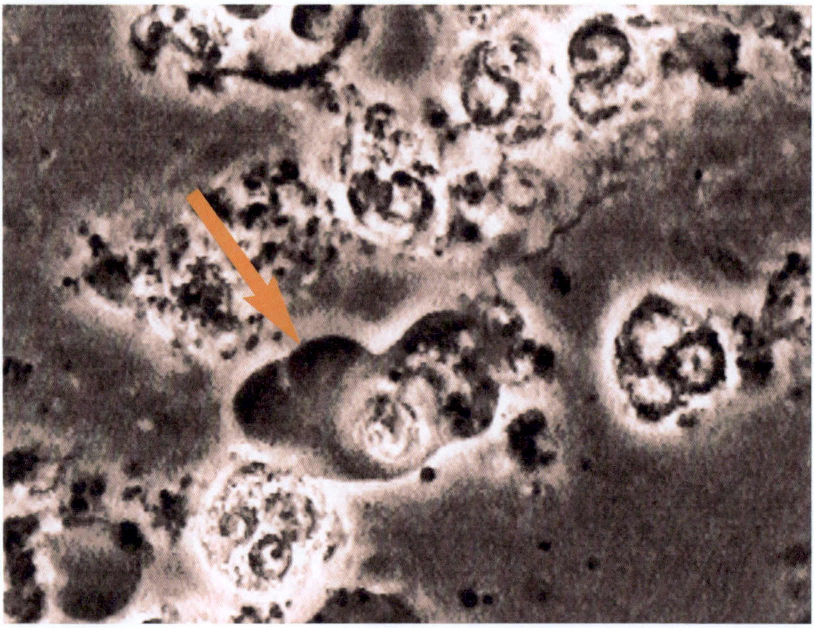

Se apresuró en tratar a su paciente como lo hubiera hecho un médico parasitólogo, administrándole cremas y antibióticos antiparasitarios por vía oral durante una semana, hasta que se curó. Así de sencillo. Genial y rápido.

Personalmente, en calidad de dentista, este método me pareció, cuando menos, impertinente. Me chocaba su sencillez, que consideraba simplismo. Al igual que muchos de mis compañeros que me lo confesaron más tarde, me pareció demasiado fácil. ¿Y si fuera verdad?

Había que demostrarlo. Lyons nos estuvo instruyendo todo el día sobre las amebas y otros parásitos, las tricomonas, con las que solía encontrarse en sus microatajos. Estas últimas tienen un asombroso parecido con las que afectan a los órganos genitales y que el ginecólogo trata de la misma forma que lo hace el gastroenterólogo para las *Entamoebas histolyticas.* Son parásitos muy activos que están presentes en las infecciones sexualmente transmisibles de la vagina y la próstata. Se curan como las anteriores, con una crema y terapia antibiótica parasitaria por vía general, con la precaución de tratar también al cónyuge y… al amante, para evitar la reinfección.

Esta serie de convergencias exacerbó mi curiosidad. Trevor era formal: «Todas las personas que sufren enfermedades de las encías, sin excepción, tienen estos repulsivos parásitos, fácilmente observables e identificables con microscopio». Una revelación más asombrosa si cabe cuando es algo que jamás se nos ha mencionado en la facultad de odontología…

Qué importa el qué dirán, la fruta había madurado en el árbol de la sabiduría. La formación que recibí aquel día me había entusiasmado hasta tal punto y me pareció tan fidedigna que volví a mi consulta agazapado con mi flamante microscopio, cual valiente discípulo de Leeuwenhoek, el digno inventor de este maravilloso instrumento. ¡Qué suerte tenía! ¡Cuántas cosas podía ver! ¡Cuántas cosas estaba a punto de experimentar! Por fin podría representar el papel que me corresponde en el famoso *Dr. Bonner reinventando la medicina en el país de los liliputienses,* la película de suspense de las amebas. De regreso a mi consulta, instalé febrilmente el magnífico aparato. Quería adaptarme a él de todo corazón, para comprenderlo mejor y mimarlo, colmarlo de amor y deleitarme con él como lo hacemos cuando nos compramos un coche en primavera.

Solo me quedaba elegir al primer paciente. Necesitaba un conejillo de Indias para esta experiencia original, un paciente que fuese una joya para dar mis primeros pasos por la auténtica odontología. Me decanté por un tipo que conocía bien gracias al trabajo, alguien que había conocido del entorno dental en el que me movía y que tenía el mérito de interesarse en mi nueva técnica microscópica.

¿Alguien que se interesa en la práctica biológica? ¡Hurra! Las cosas no podrían ir mejor.

—Tengo periodontitis —me confesó—. Me está tratando uno de tus colegas, por supuesto, que además es familiar mío: un tío.

—¡Ah! Qué suerte...

Eso no quita que, en la exploración, sus encías se vean rojizas, sanguinolentas y más bien inflamadas. Sus dientes incluso empiezan a descarnarse. Visiblemente, el «tito» no ha curado a su querido sobrino. ¡Venga! Vamos a extraer mi primera muestra, mi primer espécimen. Listo, ya está. Solo me queda echar un vistazo de los buenos.

¡Vaya! Menuda agitación aquí dentro. Corren por todos lados, dando piruetas, como un París repleto de microbios, un Nueva York plagado de bacterias; no hay tanto ajetreo en Bangkok o Tokio en hora punta. Veo bacterias deambulando nerviosamente, como si fuesen trenecitos; otras que parecen autobuses renqueantes, una flota de vehículos rápidos, minúsculos, colándose entre veloces vagonetas con forma de tirabuzón. ¡Madre mía! ¡Qué bonita es la vida!

¿Qué le puedo decir al paciente? No sabe usted el trajín de vidas que le andan por la boca. Créame si le digo que el meneo es tremendo ahí dentro. Basta con verlo. Pero... ¿qué veo asomarse por una esquina, agarrándose lánguidamente al cubreobjetos como una de esas gordas babosas de hábitat acuático a la pared de un acuario?

Una larva gigantesca, tan rolliza como viscosa, una inmensa masa carnosa atravesando penosamente la agitada ciudad, esto... el objetivo de mi microscopio. Se apresura con languidez reptando con su gorda pata delantera, apoyándose en su único seudópodo. Es una ameba reptiliana con pinta de Godzilla pantagruélico, una figura larvaria dantesca que serpentea babosamente ante mis ojos pasmados.

Asombroso este megaprotozoo, parece un Boeing antes de aterrizar, con los alerones desplegados, abriéndose paso débilmente por encima de un hormiguero centelleante de minúsculas osamentas sobreexcitadas. La ameba avanza imperturbablemente, apartando con gesto cansado con su gran tentáculo pegajoso los fútiles obstáculos a su inexorable progreso, parece estar determinada a dirigirse hacia un lugar concreto, como si su recorrido no se debiera a la casualidad. Cielo santo, ¿es posible que Trevor tenga razón?

De pronto… ¡Hala! Otra que llega por aquí, aún más gigantesca y pringosa que la anterior; y una tercera, abrazándose a ella misma lascivamente con su inmenso miembro, como un narciso repulsivo y perverso. ¡Auxilio, Julio Verne! ¡Socorro, Lovecraft! ¿Por qué se engulle de esta forma el impúdico ectoplasma? ¿Será un monstruo autófago? ¿Qué más? Percibo un conglomerado de pequeños círculos perfectamente redondos junto a la bestia…

¿Un aparcamiento para naves espaciales? No, glóbulos blancos, polimorfonucleares neutrófilos, pero que ya no nos sirven de nada porque no tienen gránulo en el interior. Un glotón les ha arrancado las entrañas. Se han quedado vaciados de sustancia, literalmente. ¿Qué clase de vampiro habrá podido…? ¿Quién, *cómo*? Aquí, delante de mis ojos.

Ilustración 3-3

Ameba en plena actividad en la parte inferior de la imagen. La gran pata avanza hacia la izquierda y el seudópodo laminar es visible en su porción inferior derecha. Se distingue claramente el núcleo de doble círculo en el centro de la bestia. Alrededor, algunas vacuolas digestivas, negras y densas. Arriba, restos de glóbulos blancos. Se cuentan un mínimo de ocho.

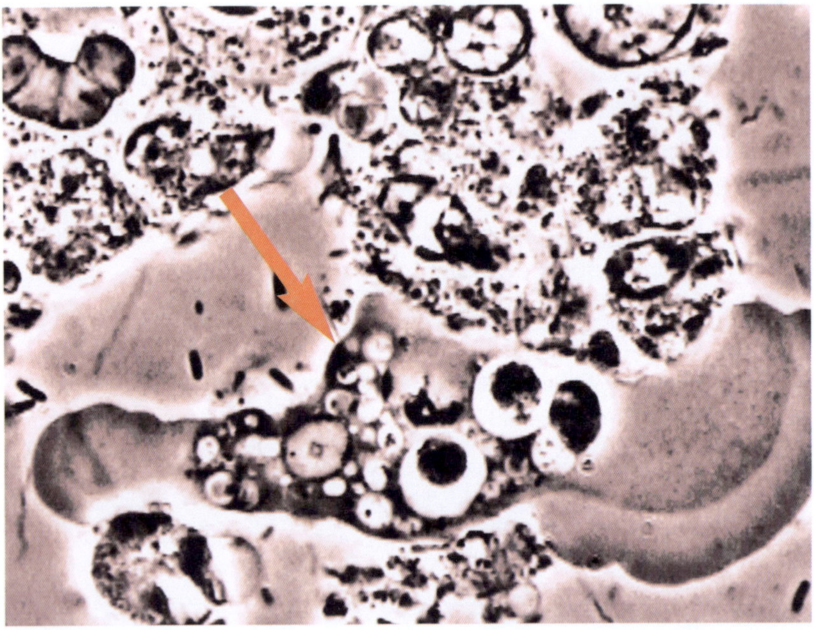

Atónito me quedo, sin palabras. ¿Cómo podría decirlo? Aturdido, estupefacto, ¡absolutamente alucinado se ha quedado el pobre doctor! Por cierto, ¿cómo está el paciente? Casi me olvidó de él… espero que no se haya desmayado al menos. Nada, todo en orden. Vuelvo de inmediato a mi cabeza binocular de contraste de fases. Las vistas son realmente fantásticas: Mark Gulliver en el país de los liliputienses, en vivo y en directo. Mejor que con Internet, reinvento mis clases de biología en tiempo real.

La situación es menos idílica para mi pobre paciente. Más bien diría, desoladora. Abatido en su silla junto a mí, escudriña azorado los horrores microscópicos pero muy reales que le enseño a partir de un minúsculo rincón de su propia boca…

¿Qué diantres podré decirle al pobre? Pues nada, menudo ajetreo tienes aquí dentro, muchacho. Ya recibe asistencia médica, muy bien y desde hace mucho sin embargo. ¿Deberíamos encontrar tantos inquilinos indeseables en la boca en ese caso? ¿Acaso no cabría esperar un espectáculo íntimo más… apacible? ¿Todo el mundo alberga eso en su fuero interno? Mil preguntas se me pasan por la cabeza. ¡Mis antepasados! ¿Siempre fue así por los siglos de los siglos? Me temo que sí. Muy a nuestro pesar, además. Amén, ¡nostra maxima culpa! Eso sí, cabe mencionar al respetable público que no hace mucho más de dos siglos que podemos observar esto.

Aún así, imagínese seis mil años de historia de la humanidad chupeteada por estas minúsculas sanguijuelas. Todas las personalidades, los santos, patriarcas, estrategas y filósofos con estas… cosas en la boca. Miríadas de seres humanos colonizados por dentro, desde siempre. Sin hablar de los animales.

Dicen que los pequeños no comen a los grandes, pero es mentira, manifiestamente mentira. Espantoso. Griegos, romanos, olímpicos, soldados del César, madame Bovary… ¡unánimemente vampirizados! Toda esta chusma pululando dentro del *Homo sapiens*, estos parásitos sedientos de sangre que viven con nosotros, en nuestra casa, de nosotros, que nos sorben glotonamente la sustancia desde la noche de los tiempos… Juntos, celebramos la fiesta, al unísono nos abrazamos, en conserva conversamos, a coro probamos a todo. ¡Increíble! ¿No le pasará a todo el mundo, por lo menos? No es posible, tendría que saberse.

Lo sabría a ciencia cierta. Esta noche, me quedo en la consulta para hincarme el diente, está decidido. Sí, voy a echarle un ojo a mis piños, a ver qué saco en limpio… o no. Se acabaron los aperitivos, vámonos directamente al plato fuerte. Angustia. ¿Qué acabaré por encontrar? Ya está, son las seis, despido al último paciente. ¡Ahora me toca a mí!

Por fin solo, rebusco dentro de mí y raspo un poco de mi caparazón gingival. Quiero permanecer sereno y distanciado, impulsado por un interés estrictamente profesional, pero la curiosidad me puede. Me dejo llevar por la pasión. La preocupación, también.

Ilustración 3-4

A la derecha, ameba circular llena de vida envolviéndose voluptuosamente en su seudópodo laminar. A su alrededor yacen algunos restos circulares de células vaciadas. Por encima, varias bacterias en forma de bacilo, más oscuras, tienen aspecto de puritos habanos.

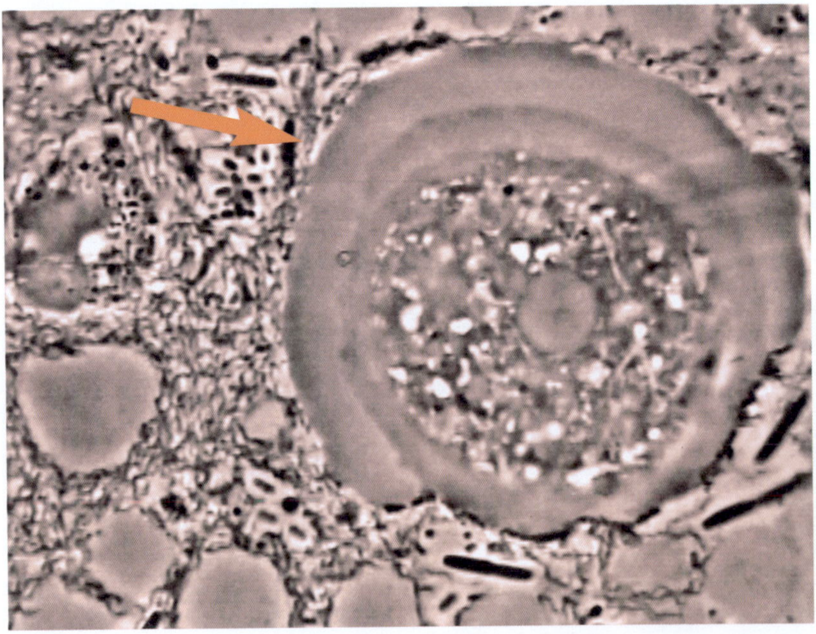

Soy tan sensible como el profesor de biología del décimo curso de mi tierna infancia: voy a observar no solo los seres vivos, sino también y sobre todo el mío, *mi* vida, mi propia carne. Mi boca, mis microbios, mis vidas... A saber la que se me cae encima. ¿A *quién* tendré de okupa? ¿Qué acabaré por encontrar? ¿En qué estado ingiero? ¿Infección repugnante o sálvese quien pueda?

RESPECTO A LA LOMBRIZ DENTAL: A VECES, SE VEN LOMBRICES EN LAS CARIES DE LOS DIENTES, COMO EL LIMO O LA TOBA (...). COMO NUNCA LOS HE VISTO, NI LOS EXCLUYO NI LOS ADMITO. SIN EMBARGO, CONCIBO QUE EL ASUNTO NO SEA FÍSICAMENTE IMPOSIBLE, MÁS BIEN INCRÉDULO PUESTO QUE HÉMARD NUNCA LOS HA VISTO, Y DUBITATIVO. LAS LOMBRICES DE LOS DIENTES (SUPONIENDO QUE POR CASUALIDAD LAS ENCUENTRE EN OCASIONES) NO CAUSAN NINGÚN DOLOR VIOLENTO.

Pierre Fauchard
El cirujano dentista o Tratado de los dientes
París: Pierre Jean Mariette (1728)

Capítulo 4

Investigación privada del autor

Por fin estoy tranquilo, solo en mi consulta aliviada de pacientes. El día ha sido duro, estoy rendido, pero es el momento, ahora o nunca, de examinar mi propia flora bucal. Ha llegado la hora de la verdad. Me armo de valor para extraer una muestra de placa del contorno de mis dientes que coloco cuidadosamente entre las placas de vidrio, junto con una pizca de mi saliva para que se sienta a gusto, en buenas condiciones húmedas, como en casa, bueno, más bien en la mía. ¿Qué descubriré, por el amor de Dios?

«Ya está, ¡luces!, quiero decir… ¡*foco*! ¿Dónde diablos está la palanca del foco para que se vea mejor? Hay tanto lío aquí, botones, ruedas y tornillos en esta mier… maravilla de microscopio. Vale, ahora estamos, la cosa se aclara». Pues sí, estoy hablando conmigo mismo… no hace daño a nadie y me sienta la mar de bien.

Ahora, entre portaobjetos y cubreobjetos, encaramado sobre el fabuloso aparato del señorito Leeuwenhoek como un vaquero montado en un purasangre indómito, clavo ávidamente la mirada en estos flamantes binoculares.

Un tímido rayo de vida empieza a atravesar los sombríos túneles ópticos. ¡Qué alegría poder disfrutar de tal apoteosis de tecnología «circumbiológica»! Soy consciente de tener entre manos el no va más de la ciencia microscópica, me deleito pensando en poder ver de cerca la culminación de la investigación infinitesimal… ¿De dónde venimos? ¿Adónde vamos?

¿Por dónde íbamos? ¿Por qué estoy aquí, a solas en mi consulta desierta, tratando de avizorar con ansiedad mi propia flora microbiana? Qué pinta de bobo tengo escrutándome con lupa… y sin embargo, me siento como un chiquillo de ocho años delante de su primer microscopio de juguete, sobreexcitado con la idea de poder desmenuzar moscas y alas de mariposa. Salvo que, en este caso, en vez de insectos voladores, estoy a punto de contemplar mis propios microbios, los que llevo cobijando más de treinta años. Voy a observar la vida que llevo cultivando dentro de mí desde siempre, la que he recibido de mis antepasados y de los antepasados de mis antepasados… Voy a visitar el habería invisible de mis pasiones, de mis amores, el rebaño de diminutos que he recibido de mis seres queridos, transportado ora y otrora por los arrumacos intempestivos en días de fiesta o los besuqueos de mis zalamerías apasionadas…

Ya estamos… el corazón se me pone a cien. ¡Qué mal estás de la cabeza, Mark Bonner! Solo de pensarlo, me estremezco por el milagro de la vida que bulle por mi cuerpo y por todas partes. Mi riego sanguíneo irriga hasta el más pequeño de mis vasos capilares y fecunda con su savia roja hasta el más minúsculo intersticio de la carne que me anima. Por primera vez en mi vida, tomará forma, porque al fin veré *en* mí, literalmente.

Venga, adelante, Mark, mira, ¡*ahora*! Con los ojos atraídos por los oculares, como imantados por el aparato, cuerpo y mente en ebullición, me asomo, clavo los ojos en los suyos y distingo entonces una microparcela de lo que soy íntimamente: una imagen con brillo, remota, casi azulada, con fondo gris y contorno negro, un paisaje lunar de palidez diáfana desprovista de relieve. Bah, ¡si no es más que una máquina!

Ahí, al fondo de todo, aparecen algunos microbios, muy dispersos pero bien visibles. Una imagen sorprendente: un puñado de bacterias, de aspecto más bien enclenque se mueve casi imperceptiblemente sobre el fondo neutro y frío de mi aparato. Parecen inertes, sin vitalidad, con una apariencia tan vulnerable bajo esta claridad eléctrica. Distingo aquí y allí apacibles bacterias redondeadas, como frágiles cápsulas esparcidas en el cristal de un botiquín. Hay que ver qué pálidas están. Intento darles un poco de color: instalo el filtro azul, azul oscuro sobre gris: ahora está todavía más macilento, directamente lívido, de pronto. Qué escalofríos me entran solo de pensar que soy yo. Vuelvo a colocar el filtro amarillo, sin duda queda más alegre.

Me extraña ver tan pocos elementos. Puntos negros, algunas líneas, unas delgadas y otras anchas, más o menos alargadas, varios cilindros con los extremos romos, minúsculos filamentos apagados y amorfos. ¡Vaya! ¡Así que estas son las bacterias! Aquí hay más, bastante más bonitas, en forma de husos delicados y espigados.

Ilustración 4-1

¡Menos mal! Ya puedo respirar, porque mi flora está constituida de puntitos y trazos característicos de las bacterias no patógenas. A la izquierda, en el borde, un filamento recubierto de conchitas: una bacteria igual de anodina.

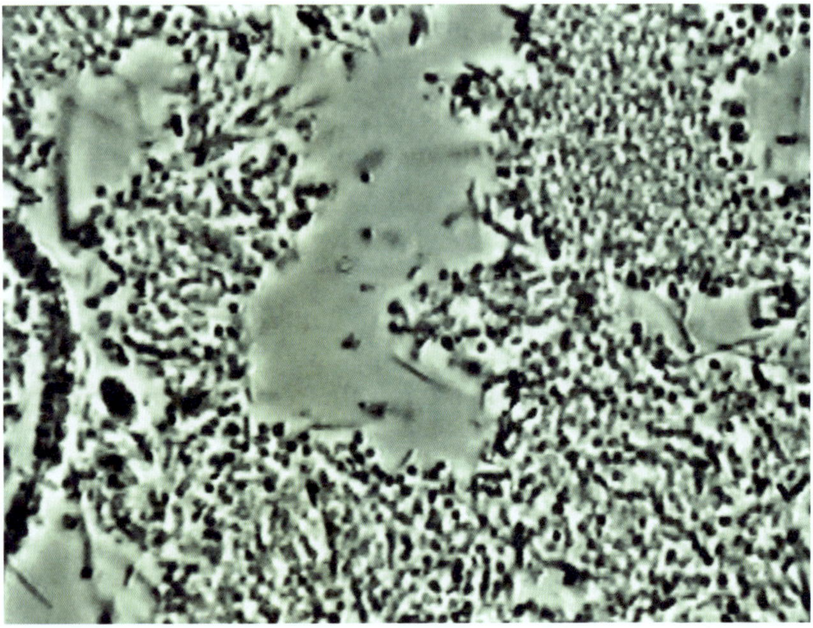

Estos husos gráciles se van rozando y retozando con elegancia conectándose a sus extremidades. Me parecen un poco menos moribundos que los anteriores. Se mueven con mucha delicadeza, por eso puedo afirmar que hay vida dentro de mi boca. Qué alegría constatar que estoy guareciendo vida, que albergo una pizca de alma entre los dientes…

Poesías aparte, ha llegado el momento de peinar la lámina de vidrio que sostiene mi muestra de placa dental para acorralar a todos sus ocupantes. Seguro que descubriré algo más.

En marcha hacia nuevas aventuras… me pongo a explorar, a un lado y a otro, de norte a sur, voy recorriendo todo, encontrándome con otros puntos, con más filamentos, más gordos, más pequeños, más largos. Apenas veo almas habitando en el horizonte.

De repente, ¡plaf! Una masa de un centenar de micrones, enorme en esta escala, moteada de lunares grandes. ¿Qué puede ser? Es tan voluminosa que ocupa buena parte de mi campo visual. Así es, tengo que rendirme a la evidencia, porque se trata de una célula, uno de los «ladrillos» de mi cuerpo. Qué hermosa es esta gran masa de formas asimétricas, entre esférica y ovoide, aderezada con una extraña nuez en su interior, debe de ser el núcleo —el centro vital de la microscópica urbe celular—, puro concentrado de inteligencia, corazón consciente que contiene toda la información necesaria para mi vida.

Magnífica, maravillosa, grandiosa: ¡una célula de mi encía! *Epitelial*, para los amigos. Procede de la capa superficial de mi ser, de mi mucosa bucal interna, es un minúsculo alveolo gingival. La fabriqué ayer o el mes pasado y me dejó, salió de mí, arrancada de mi cuerpo por la espátula que la depositó encima del vidrio tecnocrático que ahora me permite contemplarla. Mi pequeño ser en pantalla grande. Una micra de Bonner en el escaparate. Bueno, vale, ya basta de fantasear con mi propia célula. Prometido.

Aun así, no quita que esta célula banal sea una muestra de alta tecnología biológica procedente de una sabiduría inmemorial asombrosa. Su concepción es absolutamente fantástica. ¡Chapó para la cadena de fabricación! Un seguimiento destacable después de todos estos años de fracasos. En cambio, no me parece estar muy saludable bajo mi binocular, se la ve pálida e incluso marchita en algunas zonas. Hay una multitud de puntos que se concentran, como si fueran a incrustarse en ella. ¡Pues claro, tiene que ser eso!, estas pequeñas bacterias inmóviles están devorando mi célula. No solo eso, sino que se están reproduciendo, se multiplican a mi costa, en el caldo de cultivo de mi carne, pero no veo su crecimiento, porque es demasiado lento. Como el de los vegetales, de hecho. Imperceptible, pero inexorable. Ya no me engañan con su aspecto blandengue, porque ya sé lo que pretenden: visto y no visto, se atiborran alegremente de un pedacito de mi cuerpo, se están zampando una minúscula parte de mi ser… con total impunidad.

Ilustración 4-2

Seguimos con la flora microbiana del autor: puntos, trazos y filamentos inmóviles, de tamaños variados, acompañados por una célula de la encía, llamada epitelial. Sin lugar a dudas, ¡esto es buena salud!

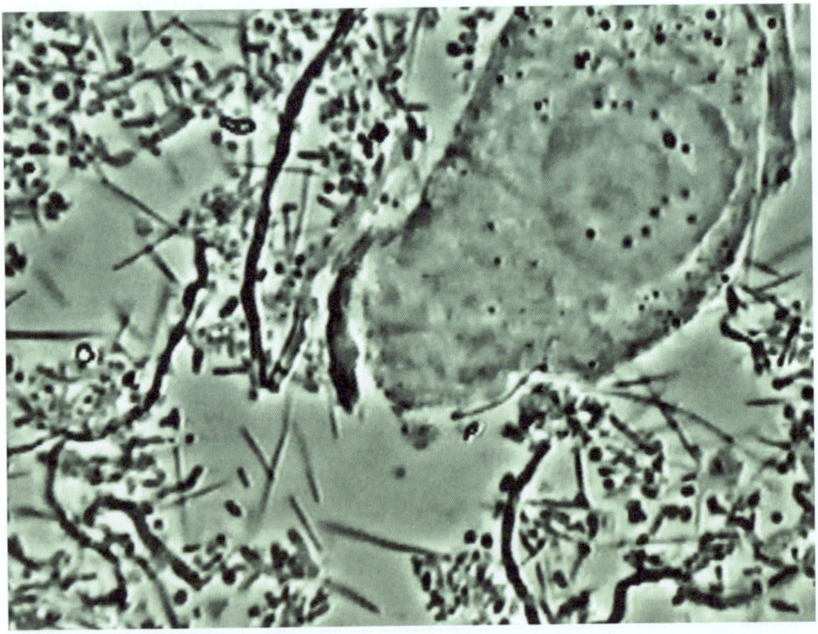

Espera un momento, Mark. Esta célula ya no está en ti, debería estar muerta y no me siento ni feliz ni triste, nada, salvo la emoción juvenil que me invade al tenerla a la vista. Confieso que mi desconcierto es de lo más pueril, porque siento mucho las cosas y los seres, está claro. Grandioso, fantástico y desconcertante, pero la realidad del momento es una imagen marciana, polar, totalmente fija, a no ser por algunos aleteos de bacterias fusiformes. Tal vez sea así un estado saludable. ¿Dónde está mi libro de biología? Veamos… Flora normal, constituida en el 65 % de bacterias en forma de concha. Sí, eso es. Así como pequeños filamentos inmóviles: se corresponde al dedillo; si no es por esta gran célula de Bonner y la docena de ellas que la rodean. Cachis, me he desgajado un trozo de encía tontamente.

Seguramente se me curará, porque apenas la he erosionado… Bueno, estoy más bien orgulloso de mi cuerpo, igual de normal que se puede estar, más o menos, como cuando tenía seis años. ¿Y mis pacientes y colegas? Tengo que saberlo a ciencia cierta. La deontología me lo impone y la curiosidad me precipita. A partir de mañana, ¡todos lo merecerán!

Tengo un equipo dental formidable, todos han superado de buen grado el detector de mentiras biológicas. Dentista, higienista, secretaria, recepcionista, comunicadora: todos igual, doce normales, todos examinados y todos igual de sanos.

Además, nobleza obliga, damas y caballeros, le había llegado el turno a todos mis pacientes. Vaya, mira este: bacterias, amebas… ¿protozoos o no? Este que parece tener una salud desbordante con una hermosa encía rosa como el culo de un bebé: ¿cómo está por dentro? Qué suerte, todo está normal como debiera. ¿Y el resto del planeta? Empecemos por mi primer conejillo de Indias, porque está claro que se lo debo…

Capítulo 5

El mejor de los casos

Los múltiples artículos de revistas especializadas y otras obras profesionales en las que me enfrascaba con ansia no acababan de saciar mi sed de conocimientos acerca de nuestras okupas liliputienses. Afortunadamente, los estudios de biología médica validados por un diploma y la participación sistemática en todos los congresos médicos sobre amebas y diferentes seres alienígenos microscópicos completaron mi formación.

Las confirmaciones científicas que obtuve y la evidencia de la curación de mis pacientes acabaron por hacer del tratamiento de las enfermedades periodontales una prioridad en mi práctica profesional. Los sorprendentes logros alcanzados llevaron a mis pacientes, encantados ellos, a elogiarlos en su entorno. En muy poco tiempo, las víctimas de esta plaga fueron afluyendo desde toda la hermosa provincia hasta nuestra clínica, a pesar de las reticencias de mis colegas.

Sophie es uno de esos elocuentes especímenes. Acudió a mí después de quince años de tergiversaciones y alambicamientos acerca del estado de sus dientes y encías. Sufría tremendamente, hasta el punto de confesarme que su dolencia representaba una tragedia para ella.

Solo con pensar en su pasado bucal, le rechinaban los dientes a esta mujer de 42 años. Los problemas habían empezado al cumplir los 27:

hemorragias ocasionales, molestias y sensación confusa de que algo no va bien. Las visitas al dentista empezaron a sucederse: limpiezas, con y sin tratamiento, sencillas y en profundidad, exploraciones cada vez más frecuentes, seguimientos, limpieza solo del sarro… nada cambia. Lo único que le espera al final de su recorrido es una pérdida de control total.

Llegaron las idas y venidas a Montreal, capital indiscutible de los especialistas en materia dental. Allí hay medios, qué duda cabe. Más seguimientos, más tratamientos y más limpiezas, pero el éxito era igual de nimio, a no ser por la pérdida de algunos dientes. De los delanteros. Cuesta digerir la odontología de vanguardia. Menos mal que hay implantes. Y venga, tres hermosos implantes de titanio y los dientes quedan relucientes, casi más bonitos que los de verdad… Una buena inversión, sin duda, pero la situación no deja de ser preocupante: la encía todavía sigue azulada y se acaba formando pus alrededor de los dientes y… de los implantes.

Y venga otra vez, repetimos y volvemos a empezar: seguimientos, limpiezas, tratamientos, eliminación del sarro, etcétera. ¡Qué desesperación! Sin contar con que los gastos se acumulan, pero los resultados son igual de inútiles que los anteriores. En Montreal se hace lo mejorcito, pero no lo imposible y, en definitiva, tampoco hacen gran cosa. ¿Acaso perderá también los implantes? Tal vez, si no se yugula la evolución de su patología. La metrópolis no ha estado a la altura, lamentablemente, pero entonces, *¿quién*?

¿Quién le quitará ese peso de encima? Sophie está desanimada, preocupada y profundamente decepcionada. Trata de encontrar una salida desesperadamente y decide dirigirse al mundo entero: rebusca ansiosamente en Internet, lanza varios SOS planetarios… Motores de búsqueda con lupa, palabras clave: encía, gingivitis, periodontitis; resultado: Bonner. ¿Quién es este? ¿De qué rayos habla este sacamuelas?

Cuando Sophie llegó a mi consulta después de dos horas al volante, parecía estar para el arrastre, a pesar de tener un cuerpo de atleta. El gran especialista le había informado sin miramientos de que, probablemente, se quedaría sin dientes en un plazo de cinco años...

Este gentil experto en la materia añadió, como si nada, que también perdería los implantes si no se conseguía controlar la situación. ¡Si hace años que la situación se os escapa de las manos! Dicha situación es cada vez más lamentable, a pesar de los buenos cuidados que había recibido y las incesantes consultas. «Es una enfermedad complicada», le habían dicho. Multifactorial, crónica... o sea, ¡incurable! Al pan, pan, y al vino, vino. ¡Qué desesperada estaba la pobre Sophie!

«Doctor Bonner, ¿hay algo que pueda hacer por mí? Me han dicho que... usted es mi última esperanza. ¡No quiero quedarme sin dientes!». Percibo toda su postración a través de su confesión de impotencia angustiosa. Su rechazo de afearse, lo comprendo, su determinación a permanecer joven, la comprendo. La escucho.

—No quiero perder la sonrisa, quiero seguir estando guapa, ¡no quiero envejecer! Si he dedicado tantos esfuerzos a conservarlos, ¿por qué no he obtenido resultados? En su página de Internet se hace alusión a otro método, otra forma de hacer las cosas. ¿Es así? ¡Dígamelo!

—Así es, en efecto. Con la experiencia hemos aprendido a tratar primero la infección, porque se trata de una infección, pura y dura, que se debe tratar ante todo como tal. El resto ya vendrá. No puedo hacerle ninguna promesa mientras no vea en qué estado están sus dientes, pero en la mayoría de los casos, por no decir siempre, hemos conseguido excelentes resultados, trabajando en estrecha colaboración... ¿Le interesa?

—¡Sí!

—Tengo que conocer su estado de salud. Dígame, ¿se encuentra bien?

—¡Bastante bien!

—Mediana edad, vida normal… ¡y además practica deporte! Si los dientes aún no se mueven, no veo razón alguna para no conseguir curarla. Sobre todo cuando su intención es… curarse, ¿no es así?

—¡Claro que sí!

—Entonces, estoy dispuesto a trabajar con usted. ¿Le interesa?

—¡Por supuesto!

—Así pues, veo que estamos de acuerdo.

Nos sentamos y le expliqué nuestra filosofía, nuestro enfoque de la enfermedad y su tratamiento terapéutico. Este es nuestro folleto, en donde aparecen las diferentes terapias que tiene a su disposición. Yo se las presento y usted decide.

Primero de todo, tiene toda la libertad del mundo de seguir o no tal o cual tratamiento. Por ejemplo, podría perfectamente no hacer nada. Si esa es su decisión, la respetaremos. En cambio, tendrá que asumir las consecuencias: en este caso, ya lo sabe, la pérdida inminente de los dientes.

Otra posibilidad, que visite a su dentista con mayor asiduidad, para multiplicar las limpiezas y los seguimientos habituales. En definitiva, recibe el mismo tratamiento, pero más a menudo. No es una idea descabellada, porque conseguirá ralentizar la enfermedad, pero eso sí, no la detendrá, como mucho frenará su evolución. Es la decisión más razonable si no está segura de invertir en una enfermedad que ya sabe que es incurable. Sin embargo, al igual que en la primera opción, tendrá que mentalizarse de que se quedará sin dientes e implantes a medio o largo plazo. La tercera opción que dispone es la de continuar visitando al especialista. Ya sabe por experiencia que, la mayoría de las veces, el tratamiento que recibirá será de orden quirúrgico. Seguirán haciéndole una carnicería, pero ya conoce el dicho: para presumir hay que sufrir. Usted verá.

¡Si al menos fuese eficaz! El problema es que tampoco parece funcionar, porque está recibiendo tratamiento quirúrgico desde hace ya más de diez años y el estado de su boca es cada vez más desastroso...

Aun así, existe una alternativa, por eso está aquí, aunque haya venido hasta mí como último recurso. Aquí, la práctica habitual es el método denominado *médico*. Aunque pueda parecer desconcertante por lo sencillo que es, sin duda es la razón por la que tanto lo critican. A grandes rasgos, usted padece una infección banal pero aún no ha sido tratada como tal. Basta con detenerla y... ¡asunto arreglado! Voy a explicárselo.

Extraemos una muestra de placa dental cargada de microbios que recogemos del margen de los dientes infectados; los observamos con el microscopio, definimos entonces la causa de la infección y la eliminamos. Me ha oído bien, la detenemos de una vez por todas, ¡nos libramos de ella para siempre! Aparte de curarse apaciblemente de una enfermedad supuestamente crónica, todo le queda limpito y al abrigo —permítame que insista en este punto crucial— de los portadores enfermos. Tenga en cuenta que es la manera más habitual de tratar cualquier otra parte del cuerpo, con la curación como resultado final. ¿Por qué habría de ser una excepción la boca?

Ilustración 5-1

Ilustración extraída de nuestro folleto explicativo: imagen clásica de una encía sana. Bacterias pequeñas en forma de conchas y filamentos, ausencia de bacterias móviles, puntos y trazos.

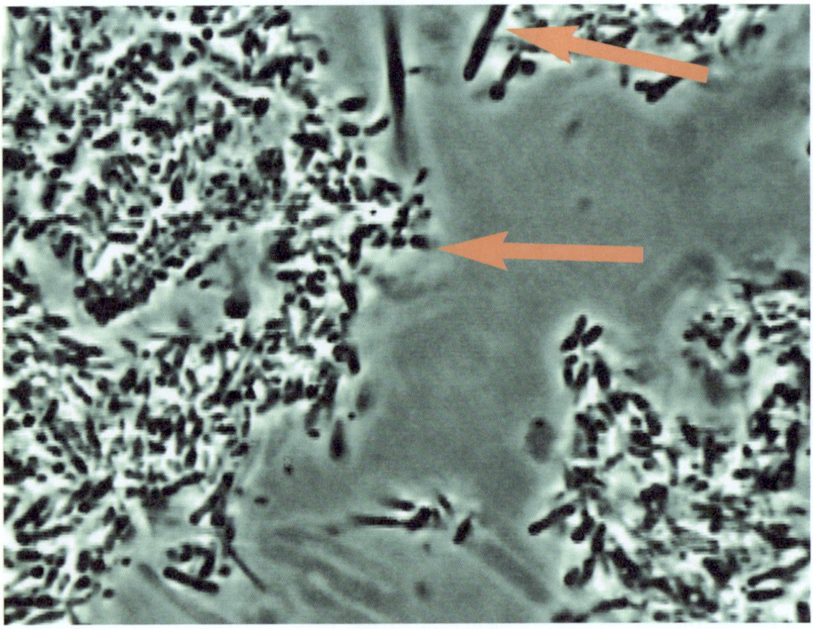

Cito textualmente nuestro folleto. Este es un niño, adolescente o adulto en buen estado de salud: la encía es de color rosa, de apariencia firme. La flora correspondiente contiene pocas bacterias, tan solo puntitos y filamentos, en ocasiones con algunas células de la encía aquí y allí. ¡Todo va bien!

Ilustración 5-2

Seguimos con la encía sana. La flora normal está constituida de bacterias en forma de puntos y trazos, a menudo acompañadas de células de la encía, como las que se aprecian arriba a la derecha, una célula epitelial de apariencia moteada con su núcleo también granuloso.

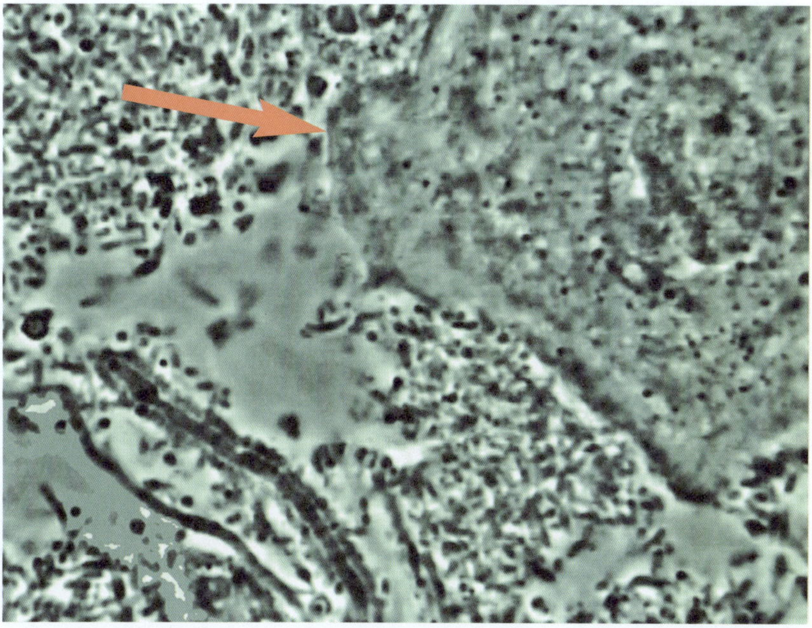

Cuando ya no es el caso, se abre el registro patológico: empieza con gingivitis, acompañada de bacterias móviles en forma de serpentinas, que son las espiroquetas y los bacilos. Hay mucho movimiento, agitación y mucho meneo por todas partes. La encía sangra por la superficie.

No es una situación normal, sino que es una infección, pero todavía suele ser reversible.

Ilustración 5-3

Gingivitis de origen bacteriana, acompañada de pequeñas bacterias revoltosas en forma de serpentinas y bacilos muy móviles, bacterias características con forma de cadenillas concoideas muy densas, en el centro.

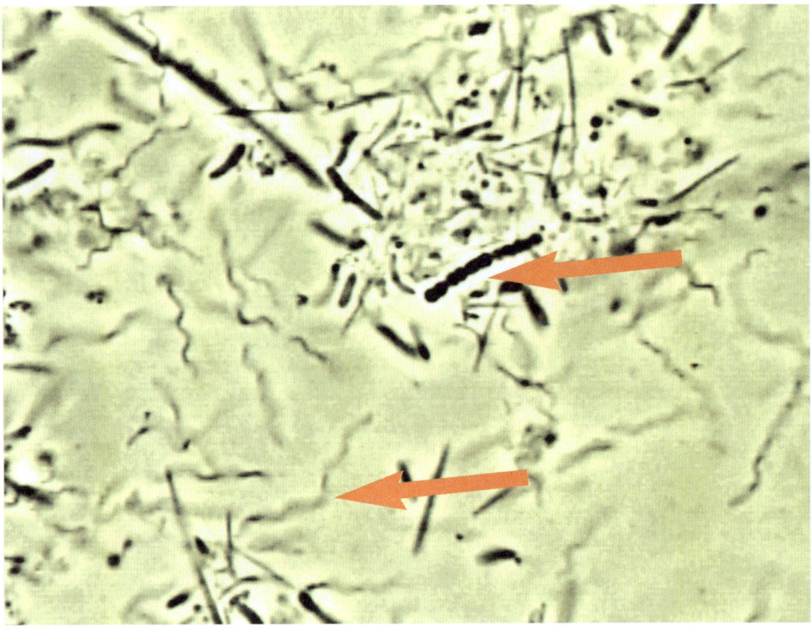

Tercera fase del cohete microbiano: cuando no se hace nada para impedir la cuenta atrás, aparecen los glóbulos blancos, esos valientes soldaditos que acuden en defensa de nuestra integridad corporal. Es una excelente idea, pero hay que ganar la batalla. De otro modo, los restos de estos glóbulos formarán pus enseguida y no servirá de nada.

Pasemos a la cuarta y última fase de este polvorín infinitesimal. Llegados a este punto, los parásitos se instalan para quedarse si consiguen penetrar en la cavidad bucal. Ni qué decir tiene que no habrá vuelta atrás y el hueso empezará a deshacerse alrededor de los dientes. Las toxinas que se liberan durante el proceso los irán arrancando de raíz hasta que acaben moviéndose. Irremediablemente.

Si no erradicamos estas malas pécoras —dejémonos de eufemismos: si no exterminamos toda esta *plaga*—, ya puede limpiar sin descanso, hacer todo lo que esté en sus manos para cuidar su higiene bucal o incluso someterse a cirugía, que no se curará. Para recobrar la salud, habrá que eliminar de cuajo este medio insalubre: las infames bacterias móviles, los cadáveres purulentos de los glóbulos blancos y sus depravados vampiros...

Todo dependerá de lo que descubra en su boca, de la magnitud de las pérdidas sufridas y de la actividad de su flora de microrganismos. Sin embargo, según lo que me acaba de contar, puedo suponer que ya ha llegado al punto en que la boca está infectada desde hace tiempo y la enfermedad declarada.

Si es así, vuelvo a repetirlo, con la condición expresa de que sus dientes no se hayan descarnado irremediablemente, tendremos todas las posibilidades de conseguir eliminar definitivamente toda esta flora patógena. Para eso, deberemos estudiarla de cerca varias veces, cada vez que venga, para determinar la evolución. Con toda probabilidad, tendré que recurrir a soluciones farmacéuticas: antisépticos, enjuagues bucales... Olvídese de su dentífrico habitual, porque ha demostrado ampliamente su ineficacia. Así es, prescindiremos totalmente de él: ¡nada de pasta dientes del comercio durante la terapia!

—¿En serio?

—Qué quiere que le diga, si no ha resultado útil en los últimos veinte años, habrá que pensar en pasarse a otra cosa.

—Algo de qué tipo... ¿más potente?

—Sí. Vamos a utilizar desinfectantes. A grandes rasgos, nos servimos de una solución de agua oxigenada ligeramente diluida, junto con bicarbonato sódico y sal. Sal de mesa, ¡así de simple!

Por otro lado, lo más seguro es que le recomiende la aplicación regular de una crema antibiótica en las encías afectadas. Con esto, ya nos habremos librado de una buena cantidad de malintencionados huéspedes. No obstante, como es probable que todo esto no llegue a ser suficiente del todo, es muy probable que en el cuarto mes de tratamiento le tenga que prescribir antibióticos por vía oral. Hasta entonces, y solo entonces, si ha seguido escrupulosamente todas mis recomendaciones, el estado de su dentadura debería estar bastante mejor.

Ilustración 5-4

Glóbulos blancos presentes en el surco gingival infectado, característicos de una reacción inflamatoria. Se distinguen fácilmente cinco neutrófilos bien redondos junto con sus gránulos activos. En su interior, se aprecia el gran núcleo bilobulado, más denso y perfectamente reconocible.

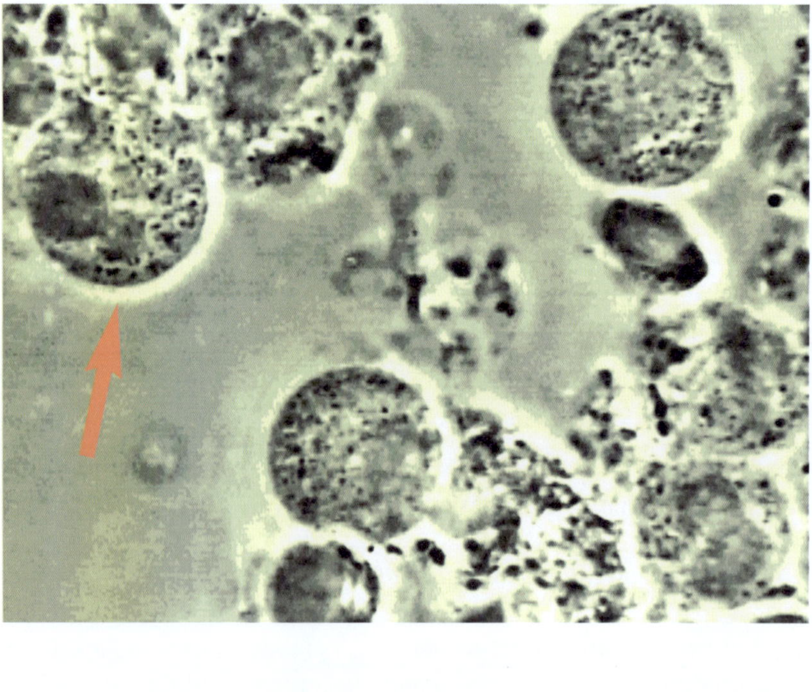

Una vez que consiga curarse definitivamente de la infección, podremos proceder a la limpieza sistemática de los dientes, de manera que se elimine el sarro residual sin riesgo de lastimar la encía ni de propagar la infección a su circulación sanguínea. Será entonces cuando pueda cicatrizar con naturalidad.

Previamente, con la ayuda del microscopio, habrá que asegurarse de que la infección haya desaparecido por completo. A partir de ahí, todo debería ir bien.

Ilustración 5-5

Muestra reveladora de la enfermedad ósea que sufre la encía. En el centro, una ameba y su seudópodo agresor por debajo, su uroide detrás y arriba, sus seis vacuolas digestivas en el centro y su núcleo circunscrito, muy circular, encima. Como cabe esperar, está arropada de glóbulos blancos con el citoplasma picoteado.

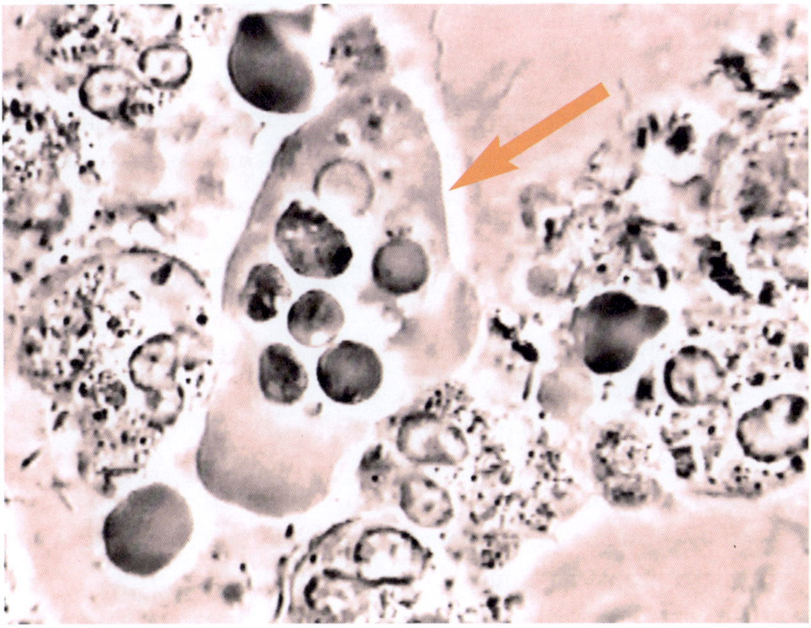

En cambio, tendrá que tratar por todos los medios de averiguar la procedencia de sus amebas, intente saber dónde y cómo se ha infectado. Puede ser de las personas de su entorno, de su pareja, sus padres o sus amigos. Es posible que haya heredado esta infección durante un viaje, en una zona donde el agua y la comida estén contaminadas. Por último, es muy importante que asuma las consecuencias y tome las medidas oportunas para tratar de evitar cualquier recaída, como por ejemplo, la exploración y el tratamiento eventual de sus allegados, si no quiere que la vuelvan a infectar. Esta es la razón por la cual esta enfermedad totalmente benigna se califica abusivamente de crónica. Si me hace caso en todo lo que acabo de decirle, no veo motivos para que no se cure definitivamente. En fin, si quiere que le examine la boca, estoy a su disposición, pero será su decisión, no la mía.

—¿Quiere que la examine hoy mismo?

—¡Por supuesto!

—Perfecto. Puede pasar a la sala de intervenciones, le acompañará mi auxiliar y se ocupará de usted. Podrá responder a todas sus preguntas, con independencia de la preocupación que tenga o de las observaciones que se vea obligada a hacer con respecto a nuestros trámites.

Sophie me escuchaba con atención, cómodamente echada en el sillón, pero seguía muy preocupada. Comprobé el estado de sus dientes siguiendo paso a paso mis anotaciones para asegurarme de no olvidarme de nada. Salud: excelente. Biografía médica: todo en orden. Hábitos de vida: ningún problema.

¡Ah! Es probable que su cónyuge esté infectado, pero no está presente durante la consulta: queda anotado. Le recomiendo encarecidamente que debería explorarle también a él. Veo que frunce el ceño…

Ilustración 5-6

Emblema de un simposio internacional sobre enfermedades intestinales causadas por una ameba de la misma familia que la de la boca. Las amebas infestan el agua corriente, se encuentran en la superficie de frutas y verduras frescas, sobre todo en los países tropicales, pero eso sí, ¡no exclusivamente en los trópicos!

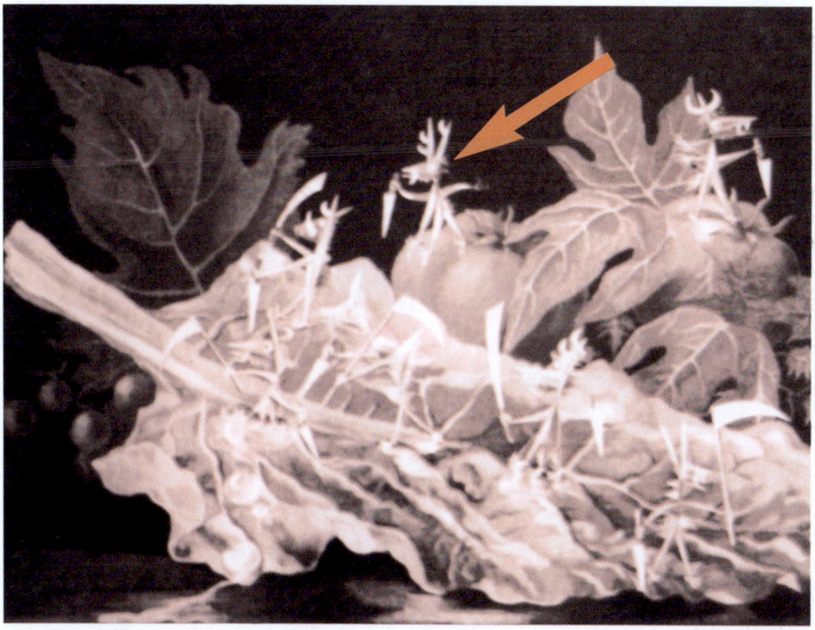

Durante la exploración, la apariencia general de la cavidad bucal es buena. Veo que la encía está un poco oscura y que se cepilla los dientes maravillosamente bien. Con el mango del espejo, aprieto algunos dientes de delante atornillados en los implantes: no se mueven. Bien. Igual con los de verdad: algunos movimientos poco pronunciados, nada grave… ¡Qué suerte tiene!

Efectivamente, hay un poco de pus que fluye alrededor de los dientes e implantes. No es como para alegrarse, pero me parece que aún están sólidos, o sea, bien. Voy a valorar de inmediato la pérdida de hueso alrededor de los dientes con una pequeña sonda y, sin presión ni dolor, voy a apoyarme en el contorno del diente para medir cuánto se ha perdido: es muy sencillo. Confirmo que Sophie está de acuerdo con las mediciones. Estupendo, permiso concedido. ¡Allá vamos!

El pequeño surco que agrieta el borde del diente es de una profundidad de dos o tres milímetros en una encía sana. Veamos cómo es en su caso. Ahí está, cinco, siete, seis, cuatro, ocho, seis milímetros… ¡Pues sí que es profundo! Además, sigue habiendo restos de pus alrededor de los dientes e implantes, así como hilillos minúsculos de sangre, pero bien visibles, que fluyen de las grietas.

No hay duda, está usted infectada. Si me lo permite, voy a extraerle un poco del pus que brota de los dientes. Extraeré tres muestras para que las examinemos juntos, si es que quiere comprender en detalle qué le ocurre y participar de lleno en el tratamiento. Solo nos llevará dos minutos… Ya está, he colocado los tres especímenes entre dos placas de vidrio, pero antes de verlos, quiero cerciorarme con las radiografías de la boca que aún nos queda estructura suficiente para retener los dientes. Después, haremos una última prueba para analizar su aliento. Lo único que tendrá que hacer será soplar en la pajita. Así de fácil. De este modo, dispondré de otro indicador para elaborar el tratamiento.

Con las radiografías hechas, nos sentamos uno al lado del otro delante de la pantalla de televisión que está conectada al microscopio. Sin pestañear, observamos la aparición de algunos microbios dispuestos a cooperar. Coloco el portaobjetos con sus tres muestras empezando por la primera, avisando a Sophie de que la agitación va a ser, casi seguro, como las estrellas que centellean en el firmamento. Ahí estamos, sumergidos en un universo tallado a la micra, más que al milímetro… «Ajá, esto… efectivamente… ¡pues claro!». Ante nuestros ojos pasmados, el visor focalizado sobre un campo representativo preciso, aparecen en unos segundos, bien a la vista, un cúmulo de glóbulos blancos, algunas bacterias muy móviles y, sobre todo… una ameba, carnosa, desgarbada y viscosa, arrastrándose glotonamente hacia su presa como una larva voraz.

—¡Ahí va! —exclama Sophie, que observa este espectáculo por primera vez—. ¿Qué es eso de ahí?

—Se confirma lo que pensaba. Está usted infectada. Como puede ver aquí, esto es una ameba moribunda chapoteando en el pus. Está muy degradada, por no decir hecha polvo, pero muy reconocible porque tiene un núcleo muy circular. Por este otro lado hay otra, pero vivita y coleando, justo por encima de una gran célula de la encía...

No omito ningún detalle, se lo cuento todo, le explico mis observaciones de cabo a rabo y comparto con ella todas mis conclusiones. Le recuerdo las circunstancias de una infección, los primeros cuidados necesarios, cómo hay que hacer para superar la enfermedad, el porcentaje de éxito de nuestro método terapéutico... Así es, Sophie, a pesar de la infección, tenemos muchas probabilidades de lograrlo.

Insisto, muchas probabilidades. En realidad, no veo por qué habría de quedarse sin dientes si hace lo que tiene que hacer, aunque el especialista que haya consultado le hubiera dicho lo contrario... ¿Por qué soy tan categórico? Primero, porque no se le mueven los dientes, o muy poco, en casi toda la dentadura. Si no fuese así, el pronóstico habría sido muy diferente, sin duda alguna, porque aquí no hacemos milagros. Sin embargo, teniendo en cuenta que hace veinte años que estoy tratando casos como el suyo, puedo garantizarle que funciona. Nuestro tratamiento es eficaz, lo llevamos a la práctica con regularidad y con éxito.

Sabemos que su enfermedad se puede curar fácilmente, al igual que cualquier otra infección del cuerpo humano, a condición de hacer lo que hay que hacer y, sobre todo, ¡no olvidarse de eliminar los parásitos!

Ilustración 5-7

Primera imagen que confirma la presencia de la ameba en la cavidad bucal de la paciente: es la forma circular que ocupa el tercio central de la imagen, con sus vacuolas y su núcleo redondo característico en el centro. A su alrededor, restos de glóbulos blancos, o sea, pus.

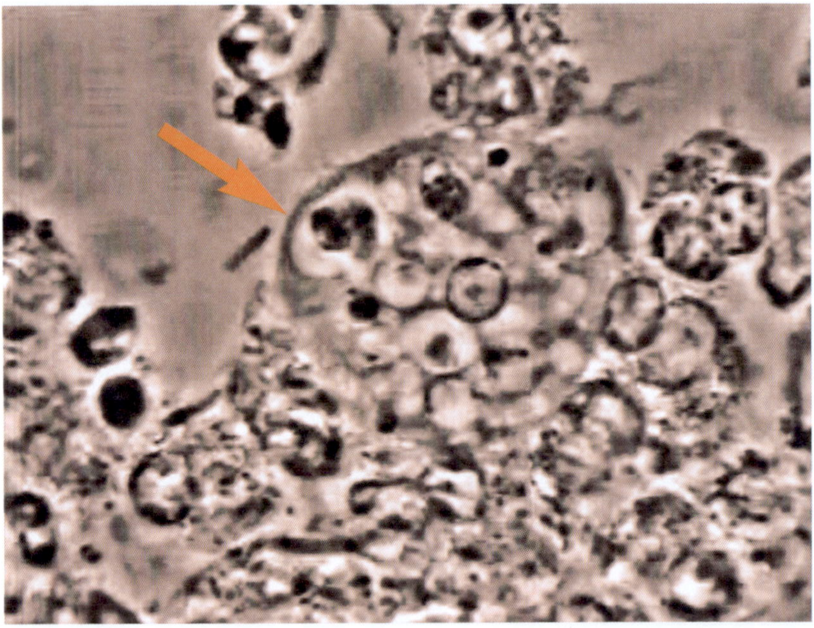

Fíjese por este otro lado, hay una ameba bien corpulenta que se pavonea lascivamente alrededor del implante. No podemos dejar la infección en este estado y seguir limpiando, reparando y reemplazando los dientes como si no pasara nada, como si no estuviera infestada por esta plaga. Desde el punto de vista médico, sería una aberración.

Por consiguiente, si de verdad quiere mejorar su situación, le recomiendo que planifique un calendario de consultas con mi auxiliar. Revisaré su estado mensualmente durante ocho meses, los cuatro primeros para eliminar la infección y controlar el estado de sus dientes; los cuatro siguientes para retirar los restos de sarro que podrían haberse quedado atrapados entre los dientes. Como ve, nada quirúrgico ni agresivo en todo esto, sin dolor y con suavidad. Tan solo tendrá que tomar algunos medicamentos y utilizar desinfectantes: no puede ser más sencillo. Yo me encargo del resto pero, sobre todo, no se olvide de tratar a sus allegados, si no, corremos el riesgo de tener que empezar de nuevo desde el principio. Una última cosa: el precio.

—¿Sigue estando de acuerdo?

—Sí…

—Muy bien. En ese caso, ¡adelante!

Le voy a dar los primeros desinfectantes para usar a diario. Le dejo también un vídeo que convendría enseñarle a su pareja y a todos y cada uno de sus allegados.

A partir de ahora, olvídese de su pasta de dientes comercial. Aquí tiene cuatro cepillos de dientes. Deberá utilizar uno por semana.

Ilustración 5-8

Ameba con su largo seudópodo y su uroide por detrás reptando hacia la esquina superior izquierda. Se aprecian algunos restos de glóbulos blancos, un glóbulo rojo en el centro superior y la porción de una célula de la encía abajo a la izquierda. ¡Nada reconfortante para el implante de Sophie!

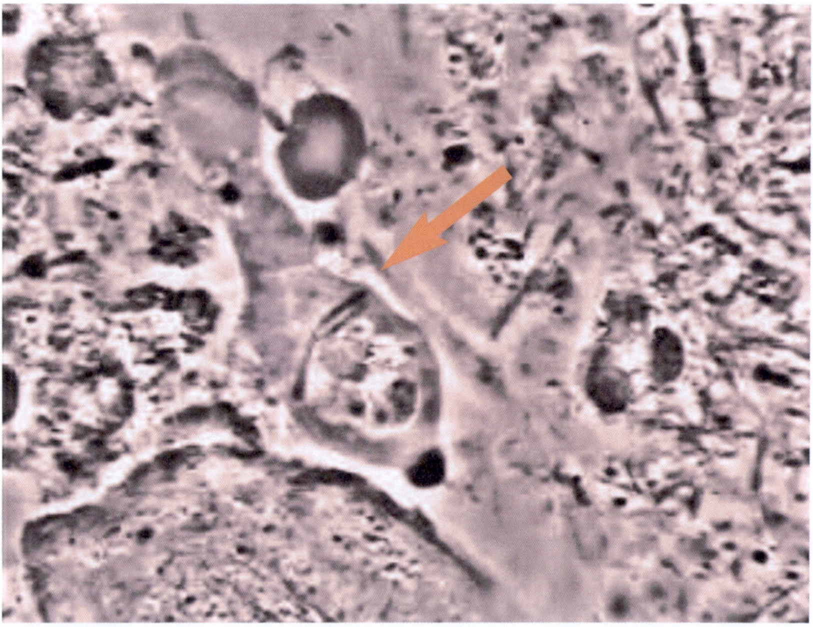

Practique cómo deberá cepillarse los dientes con mi auxiliar antes de marcharse y venga con su marido cuanto antes. Nos vemos dentro de un mes. Tiene mi número por si lo necesita así como mis recomendaciones por escrito. Ha sido un placer conocerla. Aprovecho para desearle todo el éxito del mundo. Hasta pronto.

Sophie sigue todo al pie de la letra. Al cuarto mes, se había curado en un 90 %. Los resultados son increíblemente buenos, excelentes en todo. Han pasado quince años desde que utiliza el hilo dental y domina las técnicas del cepillado… Simplemente, ¡no le habían quitado la infección!

Me anuncia que recibió un recordatorio para acudir a la revisión de su especialista y me pregunta si debe ir. Pues… sí, le respondo. Quedará reconfortada con su curación y podrá valorar el camino recorrido. Su especialista tendrá el honor de constatar los progresos por sí mismo…

A pesar del sobrecosto que conlleva esta doble consulta, Sophie acudirá a la cita. Volverá a verme para las primeras limpiezas profundas y me confesará lo que ha vivido:

—Doctor Bonner, permítame que le cuente lo que me ha pasado. El especialista ha vuelto a calcular la profundidad de mis surcos…

—¡Excelente! —me ha dicho—. ¿Qué es lo que ha hecho? Ya no hay bolsas ni pus alrededor de los dientes e implantes. Está muy bien. ¡Verdaderamente formidable! Dígame, ¿qué ha pasado?

—Pues, he probado otros métodos, métodos… alternativos —le confesé, un poco incómoda.

—Bueno, por qué no, pero tenga cuidado porque no siempre son fiables. Sobre todo, no vaya a junto de un tipo como Bonner…

—¡Da la casualidad de que es él a quien he ido a ver!

—Ah… [Silencio incómodo]. ¿Qué es lo que le ha hecho?

—Pues, me ha prescrito desinfectantes, cremas y antibióticos.

—Ajá…

—¡Ya ha visto los resultados!

—Sí, pero cuidado, ¿qué pasará después?

Dejando de felicitarla por los excelentes resultados obtenidos, el experto en la materia destila ahora la duda y se afana en disuadirla de continuar por el camino de la curación. Incluso llega a dejarle caer que no es más que momentánea. Una especie de ilusión óptica, en cierto modo. Ahora, intentará imponer su ausencia de resultados, más legítima que el éxito, en su opinión, pero es una palabrería que Sophie conoce de memoria. No es tan incrédula como para no darse cuenta de que está mucho mejor y de que su salud está en juego. ¿De qué le serviría cambiar de táctica?

Sobre todo cuando es consciente de que su marido también está infectado y de que urge convencerlo para que reciba tratamiento. A su especialista se la trae sin cuidado, piensa que es genético… pero da un giro radical, como impulsado por el remordimiento después de la consulta, porque la evidencia de la curación se impone bruscamente a su certeza, y empieza a ver con más perspectiva que sus congéneres, conocidos por ser casi unánimemente reacios a las técnicas «diferentes». El pobre se queda patidifuso y es comprensible, porque nunca había conseguido semejantes resultados con su paciente.

Con ella, ha pasado años de raspados para nada, ha realizado proezas de inservible cirugía y le ha colocado gran cantidad de implantes inútiles. ¡Ah! Lástima que todo esto no se hubiera llevado a cabo con prevención, desde el principio de todo, gracias la detección microscópica. Colocar prótesis en un terreno infeccioso incontrolado va en contra del sentido común. Y ahora, ¿qué va a hacer? ¿Olvidar las evidencias perturbadoras de la biología dental? ¿Fanfarronear sobre los efímeros éxitos de la cirugía bucal? No puede quedarse en eso, tiene que moverse, molestarse, aprender de nuevo, y punto. No hay otra alternativa para el bien público. ¿Tendrá la humildad de aceptar que le enseñe un facultativo generalista? ¿Será capaz de bajar la cabeza para meter la nariz en el microscopio? ¿Quién sabe? Esperemos… el tiempo lo dirá. La honradez intelectual, la integridad, la deontología y la profesionalidad deben imponerse a cada uno. Mientras tanto, Sophie se ha puesto pletórica, me repetía la historia a más no poder.

Una situación terrorífica de la que había conseguido escaparse. Lo sabe y tiene que saberse. Así es, Sophie, no dudes en contarlo, ¡a todo el mundo! Habla de tu curación al mundo entero. Cuéntalo, te lo ruego, porque hay demasiada gente que se está dejando la piel en las carnicerías que les hacen cuando hay otros medios para curar, mucho más eficaces y bastante menos toscos.

Así pues, ¡a mí, Descartes, el método; Spinoza, la ontología; Kierkegaard, la ética! Cálmate, Mark... Poco a poco. Todo a su debido tiempo. Comprender y reproducir esta sanación paradójica consiste primero en observarla, después, experimentar, vivirla y transmitirla. Sin olvidarse, por supuesto, porque es esencial, de sanear el entorno del paciente, dicho de otro modo, de tratar a sus allegados, que es una condición *sine qua non* de un restablecimiento duradero, exento de recaídas. El resultado será una enfermedad crónica menos, gracias a un tratamiento de fondo que dista mucho de la pesadilla que representan las incesantes y pesadas cirugías. Una última cosa, si queremos que todo juegue a nuestro favor, hay que saber tratar el asunto desde el principio, en su justo momento, es decir, de inmediato, hasta acabar por consolidar la curación. ¡Así es muchísimo más agradable! ¿No es así, Sophie?

Así pues, muchas gracias, Sophie, por contarlo por ahí con tanta convicción. ¡Gracias por pregonarlo a los cuatro vientos! ¿A quién te dirigirás para hacer oír tu voz? ¿A quién podemos decírselo para que, *al fin*, se sepa?

Capítulo 6

Un hálito de esperanza para el planeta

Desde hace ya más de veinte años, la periodontitis me tiene atormentado. Pensar que esta depravación grotesca pueda infectar tan impunemente al mundo me hace sufrir. Los estragos que causa esta espantosa infección en el planeta son inimaginables. Somos seres humanos muy civilizados, neuróticamente higiénicos, bien vestidos, bien ataviados, cuidadosamente lavados, minuciosamente peinados y perfumados, estamos limpios desde el domingo por la mañana hasta el sábado por la noche, acicalados y maquillados de cine, y aún así, tenemos los dientes destrozados, descarnados, malparados, cariados, a menudo ennegrecidos y supurantes, además de un aliento fétido. ¿Cómo es posible que pueda perdurar semejante aberración? ¿Acaso la ley del silencio de la ignorancia se impondrá ante una verdad tan prometedora?

En último extremo, abatido por la incomprensión obstinada de mis congéneres, reclamaba a voz en grito poder encontrarme con los altos dirigentes de la universidad de odontología, los investigadores, el decano de la facultad, el conservador del Museo Británico, el jurado del premio Nobel, E.T.... o sea, cualquier interlocutor legítimo susceptible de compartir mis hallazgos y reconocer al fin el valor de mis resultados. Como el Principito dirigiéndose a su aviador, traté de suscitar el interés de mi docto oyente:

—Oh, noble sabio, ¿sabe usted qué se ve por el microscopio en la boca de personas afectadas por la enfermedad de las encías?

—Pues… montones de bacterias pululando por todas partes. ¡Me imagino! Sea como sea, poco importa, porque el microscopio no sirve de nada.

—Eso dicen, en efecto. Doctor, permítame no obstante presentarle brevemente las curiosidades que permite descubrir. Algunas son auténticas maravillas para el progreso del conocimiento. Este es el álbum de fotos de mis últimos hallazgos, tenga a bien hojearlo conmigo. Le aseguro que no le decepcionará, porque las vistas son magníficas.

—No creo que pueda interesarme, muchacho —me respondió sin contemplaciones, como si mi reputación no necesitara demostrarse, desgraciadamente—. ¡Eso es para los expertos!

Percibí demasiado bien el eco del corro indignado de especialistas, pateando bruscamente al insolente francotirador de microbios: «Pero vamos a ver, jovencito, si fuese el caso… ¡se sabría! En el mundo entero, hay miles y miles de investigadores que se pasan la vida dedicándose solo a eso y otros tantos biólogos bastante más eruditos que usted. No le vendría mal un poco de modestia, querido. Despierte de una vez y olvídese de todo esto. Retráctese y váyase en paz». ¿Qué opina de todo esto mi estimado lector? ¿Cuál es su diagnóstico sobre el autor y el objeto de estas líneas?

Delirios de pequeñez, estrechez de miras, manía ridícula, fobia a los microbios, pesadilla de dentista agotado, fantasma de matasanos frustrado, vanidad de la ingenuidad, hipótesis minúscula, error mayúsculo, conjeturas inútiles… Aquellos que tengan la dicha de estar exentos de ir al dentista o estén a punto de quedarse mellados, ¿qué opinan? ¿Merece semejante anatema mi hallazgo? ¿Debería guardármelo?

Desde luego que no; no, no y mil veces no. No estoy soñando ni me equivoco, porque es una realidad que tengo a la vista constantemente. Las causas de la enfermedad periodontal son evidentes y los medios para curarla definitivamente están al alcance de la mano. Sinceramente, no puedo callarme, rendirme y no hacer nada al respecto. He pasado demasiadas noches dándole vueltas al problema en todos los sentidos, demasiadas noches en vela rumiando, despierto por la pesadilla que me produce el sufrimiento evitable de los pacientes, todos ellos igual de apuestos y emperifollados, elegantes y aseados, que ignoran estar rebosantes de esta plaga; atormentado por la obsesión de brindar mi ayuda a esta pobre gente por la que pululan las lombrices de los dientes, como las llamaba Fauchard...

Chocante, ¿verdad? Quizás. Lamentable y detestable, porque evitable, con toda certeza. No puedo más, no puedo seguir guardando el secreto, ya no me satisface mi pequeño negocio egoísta. Tengo que contarlo, proclamar alto y claro, por todos los medios, que la curación de la enfermedad periodontal es posible. Siendo un profesional, necesito saber si tengo la conciencia limpia y tranquila o si está corrompida, sumida en el conformismo y la mediocridad.

Decididamente, tengo claro que no, me opongo a que la población no sepa todo esto. Si supieran... estarían horrorizados.

Así fue como una tarde de domingo otoñal, fría, gris y brumosa, estaba revisando las películas de microscopía de los veinte primeros pacientes de mi carrera como microbiólogo periodontal. Mis primeros pasos como cazador de amebas, mis albores como aniquilador en ciernes de la flora patógena... y la realidad me saltó a los ojos. Entre la boca de mis pacientes y la mía, la diferencia era tan evidente. Enorme. Entre mi hijo, con las encías tan rosas como el culo de un bebé, impecables; y estos adultos infectados, la disparidad es colosal... ¡Elemental, querido! ¡No ha lugar a dudas! Las películas de mis ayudantes, de mis auxiliares e higienistas eran demasiado normales en comparación con lo que veía en la boca de mis pacientes infectados.

Película número nueve: mujer embarazada, infectada hasta el hueso. ¡Madre mía, menudo revuelo tiene ahí dentro! Parásitos asombrosos y amebas portentosas que no he tenido el placer de erradicar, qué pena... estaba demasiado ocupada con su embarazo. Para colmo, tuvo la desgracia de perder el bebé. Nunca sabré si la tragedia habría estado relacionada o no con la infección bucal, pero todavía me hace sentir una enorme frustración. Película dieciocho: un ingeniero sofisticado. Vaivén a tutiplén en su boca, con larvas amebianas, orondas y panzudas, que se llaman trofozoítos, repanchingadas cínicamente en el fango bucal. Parece inverosímil que haya gente bien que ignore semejante espanto. ¡Inadmisible!

Así es, la profesión acalla la evidencia. ¿Seré el único que tiene ojos en la cara? Me pongo a rebuscar en la *literatura*: no, no estoy loco... ¡Menos mal! A principios de siglo, cuando la gente se tomaba el tiempo de observar y comprender, ya habían visto lo que veo, pero la verdad no había concitado la unanimidad en aquella época. La verdad no llegó a expandirse por el planeta, aunque la mayoría de los investigadores de principios del siglo pasado hubieran confirmado la presencia recurrente de estos parásitos en la cuasi totalidad de las infecciones gingivales.

Ante la ausencia de una terapia apropiada, este valioso saber se ha perdido con el tiempo. Por tanto, no dejaría que las cosas se quedaran ahí, como me llamo Mark, ni dejaría las bocas infectadas en ese lamentable estado, sin expectativas de curación. Me dije: «vamos allá» y allá fui.

Inmerso en la realización de mis películas, volví a reactivar febrilmente mis veinte primeros casos: un paciente normal, otro ligeramente afectado, un tercero en fase crónica bien instalada, un caso más agresivo... de esta vuelta, un paciente normal con una flora obstinadamente bucólica. Un caso que más razón me da. Un paciente deprimido, otro cansado; el duodécimo, un bebedor; el décimo tercero con problemas de corazón, el décimo cuarto con la encía azulada... ¡Ahí va! ¡Menuda jauría de parásitos! Sin olvidarnos de aquel paciente que se cepilla los dientes incansablemente, pero sin resultados; o este otro, a quién también han operado en vano, teniendo en cuenta que, bajo el microscopio, salta a la vista de que no valdría la pena.

Todavía sigo mostrando este valioso documental, muchos años después. Delirio de una noche o sobredosis de escarnios profesionales, aquel día decidí poner mis cojones de matasanos sobre la mesa. ¡*In vivo veritas, et casus belli*!

Ilustración 6-1

En el centro, una inmensa ameba con pinta de ballena en la periodontitis activa de un paciente. Mide más de cien micrones de longitud, es decir, una décima parte de milímetro. A esta escala, es colosal, ¡casi podríamos verla a simple vista! En diagonal, tres glóbulos blancos repletos de gránulos activos con los núcleos trilobulados más oscuros.

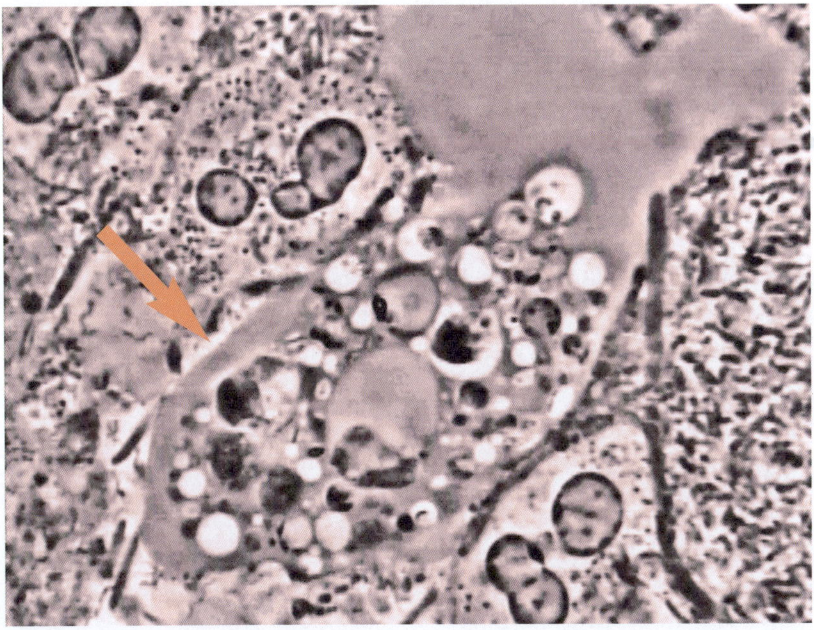

Esta vez, abro mi corazón y se lo comento a amigos profesionales. Después de algunas diapositivas a modo de aperitivo, comparto absolutamente todos mis hallazgos con ellos. Les hago un repaso de la historia de las teorías y los métodos que conllevan, desde su discreta génesis hasta el resurgimiento burlesco de esta increíble tragedia humana.

Resultado: mi primer seminario de una hora. Los más ávidos quedaron absortos, enseguida le cogieron el gusto, encantados de poder sorprender a estos bichejos en flagrante delito de periodontitis crónica. Acto seguido, me dispuse a describirles minuciosamente la evolución de la enfermedad, así como a corroborar la historia de la infección por medio de la microscopía, a relacionar la apariencia clínica con la flora microbiana... No tardé en preparar un material equivalente a un día entero de formación. Algo es algo, pero no era suficiente.

Mi objetivo no consistía solamente en dar a conocer, sino también en enseñar a curar. Para conseguirlo, no hay secretos de ningún tipo, hay que lanzarse a la piscina, por eso les enseño también algunos trabajos prácticos clínicos. Es absolutamente necesario que hagan la prueba con ellos mismos, con su personal, sus familiares, sus pacientes... porque es la única manera de que puedan llegar a comprenderlo. Que experimenten, que pongan en práctica la reciente ciencia que han aprendido, que practiquen, una y otra vez. A partir de ahí y casi sin querer, me vi impartiendo un seminario de dos días completos, exponiendo con claridad los pormenores de mi luminoso objeto de deseo.

Mi propósito se mostró cómo es en realidad: ¡sin trampa ni cartón! Mark Bonner, dando conferencias sobre la causa justa de la periodontitis biológica, casi sin querer... Esto es lo que acarrea el querer expresar lo que uno piensa.

El código ético de un dentista que se precie se me imponía entonces. Cuando se posee un tesoro de sabiduría que permite mejorar la salud de los conciudadanos, se tiene la obligación de compartirlo con ellos. ¡Ay de mí si no proclamo la buena nueva! A trabajar, porque es una obligación que me impone mi conciencia profesional y la deontología. Darle un hálito de esperanza al planeta, nada menos.

Helicobacter, vuelve a mí, ¡te lo suplico! Ampáranos, Medicina, no nos dejes solos, ten piedad de nosotros. Gente de bien, los sacamuelas siguen hurgando en vuestra coraza, con total impunidad y absoluta inutilidad. ¡Reaccionemos!

Esto me recuerda una cena entre amigos, en compañía de la directora de nuestro Instituto Internacional de la Periodontitis. Con la coquetería típica de un sábado noche en Mentón, las hermosas mujeres que nos rodean están realmente fabulosas con sus vestidos de plena moda; tan elegantes, tan acicaladas. Qué guapas se las ve, pletóricas en su treintena, radiantes con sus cabelleras elegantes, ataviadas con collares suntuosos y magníficos anillos… pero, ¿qué ven mis ojos? ¡Tienen los dientes desmesuradamente largos!

Ilustración 6-2

Larva viscosa e insaciable, como un vampiro sediento de sangre. Una ameba que se insinúa sórdidamente por debajo de la encía enferma, andando a la caza y captura de su presa predilecta. Su seudópodo —una auténtica cabeza buscadora autopropulsada— deja bien a las claras sus capacidades locomotoras. Debajo, su futura víctima, una célula sanguínea con el núcleo más gordo, sin duda un macrófago.

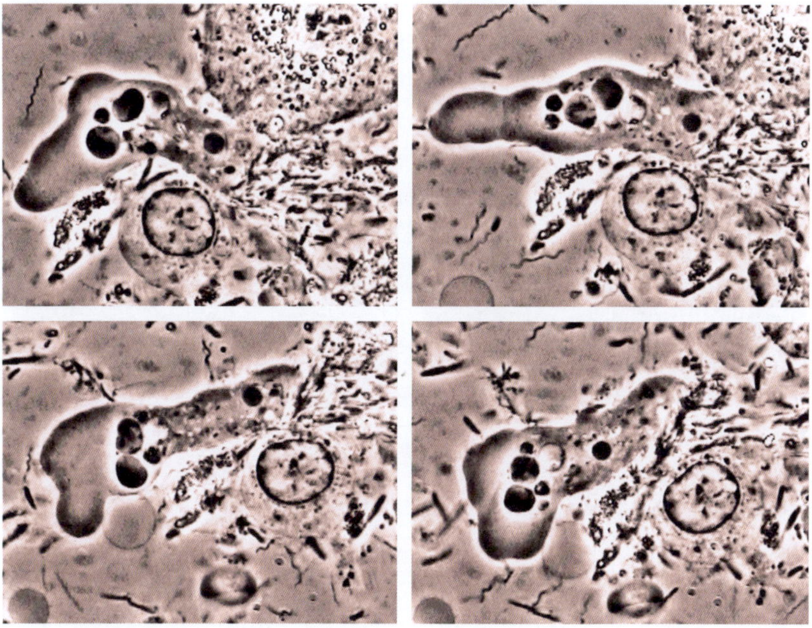

Así es, lamentablemente. En la sonrisa de estas chicas tan perfectas pronto le faltará alguna que otra hermosa perla… Al charlar con ellas sobre mi nueva profesión de conferenciante sobre periodontitis, mis encantadoras convidadas me cuentan su desconcierto, explicándome que sufren la enfermedad intentando afrontar la angustia de los primeros dientes móviles.

Desesperadas, me confiesan que sus dentistas les han afirmado perentoriamente que no tenían ninguna esperanza de curarse. Literalmente hechas polvo, así se han quedado estas jóvenes y hermosas damiselas. No hay vuelta de hoja, no hay nada que hacer… Pobres mujeres, a quienes se les inculca como verdad lo que no es más que una confesión de impotencia. Esta forma de pensar me horroriza, como muchas otras de la misma calaña. ¿Son mentirosos a la fuerza porque son sacamuelas o son las primeras víctimas de una idea demasiado preconcebida? Sea como fuere, sustentan el mito de la periodontitis incurable y es algo intolerable, razón por la cual se me ha dado por impartir conferencias.

Vengo para explicar a mis semejantes y al mundo entero cómo y por qué miles de amebas fijadas a filamentos bacterianos hiperactivos aterrorizan nuestras encías provocando una reacción inflamatoria intensa. Como las bolas del árbol de Navidad, orgullosamente engarzadas en las ramas del abeto, estos parásitos viven en una complicidad desconcertante con las bacterias que los soportan y que acabarán, con el tiempo, formando el cálculo dental recalcitrante. El enemigo de nuestras sonrisas vive ahí, agazapado en nuestras bocas, preparado para pervertir el paladar y derrumbar nuestras murallas esmaltadas con total impunidad, ¡sin ningún tipo de impedimento! ¿Toda resistencia será fútil? No, no y no, ¡una y mil veces no!

Tal es el motivo por el cual la primera de mis dos jornadas de seminario se empieza y se acaba con una retahíla de preguntas, un cuestionamiento sistemático de las ideas más o menos preconcebidas a fin de abrir los ojos y la mentalidad. Con esto se desencadena una brillante lluvia de ideas durante ocho o nueve horas. ¿Por qué ha venido, doctor? ¿Le interesan las enfermedades de las encías? ¿Qué ha venido a buscar? ¿Le agradan los resultados que ha conseguido hasta ahora? ¿No?… ¿Por qué? ¿Le satisfacen los resultados de sus pacientes?

¿No? ¿Conoce la causa de la enfermedad? Sí, no… tal vez. ¿Las preguntas le rondan la cabeza? Normal, sobre todo para los pacientes que ponen en jaque vuestras artes… han dado en hueso, nunca mejor dicho, ¿no es así? Por cierto… ¿sabe por qué, en casos similares, unos están afectados y otros no? ¿Por qué algunos lo están tan pronto?

¿Sabría responder a todas estas preguntas esenciales? Así transcurre la primera hora del seminario… ¿La higiene bucal del paciente está involucrada en el asunto? ¿Sí, no, cómo, por qué? Doctor, ¿ha tratado alguna vez a pacientes irreprochables en cuanto a su cepillado y sin embargo apesadumbrados por una enfermedad que sale triunfante?

Ilustración 6-3

Paciente embarazada, con la encía dolorida en los dientes delanteros. Se aprecia la disposición característica de la presencia de amebas: largos cordones de bacterias filamentosas asociadas unas a otras, perpendiculares a las primeras, agitadas y más pequeñas. Formarán el sarro que agredirá mecánicamente la delicada mucosa gingival. ¡Toda una empalizada en este caso! Bajo estos cordoncillos hiperactivos habitan cientos de amebas de formas redondeadas, que se aprovechan de la ergonomía local para reproducirse y protegerse del entorno exterior. Es fácil de comprender la dificultad que conlleva eliminar mecánicamente semejante disposición disimulada por debajo de la encía, con el cálculo dental a modo de escudo…

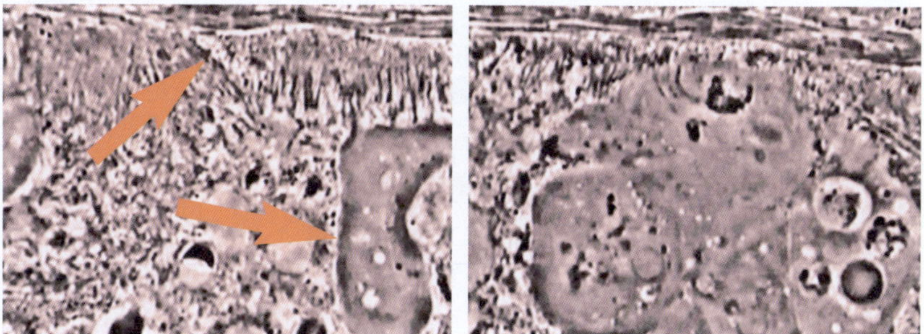

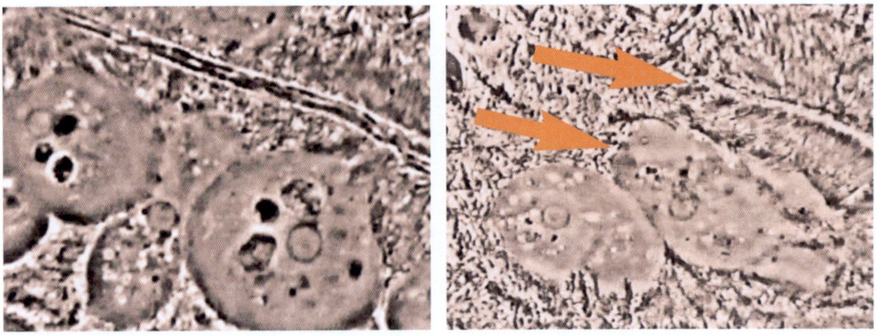

Seguro que se han topado también con otros cuya higiene dental es más que exigua, véase inexistente, con los dientes todavía firmes a pesar de un exuberante puñado de microbios, acompañado en ocasiones de hemorragias magistrales pero que no merman ni un ápice la estructura de sujeción… ¿Cómo es posible? ¿Conocen la respuesta?

Por lo general, los dentistas y los higienistas no tienen ni idea de la clave del misterio, suelen ignorar por qué en un caso se porta bien y en otro, mal. ¿Por qué se puede tratar fácilmente a un paciente mientras que a otro no? Bien es cierto que las teorías no escasean. Las hipótesis habituales sin fundamento son de sobra conocidas: tal vez sea genético, tal vez el paciente esté sometido a un gran cansancio, tal vez esté estresado y más frágil, por eso es más vulnerable a la enfermedad…

Interesante, estimulante, convincente, pero falso. Para no chocarles, espero un poco para decirles lo que pienso de verdad, porque aún no están preparados para admitir la evidencia: no confundir las causas de la enfermedad con sus factores agravantes. Lamentable. Aberrante, incluso. A fuerza de no ver las cosas más de cerca, se les escapa la verdadera comprensión de la enfermedad. Poco más y se convierte en psicológica: no busque más, doctor, ¡son cosas de la mente! En el fondo, llega a ser así de absurdo.

Delicados como son, no voy a perturbarlos tan rápido. Antes de nada, tienen que digerir tranquilamente la información y rumiarla a su ritmo. A veces, las ideas nuevas son indigestas.

Bueno, les dejo decir que el culpable es el tabaco… ¡mala suerte para los no fumadores afectados!

Herencia, cansancio, estrés, alcohol, tabaco… Sí, es verdad. Estos factores y otros más multiplican los riesgos por dos o tres: la enfermedad periodontal no es una excepción a la regla. ¿Qué sucede si dejan de fumar y de beber, descansan, se relajan y reducen el estrés? Aumentarán las probabilidades de curarse. Ni más, ni menos. Será más fácil que se curen, tanto mejor, pero no será suficiente para que desaparezca la enfermedad.

¿Cuál es el factor clave de la infección? ¿Cuál es su parámetro más constante y más previsible? Piensen, piénsenlo bien porque deberían acertar. Efectivamente, la única respuesta válida es… ¡el tiempo! Así de simple. Para comprenderlo, plantéese estas preguntas: ¿Afecta a los niños de dos años? Nunca. ¿A los de seis? Uno de cada mil. ¿A los quince años? Diez de cada mil. ¿A los jóvenes de veinticinco? Cien de cada mil… ¿A los cuarenta y cinco? ¡Seiscientos de cada mil! ¿Qué ha pasado con el tiempo? A los cuarenta y cinco años, ¿están seis veces más estresados y cansados que a los veinticinco? ¿Sesenta veces más que a los quince? ¿Seiscientas veces más que a los seis? No, han envejecido, ciertamente, pero no hasta tal punto. La verdad es que, con los años, han ido acumulando los riesgos de encontrarse con el agente infeccioso y que se lo transmitan. No es más que una cuestión trivial de probabilidades.

Ahí, consigo hacer tambalear sus prejuicios: así es, ocurre lo mismo que con cualquier otra infección banal. En ese momento, aprovecho para poner los puntos sobre las íes y decirles quién soy, un profesional como ellos, un dentista ordinario que lleva casi treinta años experimentando con la odontología biológica. Da la casualidad de que un día me compré un microscopio y que este instrumento ha cambiado por completo mi vida profesional. Llevo más de veinte años examinando a todos mis pacientes con este aparato. Para entenderlo mejor, para ver con mayor claridad, he asistido a una porrada de congresos sobre parasitología, una ciencia altamente ignorada por nuestros congéneres y expertos; he leído y releído en la sombra toda la literatura disponible, he conocido a parasitólogos en México, Salzburgo, París, Tel-Aviv, Oaxaca, Ámsterdam… He estudiado biología médica, me he enfrascado en mis libros y mis garabatos de fin de semana durante cinco años. ¡Agotador!

Llegué a aprender de mi segundo mentor, Trevor Lyons, el gurú del microscopio. En su obra maestra en lengua inglesa, cuya publicación se ha pagado con su propio peculio, empieza por recordarnos que la enfermedad de las encías comienza por afectar a las primeras heridas de la boca, lo que llamamos efecto yatrógeno o de desarrollo. Un hecho ampliamente reconocido. Asimismo, concuerda en que la patología se agrava por culpa del estrés y las enfermedades, en fumadores y personas cansadas, por ejemplo. Otra evidencia, pero que no explica todo.

Indiscutiblemente, hemos podido identificar determinadas bacterias características de la enfermedad periodontal, pero los resultados de la replicación de ADN bacteriano han sido más bien desconcertantes. A menudo contradictorios, son muy difíciles de utilizar y su fiabilidad suele ponerse en tela de juicio. Para que saliera bien, habría que poder repetir estas pruebas de replicación genética en cualquier momento. Hay quien ha aceptado el reto, como algunos dentistas suizos que he conocido, con algún que otro resultado positivo. Sin embargo, a pesar del valioso apoyo que nos ofrece la biología molecular, la cirugía radical sigue siendo el arma principal para la mayoría de los dentistas en ejercicio de nuestra época, justo después del raspado. Ahí, los resultados son, cuando menos, aleatorios: a veces buenos, a veces malos, pero sin más; insuficientes para un tratamiento tan pesado.

Demasiado a menudo, no vale la pena, sobre todo cuando el remedio es peor que la enfermedad porque se amputa una parte del hueso de sujeción durante la cirugía so pretexto de igualar el conjunto. De pronto, los dientes quedan más largos e, inevitablemente, peor aferrados a la encía. Si todo va bien, el facultativo no dejará de celebrarlo y brindar por todo lo alto. En el caso contrario, no se le brindará consuelo alguno al paciente: se achaca el fracaso a la falta de cuidados y de higiene en casa… Este tipo de ucase es inadmisible y el sentido común nos obliga a rechazar esta cruel ironía.

Para más inri, si la enfermedad no se cura en sus inicios, se extiende irremediablemente. En ausencia de tratamiento médico, va descarnando paulatinamente la raíz, deja pasar el aire entre los dientes durante la elocución y acaba por provocar la caída de los dientes, unos detrás de otros, como los viejos ladrillos de lo alto de la chimenea.

Cuando el tratamiento pasa por el raspado, como hacen la mayoría de los dentistas bajo la influencia de los expertos, lo único que se consigue es circunscribir la infección y retrasar la progresión del incendio, pero el fuego no se apagará nunca. Se seguirá propagando, más despacio, sin duda, pero seguirá activo, agazapado a la sombra de la encía. No dejará de arder, será como huir del fuego y caer en las brasas. Así y todo, con este remedio algunos pacientes conservan los dientes más o menos móviles durante toda su vida. Mitad éxito, mitad fracaso, depende. Como la historia del abuelito bonachón que de pronto se quita un diente, sin pena ni dolor, como lo haría un crío de seis años: ¡mira, mamá, tengo un agujero!

Cierto es que, en ocasiones, se consiguen grandes logros mediante la cirugía, una técnica bendecida por los periodoncistas, pero, en mi opinión, si se salda con éxito es porque se combina la carnicería con terapia antibiótica preventiva. Aun así, los dientes se alargan artificialmente, ¡ahora sí que se pueden lavar por completo! Pues claro que no queda muy bonito para una mujer tan guapa como usted…

¿No podríamos haber prevenido el mal antes que curarlo (mal)? ¿Evitar el estropicio mediante la detección precoz gracias al microscopio? ¡Claro que sí! ¡Por supuesto! Esa es la razón de ser de mis clases, el objetivo de mis seminarios prácticos, la finalidad de este libro: compartir este conocimiento salvador. Comprender y detectar cuanto antes la enfermedad, porque no es más que una simple infección bucal. Una infección que se coge, que se propaga en determinadas condiciones y que es cada vez más frecuente con el tiempo, pero que también tiene cura.

La única condición consiste en recopilar la historia de la infección, tratar de comprender el hecho infeccioso, su funcionamiento y medio de transmisión; de este modo llegaremos al origen de la enfermedad y podremos acabar por curarla.

—Así es, he dicho bien «curar».

—No, no es posible —exclaman al unísono los doctores e higienistas dentales de la clase…

En ese momento, se sienten incómodos y miran hacia otro lado. Pobres, se ve que no están acostumbrados y es comprensible porque es una sorpresa demasiado grande para ellos. Su léxico profesional está muy anquilosado y su riqueza de vocabulario se ve resentida. Periodontitis. Crónica, incurable. Cirugía compensatoria. Punto. Voy yo y les prometo lo imposible. ¿Curación? No puede ser. Espantoso. Científicamente incorrecto. En fin…

No obstante, mientras los dientes no se muevan excesivamente y desde el preciso momento en que el facultativo detecte que el fenómeno infeccioso está asociado a una falta de cuidados higiénicos, el paciente podrá comprenderlo. No les quedará más que colaborar juntos en el tratamiento y, en menos de un año, se curará. ¿Por qué no? Todo el planeta nos lo dirá: ¿por qué no?

Ahí lo tiene, querido doctor, la delicada rosa empezará a abrirse, despertándose sutilmente, hasta que eclosione… el método tan esperado. Antes de nada, habrá que reunir los ingredientes del éxito: observación, discernimiento y comprensión del mundo microscópico para después elaborar un modelo de terapia, adoptar una herramienta de trabajo y listo. ¿Listos?

Primero, el discernimiento: romper el antiguo paradigma para empezar a partir de una nueva base. Sin remordimientos, porque el antiguo método apenas ha dado resultados. ¿Qué riesgo corremos? Curar la enfermedad, nada más.

Después, la observación, que no requiere más que adquirir un microscopio de calidad hospitalaria, de manera que se puedan observar esos animálculos en plena acción y pillar in fraganti a todos esos revoltosos bichos.

A partir de ahí, a fuerza de observar y deducir, comprenderemos cómo han llegado a minar el terreno. Como el hielo que encorva el árbol en invierno y puede romper la rama, se produce un suceso dramático. El abedul no se rompe solo, la rama no se le ha muerto por vieja. A lo mejor era más frágil que las demás, pero la verdadera responsable es la helada. ¡Lo mismo para la infección! Algo anormal y evitable ha ocurrido, se ha producido un encuentro en algún lado. ¡Un encuentro desacertado! No hay generación espontánea, decía Pasteur. La morralla se ha apoderado de la fortaleza.

Por último, hay que concebir el mundo simbiótico de estos minúsculos ecosistemas. No hay necesidad de saberse de memoria el nombre de todas las bacterias implicadas, basta con comprender su interdependencia, su crecimiento y proceso vital. Las cosas se hacen progresivamente. Así fue cómo Dios creó el mundo…

Al principio de todo, los microbios más pequeños se instalan en el diente: unos buenazos regordetes y apacibles, inmóviles e inofensivos. Al cabo de unos días, otros con forma de palitos alargados, más gordos y sofisticados, se acoplan a ellos. Si dejamos que se instale este principio de placa dental, si no la eliminamos de una u otra forma, aparecerán indefectiblemente los microbios malos por la falta de cepillado y cuidados. ¡Menudos aprovechados que son!

Los microperjudiciales son las espiroquetas, que tienen forma de serpentinas. Eso es un principio de gingivitis: encía un poco inflamada que sangra ligeramente al presionarla. No se preocupe, todo está pensado para mantener a salvo su seguridad. La respuesta inmunitaria no se hace esperar y el sistema de defensa despliega sus tropas de ataque: los glóbulos blancos, que acuden raudos en su ayuda, por supuesto, y suelen salir bien parados, pero no nos olvidemos de que es una guerra y nunca está ganada de antemano. Cuando les cuesta demasiado esfuerzo y acaban derrotados, cediendo al asalto de un enemigo superior en número o en fuerza, y que sus cadáveres se amontonan en el suelo bucal, eso es… el pus. La encía supura, echa pus. Una palabra muy fea casi caída en tabú, vilmente eliminada de la nomenclatura estética del dentista aristocrático. Una palabra que ya no nos atrevemos a decir al paciente… Pus en la boca, ¡qué horror! Aun así, habrá que sacarlo de en medio y cuanto antes, para que no se lleve una buena el aliento por culpa de los granulocitos descompuestos y las bacterias putrescentes.

Ahora solo se dice con la boca pequeña, de refilón, con la mirada torva y la mano apretando la nariz, en pocas palabras pero que llegan al alma (por decir las cosas cómo son): llegados a este punto, lo siento mucho pero… ¡el aliento le huele a rayos!

Peor aún, se corre el riesgo de llegar a la apoteosis de la necrosis, al apocalipsis de la infección, al momento letal en que se instalan los animálculos tentaculares, los vampiros protozoarios que vuelven a infectar subsecuentemente a la primera infección bacteriana… Un desbarajuste funesto, un desenlace terrible: ¡directo al abismo!

Empieza la pesadilla: esas inmundas larvas parasitarias de la encía se nutren descaradamente de los valientes bienhechores, los glóbulos rojos y blancos. Una desbandada. La zona está a punto de perderse porque el hueso empieza a deshacerse. ¿Por qué? ¿Una fatalidad? ¿Un proceso implacable? ¿Un paradigma perdido? No, pero hay que comprenderlo.

Los parásitos, por mucho que digan los expertos, están presentes por todos lados, pero los ignoramos en la universidad de odontología. Pocos libros hay al respecto. Sin embargo, la infección amebiana es omnipresente en la enfermedad periodontal, en definitiva, en más de la mitad de la población del planeta…

La dificultad con estos bichos reside en que aparecen generalmente en el capítulo quince del gran libro, emergiendo como vampiros de sus criptas en el tercer tiempo de la sesión universitaria. Los parásitos son *terra incógnita*, todo un mundo en miniatura por descubrir.

En las grandes facultades, timoratas y parcas, prefieren decir: «El tema de los parásitos es complicado, ¡ya lo veréis más adelante!». O nunca. Lástima, porque los parásitos son igual de simples que la caries: sin azúcar refinado, no se plantea ningún problema: no hay caries. Sin parásitos: ¡no hay periodontitis!

Ilustración 6-4

En el centro de la imagen, con un tono ligeramente más oscuro, una ameba aspirando los restos aplatanados de un glóbulo blanco a través de su seudópodo que se dirige hacia la derecha. A su alrededor, otros glóbulos blancos… o sea, pus, ¡su comida preferida!

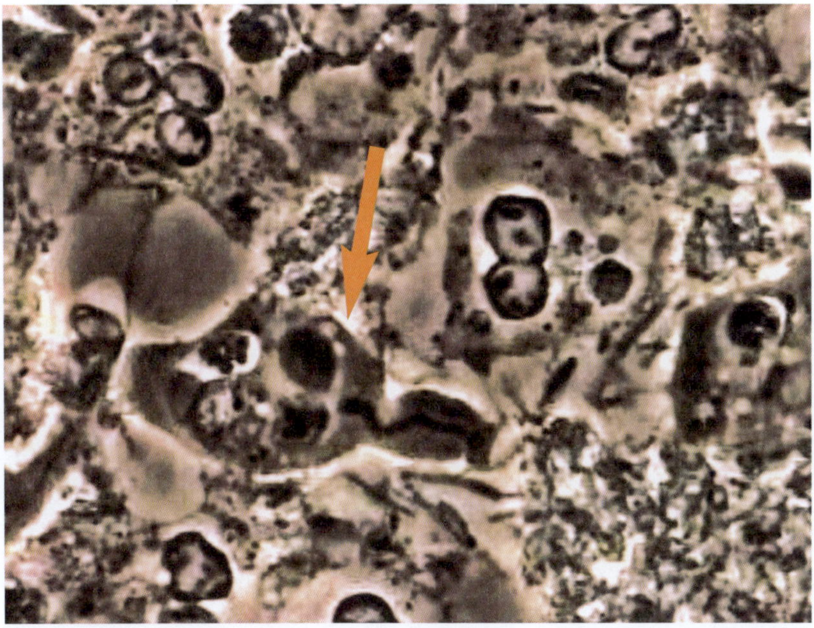

Caso de libro: el mercurio de las amalgamas que sirven para restaurar los dientes desde hace más de un siglo, ¿se libra de la obturación? Cuando se mide mediante un aparatito denominado analizador de Jérôme… así es, constatamos que hay mercurio que se evapora de los empastes de amalgama. Lo vamos respirando en pequeñas dosis y su concentración en la sangre y el cerebro es directamente proporcional a la superficie de nuestros dientes empastados[XXII].

Pasemos de la teoría a la práctica. Cuando la medicina detectó e identificó a esa pequeña bacteria con forma de coma y denominada *Helicobacter pylori*, presente en todas las úlceras de estómago; después de múltiples batallas escolásticas, acabamos por abandonar los procedimientos quirúrgicos para administrar exclusivamente antibióticos adaptados. Al cabo de veinte años, los resultados están ahí: el fin de las ulceraciones y la disminución sensible de casos de cáncer.

El tratamiento del estómago había entrado en una nueva era, la de la medicina biológica. Muy pronto ocurrirá lo mismo para el tratamiento odontológico, porque se puede curar de la misma forma, exactamente igual que lo hacemos con las enfermedades parasitarias, es decir, desde el punto de vista biológico: así de simple, fácil y rápido. Además, aporta mucho. La curación es posible, pero hay que verlo para creerlo. Como un zapato, que conviene probar para saber si nos sirve, hay que disponer de los instrumentos adecuados, observar detenidamente, reflexionar, comprender y determinar cómo se puede eliminar la infección y pasar a la acción sin más demora. Cuando no se usa una talla de zapato adecuada, el sufrimiento es considerable.

Acto seguido, habrá que confirmar los datos, volver a calcular, volver a observar para asegurarnos de que no quede nada y hacer lo que sea necesario para evitar la reinfección. Ahí lo tiene, ¡prescrito! Regreso a la normalidad garantizada, con el cursor biológico en la posición de saludable. Para el paciente, que llega al final de su trayectoria de combatiente de la periodontitis llamada crónica, será un nuevo comienzo. Eso sí, para conseguir algo, hay que hacer algo.

Hasta el Principito tuvo que amansar al zorro, pero en el caso de los dentistas, aún se encuentra en estado salvaje, porque se rechaza el uso del microscopio para las enfermedades de las encías. Por qué habremos de rechazarlo en este caso y no en otros, cuando está más que domesticado en todas las esferas de la medicina, la biología y la ingeniería. ¿Por qué no en odontología? Cuando los médicos australianos empezaron a observar las ulceraciones del estómago bajo el microscopio, enseguida se dieron cuenta de la presencia constante de pequeñas bacterias animadas en forma de coma. Después de algunas pruebas, decidieron abandonar toda cirugía inútil. En la actualidad, no solo se han acabado los dolores, sino que el índice de éxito es veinte veces superior… Premio Nobel 2005, enhorabuena al artista, porque ha sabido amansar a su zorro. Se recopilan los *micro-índices*, se detectan y desenmascaran los culpables minúsculos, se determinan sus efectos clínicos, hacemos balance y pasamos a la acción: los erradicamos. ¿De qué manera responde entonces el cuerpo? Se cura, sin más.

Los asesinos están presentes en el lugar del crimen con la misma constancia en las periodontitis que en las úlceras de estómago: la correlación es del 100 % para las amebas bucales. ¿Por qué no habríamos de ponerlos en la picota como al resto de bacterias *Helicobacter*? Esto es lo que ha experimentado Trevor Lyons con éxito, lo que yo mismo y otros hemos hecho con éxito. Los resultados son increíbles, como nunca los había visto en mis diez primeros años de trayectoria profesional, cuando aún no utilizaba el microscopio. Una vez que lo pruebe, ¡no podrá prescindir de él! ¿Se atreve?

¿Cómo se puede decir esta evidencia hoy día? ¿Qué debemos hacer para hacernos oír y, sobre todo, que todos la acepten? El desafío que representa para la sanidad pública es más que considerable. ¿Acaso no debería bastar la verdad por sí misma? Facultativos que me prestáis atención, ¡no tengáis miedo! No renunciéis a ninguna de vuestras técnicas habituales, porque todos los medios son válidos.

¿Habéis detectado la presencia de placa dental en algún paciente? No temáis, porque os enseñaremos el método correcto. Revisión del aliento: excelente. Medición de los surcos alrededor de los dientes: ni qué decir tiene. ¿Radiografías? Evidentemente. ¿Repaso del historial clínico y dental del paciente? Muy bien. Todo sigue en orden, pero no se puede renunciar a nada. ¿Cirugía? Ya veremos qué se necesita realmente cuando llegue el momento. Conténtese de añadir la observación de los microrganismos del surco gingival al arsenal terapéutico. La biopelícula reveladora… ¡qué gran éxito! Después, ya sabe lo que le toca.

¿Pruebas de ADN para conocer la identidad y la concentración de bacterias patógenas? ¡Enhorabuena! Se trata de información todavía más especializada y, cuanta más tengamos, mejor. No obstante, los datos no siempre son demasiado claros y los resultados obtenidos se ciñen a menudo a oscuras fórmulas matemáticas que rellenan un formulario, cálculos de probabilidades demasiado lapidarios para mi gusto.

Todas estas cifras son interesantes, qué duda cabe, pero no le dicen nada al paciente; a diferencia del microscopio, cuyas ventajas son más que evidentes: fácil de manejar, permite al facultativo enseñar al paciente la película de su actividad biológica y ofrece a ambos la oportunidad de dialogar acerca del diagnóstico inicial, de las modalidades de tratamiento y de los resultados de la terapia. ¡Una maravilla! Los gastos se reducen, la información es más que pertinente y los resultados terapéuticos se perciben de inmediato gracias al monitor de televisión conectado al aparato.

Adiós a las conjeturas e ideas confusas, el microscopio imparcial condena las suposiciones y no miente nunca: los resultados están ahí o no lo están, punto pelota. Están al alcance de la mano, tanto del médico como del paciente, y se pueden observar a voluntad. ¡Sin restricciones! Curar(se) así es puro placer.

Hoy día, no será por falta de teorías sobre la periodontitis. ¿Cuál es la causa de la enfermedad? ¿Un descuido de bacterias que invaden de pronto la encía? Sí y no. ¿Algunas bacterias patógenas específicas que se infiltran poco a poco? Sí y… no. ¿Terreno favorable, estado de debilidad del paciente? Sí, pero no. Solo hay una certeza, pero es considerable: cuando la encía está dañada, pululan parásitos y glóbulos blancos en el 100 % de los casos. Si un paciente observa estas pequeñas larvas pegajosas pavoneándose por su encía como garrapatas minúsculas bajo la piel de los dientes, se queda trastornado.

Este tipo de película de terror no puede ser más estimulante. Limitarse a observar las bacterias no es suficiente, porque su presencia indica la mayoría de las veces un estado de salud espontáneamente *reversible*. En cambio, la observación de los parásitos no engaña. La flora parasitaria se puede identificar fácilmente, incluso cuando forma un ecosistema con las células defensivas del organismo. Es imposible no darse cuenta de la línea de demarcación que dejan los glóbulos blancos, es como en un partido de hockey o de rugby, donde se ven claramente los azules delante de los rojos, los verdes delante de los negros. Enseguida se aprecia qué hacen los parásitos, su modo de ingestión, reproducción o digestión. Los repulsivos vampiros de las criptas periodontales han dejado de ser un secreto para un microscopista avezado…

Saque inicial: foto a foto, repaso la evolución de la enfermedad. Primera fase: bacterias dóciles en forma de puntos y trazos. Segunda fase: bacilos hipermóviles, vibriones, espiroquetas y respuesta inmunitaria del hospedador con el despliegue de glóbulos blancos neutrófilos. Tercer y último estadio: aparición de parásitos abusones, por contaminación, que devoran glóbulos blancos y dejan tirados por todas partes los restos del festín que se han pegado, dejando el terreno cubierto de carcasas envenenadas.

Por cierto, ¿quiénes son estos condenados parásitos? La odontología moderna no dice ni pío sobre esta infección, aunque su prevalencia sea universal. ¿Será una pandemia del demonio?

Solo la medicina parasitaria permite hacernos una idea de la magnitud de los daños que ocasiona, por la simple y llana razón de que, en la inmensa tubería que representa la vía digestiva, desde la boca hasta el ano, el médico parasitólogo es el único que conoce realmente las diferentes formas de la misma enfermedad, desde arriba hasta abajo del gran tobogán alimentario.

Ilustración 6-5

Croquis del surco en el borde de un diente infectado. El área más oscurecida es el sarro que se forma por debajo de la encía a partir de los largos filamentos bacterianos. Por debajo, un montón de amebas con seudópodos agresivos pululando en un baño de glóbulos blancos y bacterias patógenas móviles.

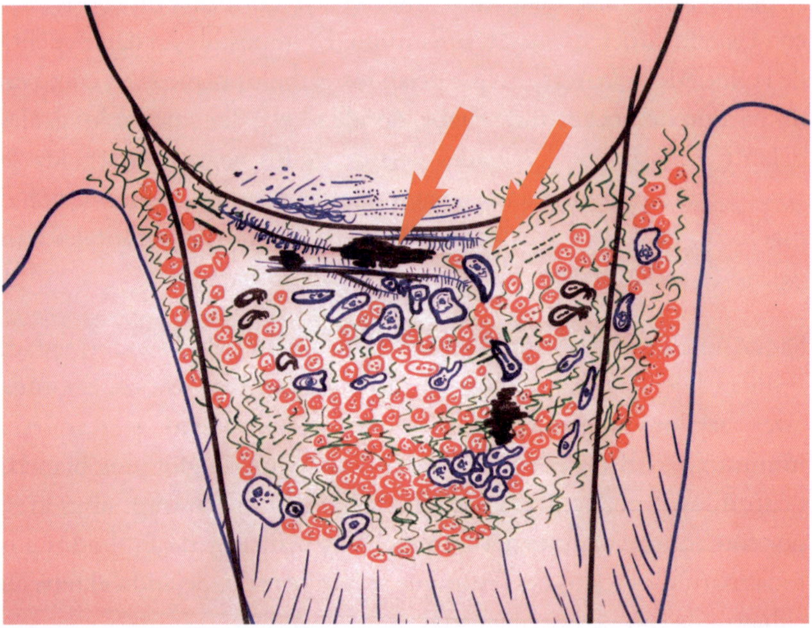

En la amebiasis intestinal, los parásitos gorrones se instalan abajo de todo, en la pared intestinal, una mucosa comparable a la encía. Allí hacen unos agujeros pequeñitos, ulceraciones diminutas, creando una concentración de pus que se evacúa en las heces de diarreas más o menos importantes. Además, de manera crónica… las amebas se acomodan permanentemente en nuestras tripas, asentándose de por vida si no las desalojamos. Una sinecura para ellas y pobres de nosotros…

En su caso, estas minúsculas sanguijuelas parasitan el intestino, toda una jauría de larvas activas que colonizan el hígado por la vía sanguínea donde forman una masa infernal en constante renovación. Allí se instalan formando una bola putrescente de varios centímetros: el denominado absceso amebiano. Resultado: casi cien mil muertos al año en el mundo, sobre todo en las regiones más cálidas del globo terráqueo, donde se transmiten fácilmente de un huésped a otro. Allí son de sobra conocidos estos parásitos asesinos.

La *Entamoeba histolytica* se propaga de una persona a otra mediante el contacto directo e indirecto, el contacto con las heces, al no lavarse suficientemente las manos… Entre otros tantos medios de contaminación muy comunes, sencillos de comprender y fáciles de tratar, local, directa y sistemáticamente. Incluso pueden provocar banales balanitis[3] genitourinarias. Así es, estas cosas pasan, a veces. ¡Mira que son sensibles las mucosas!

Nos besamos, en familia, entre amigos, en pareja, compartimos efluvios sentimentales, disfrutando a lo grande de la ternura. Ya se sabe… Oh, boca maravillosa, sujeto y objeto de deseo, alfa y omega de nuestras pasiones, tú que no sabes mantenerte cerrada.

La odontología se ha mantenido al margen, sin nada de eso. Como aristócratas pulcros, los facultativos acallan los besos marginales, porque es más fácil que llamar a las cosas por su nombre o, peor aún, emplear palabras en latín… pero es una práctica absurda y peligrosa. Un gastroenterólogo que se precie sabe perfectamente por qué medios se ha invadido un intestino contaminado por amebas.

En cambio, el dentista encaramado en lo alto de su matacán de marfil da la espalda a las realidades de la vida.

—¿Amebas en la boca? ¿Está de guasa? ¿Cómo podrían llegar hasta ahí?

—Ah, bueno…

---

[3] Inflamación de la mucosa del glande y del pene.

Perdónales, señor, porque no saben lo que no hacen. Solo lo sabrán como el centésimo mono: cuando todo el mundo lo haga. ¿Tardarán mucho? Espero que no. Mientras tanto, recomiendo a los enfermos de todos los países que se armen de paciencia, a esos que pagan por saber que el tiempo no da pasado cuando se está esperando…

Otra parte de la formación de un dentista biólogo en ciernes son las saludables incursiones a la consulta del ginecólogo, porque el delicado médico de las vaginitis sabe la tira sobre enfermedades causadas por parásitos, sobre todo los denominados tricomonas. Estos mogrollos de las vías genitales, infames animálculos con forma de ratoncillos de apenas quince micrones de longitud, se zarandean y aturden a cada cual mejor en la intimidad más profunda, infestando la vagina sin piedad. Por supuesto, es algo que se pilla. Todo se pilla, ¡todo se transmite! Al final, como broche de oro, una secreción amarillenta, de olor desagradable, un montón de pus que se acumula hasta el orificio… ¡Aviso a aficionados!

Desconcertante, poco apetitoso, difícil de asimilar, pero bastante frecuente, por desgracia. ¿Qué hace al respecto nuestro querido doctor de los órganos genitales? Los trata con antibioterapia local y general, con cremitas y comprimidos. Sale bien en el 70 % de los casos. No está mal, pero podría ser mejor. Adivine cómo. Por supuesto, tratando al mismo tiempo a la o las parejas, porque entonces se alcanza una tasa de curación impresionante del 95 %. ¿Quién da más?

Por su parte, ¿qué hace el bueno del dentista con el 10 a 20 % de sus pacientes que incuban tricomonas en la boca sin saberlo? Nada. Primero, porque lo ignora. No ha detectado nada, porque no tiene un microscopio para poder ver de cerca. La literatura dental, en los escasos pasajes en donde se aborda el tema —admitiendo que se lea— es de lo más evasivo: con la higiene se habrá de solucionar. Compréndase: antes de que vuelvan a pillarlos.

Queridos míos, cepillen, cepillen y vuelvan a cepillar hasta perder el aliento, que acabarán por librarse de esta calamidad… Por desgracia, puedo jurarles que no, que nunca funcionará. En la práctica totalidad de los casos, requiere de desinfección local o bien de un tratamiento antibiótico. Sin olvidarnos de tratar a las parejas.

Ilustración 6-6

En el centro, arriba, un infame ratoncillo, un protozoo flagelado denominado Trichomonas tenax, *que está presente en todas las enfermedades agresivas y más dolorosas de las encías. Más abajo, en gris, una minúscula ameba minuta, probablemente muy joven, acompañada de algunas bacterias móviles dispersas.*

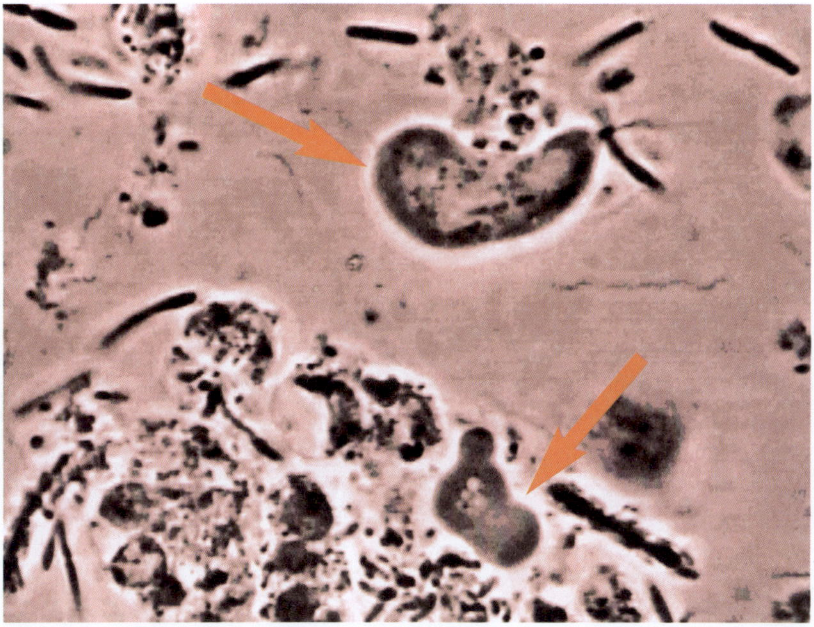

Estas son las claves del éxito, pero, por supuesto, no eximen en absoluto de las medidas higiénicas saludables, así como del cepillado eficaz y regular, en particular. La cuestión no es esa. El tema es retorcido porque eso no es suficiente para la mayoría de la gente. ¡No hay más que verlo!

¿No está de acuerdo conmigo, doctor? Enséñemelo con su microscopio. ¡Ah!, ¿que no lo tiene? Esto me recuerda a mi primer paciente, que se cayó de espaldas al observar a sus tricomonas. En aquella guarida diminuta pataleaban a más no poder, ¡daba miedo verlo!

Por tanto, más vale prepararlos psicológicamente. Me preguntó:

—Doctor, ¿usted también tiene… cosas de esas?

—¡Por supuesto que no!

—Entonces, ¿por qué las tengo yo? ¿Es algo que se contagia?

—Me temo que sí.

—¿En serio?… ¿Cómo he podido pillarlo?

—Por contacto, directo o indirecto, con una persona infectada. En casa, en la del vecino o la vecina. Solo usted puede saberlo.

En el destello de sus ojos, percibo que al momento le vienen a la mente las desventuras de su vida, las ocasiones especiales en que ha podido infectarse. Ya está, lo ha entendido. Terapia saludable: a partir de ese instante, la partida está ganada.

Ilustración 6-7

Desesperación de los grandes cepilladores: en el centro de la imagen, una tricomona reincidente deambula por la biopelícula de la encía inflamada, en búsqueda de alguna presa para hincarle el... Los cuatro flagelos de su parte superior hacen las veces de cucharones para llevarse la comida hasta su orificio «bucal»... ¡Qué asco de mastigonte!

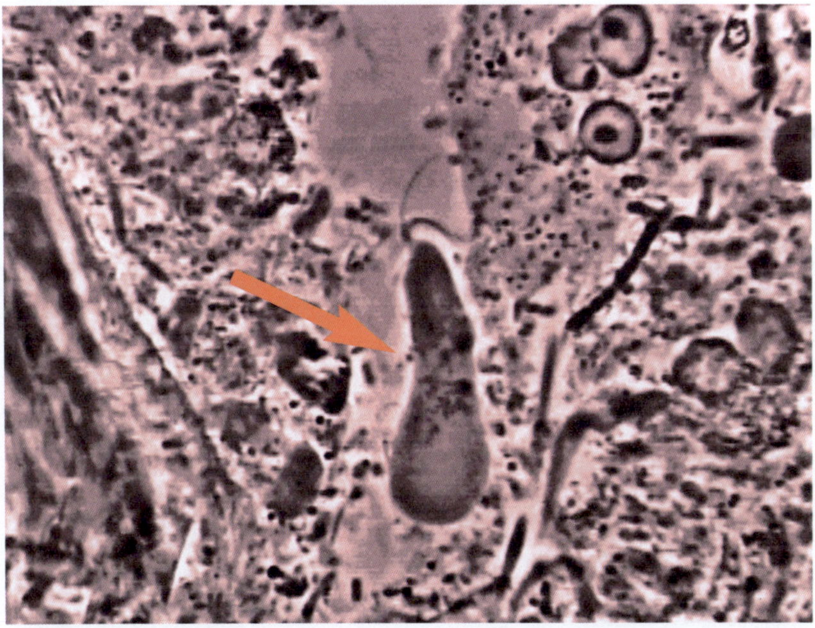

Después del tratamiento, vendrá a verme por iniciativa propia, para comprobar que no se ha vuelto a infectar. Lo hará casi todos los meses, porque así lo considera oportuno y lo respeto. A lo mejor es porque lleva una vida social más arriesgada... Si tiene muchos contactos... tiene todo el derecho del mundo, es su vida. Neutralidad benevolente del facultativo, siempre; pero el silencio no es oportuno.

El chaval había pillado el tema a la primera: observa, guarda cuidado y organiza su prevención. En ocasiones, algunos me traen a sus novios o novias, para pedirme que también les compruebe la boca.

¿Preocupación intempestiva? ¿Intrusión en su vida privada? Quizás, pero al menos, lo han entendido. Los pacientes no son unos ingenuos, ¡qué va! Analizan sus asuntos con seriedad porque ellos sí que están motivados. La evidencia es la cosa más aceptada del mundo cuando estamos dispuestos a admitirla.

Los dentistas, por su parte y en mayor parte, ni siquiera saben de qué se trata. Qué mala pata, que discurran con las patas de atrás. ¿Tricomonas? Nunca las he visto en clase. Nunca había oído hablar de ellas. ¿Qué son? ¿Flagelados parásitos?

Con suerte, conocen las enfermedades causadas por hongos, las llamadas candidiasis. Eso sí que lo han aprendido en clase. Su aparición depende de factores de propensión: causas psicológicas, heridas, desequilibrio endocrino, diabetes, inmunodeficiencia, catéter permanente… y un buen día se instalan. Eso sí, habría que descubrirlas, pero nadie hace las pruebas, nadie las detecta, cuando bastaría con observar. ¿Qué dentistas prescriben pruebas de laboratorio para comprobar la presencia de estos hongos? Ninguno. No hay más que echarle un simple vistazo a la muestra con el microscopio para confirmarlo en dos minutos. La prueba no puede ser más sencilla. Se extraen unos pocos micorganismos presentes alrededor de los dientes, en el borde de la encía, se colocan en un portaobjetos de exploración microscópica y asunto arreglado, confirmación al canto. Así de simple. Se prescribe un tratamiento si es necesario y se comprueban con el microscopio los resultados obtenidos. ¡Facilísimo! Se lo aseguro.

Dicho esto, ¿dónde radica el problema: bacterias, hongos, parásitos, inmunodeficiencia? ¿Una abominable combinación de todo esto? Es posible. Para obtener una respuesta válida a tales preguntas, no se pueden eludir las teorías de Koch: hay que tratar de saber si el microrganismo está presente, si se puede aislar, reproducir y volver a inocular, recrear experimentalmente la enfermedad. Todas estas cuestiones son controvertidas y complicadas de elucidar, incluso para los expertos, porque nos confrontamos con una infección potencialmente *multifactorial*. ¿Qué se creía?

Que yo sepa, el único microrganismo que está presente en prácticamente todas las periodontitis activas y con el cual podemos fácilmente recrear la enfermedad no es otro que la ameba *Entamoeba gingivalis.* Todos los autores de protocolos serios que se basan en técnicas de parasitología fiables han demostrado unánime e invariablemente su presencia en esta patología, desde hace ya más de un siglo.

Ilustración 6-8

La exploración de la biopelícula del borde de los dientes revela la presencia de muchos hongos, cuya forma, denominada micelio, es muy característica. Manifiestan un desequilibrio general o endocrino.

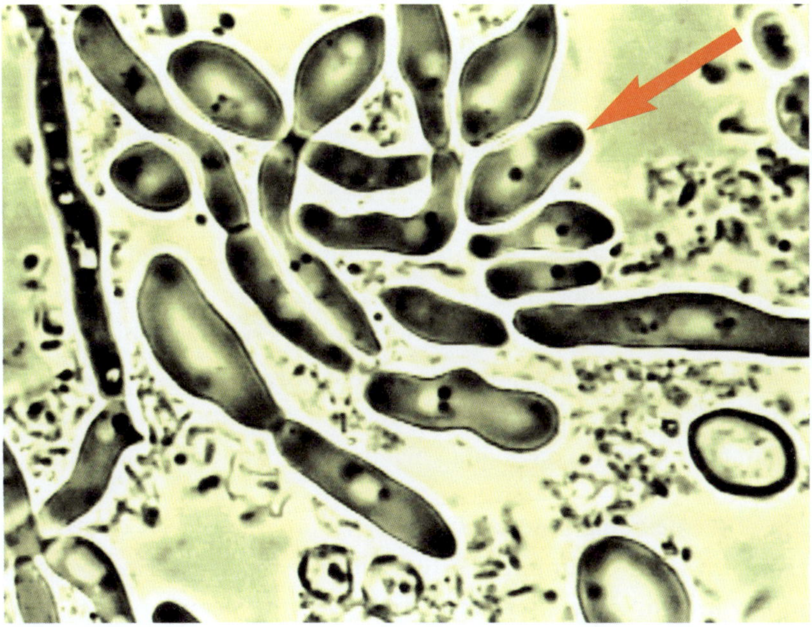

Si algunos investigadores recientes no ven tantos es porque utilizan técnicas incorrectas o porque no extraen la biopelícula procedente de la deterioración activa de la herida periodontal. Ya sea Kofoid, Lyons, Keyes, Bonner, Dridi[4] u otros, la respuesta de la microscopía es al mismo tiempo evidente, constante e irrefutable.

La correlación entre periodontitis destructiva y amebiasis oral no deja de ser del 100 %. Las únicas veces en que podría ser inaparente resultan probablemente de un estado de curación mediante farmacoterapia, en donde no se observan más que las secuelas de la enfermedad. No estoy diciendo que los investigadores no sean serios, sino que no saben observar en el lugar adecuado, no utilizan el aumento microscópico adecuado o se sirven de agua del grifo o de suero fisiológico, sustancias que no deberían permitirse para la exploración de la placa dental. También es elocuente que muchos autores clásicos hayan identificado una flora típica en estados saludables, observable con microscopio, perfectamente desemejante de la flora enferma. Constatar esta evidencia de la microbiología es un juego de niños, no hay más que repasar los apuntes de la facultad o, mejor aún, echarle un ojo a la boca de los pacientes. En general, esta diferencia notoria se subestima o está totalmente ausente del armamentarium del clínico. No se constata la evidencia, eso es todo. A menudo, la ciencia se anquilosa. En ocasiones, como diría mi abuela, no ve más allá de sus narices.

Curamos a personas que padecen una infección cuyas causas microbianas desconocemos, la mayoría de las veces porque no estamos informados ni motivados a hacerlo por los especialistas, o bien porque a los dentistas acostumbrados a la mecánica de las caries les tienen sin cuidado los microbios. ¿Adónde irás a buscar todo esto, maldito sacamuelas? Córtame un poquito más de diente y que no se hable más…

No se pierde nada, porque es muy sencillo visualizar las células que están en juego durante la infección: neutrófilos, macrófagos, monocitos, linfocitos, etcétera. Un hecho interesante: todas estas células defensivas de nuestra armada inmunitaria están invadidas de amebas cuyas características morfológicas son rigurosamente diferentes de las anteriores.

[4] Dridi, Sophie Myriam. *Dentoscope*, 12 de junio de 2007, p. 7.

¡Cuántas veces habré tenido agarradas con un biólogo tildado de experto en bacteriología pero que no sabía hacer la diferencia entre una ameba y un macrófago!

Chiquilladas aparte, volvamos a la escuela... porque aún es más sorprendente que las tricomonas bucales se revuelquen impúdicamente en el pus microscópico, con total obscenidad, ¡y que los expertos no las vean! Abandonan sus flatulencias pútridas a la atención de su estimable prójimo. Mala suerte, a menos que su dentista posea un microscopio. Algunos pacientes desafortunados se someten a cirugías intempestivas del periodoncista por problemas insignificantes y sin resultados.

Mientras que no se eliminen las tricomonas, no habrá forma de curarse. Nunca. ¡Hay que reaccionar!, palabra de rata de ciudad. ¿Acaso no hemos espachurrado ratas de alcantarilla con un buldócer? Pero es la edad de piedra para los dentistas.

Veamos dos ejemplos característicos. En el primer paciente, el cliché microscópico revela la presencia de pequeñas bacterias con forma de tirabuzón (las patógenas de la gingivitis) así como células blancas (los leucocitos del sistema inmunitario que se transforman en pus) y tricomonas (parásitos de las heridas periodontales). La conclusión es evidente: por mucho que el dentista o higienista dental se empeñe en raspar el interior de la encía hasta el hueso, es obvio que ahí seguirán. Los responsables de la enfermedad son demasiado emboscados, pero el microscopio confirmará su perennidad.

En este otro paciente, se distinguen inmensas amebas trofozoítos, adultas y recién nacidas, rodeadas de glóbulos blancos. Cuando se deja todo eso en ese estado, la enfermedad perdurará, sin duda alguna. Observable, más que evidente, clínica y biológicamente: tan seguro como que dos y dos son cuatro. Al igual que lo harían las medusas, estas amebas se nos pegan, inyectando su veneno en nuestros glóbulos blancos de defensa. Peor aún, beben a sorbos su núcleo para dejar abandonadas carcasas humanas medio destripadas, atiborradas de encimas proteolizantes. Ráfagas de ametralladoras que se abaten sobre nuestro hueso y nuestra encía debilitada por las bacterias. ¡SOS! ¡Sálvese el hueso, sálvese la sonrisa!

En cambio, pensemos un momento en todos los elementos patógenos que estos raspados inyectan a la circulación sanguínea. Sobre eso, chitón, nos (mal) cosemos la boca. Nos ocultan esta realidad, porque se considera la enfermedad periodontal como una vulgar acumulación de sarro, pero no es el caso, porque es una verdadera infección, que se nos instala de forma permanente, durante años y décadas, con las trágicas consecuencias médicas que acarrea inevitablemente: prematuros, diabetes, problemas cardiovasculares, nefríticos, neumonías y otras desgracias.

Aparentemente genética, la infección es francamente familiar. Conviene reflexionar un poco, ser astuto y no dejarse minar sin reaccionar. Nuestra sociedad tiene que emplear los grandes medios antiparasitarios de alcance biológico como los que ya se utilizan con éxito en la medicina tradicional.

Ilustración 6-9

Imagen de una enfermedad de la encía activa. En el centro, a la izquierda, un glóbulo blanco con sus gránulos y su núcleo trilobulado. Más a la derecha, una tricomona flagelada ágil con forma de pera. En el fondo, una multitud de bacterias en tirabuzón: las espiroquetas. ¡Ay, qué dolor!

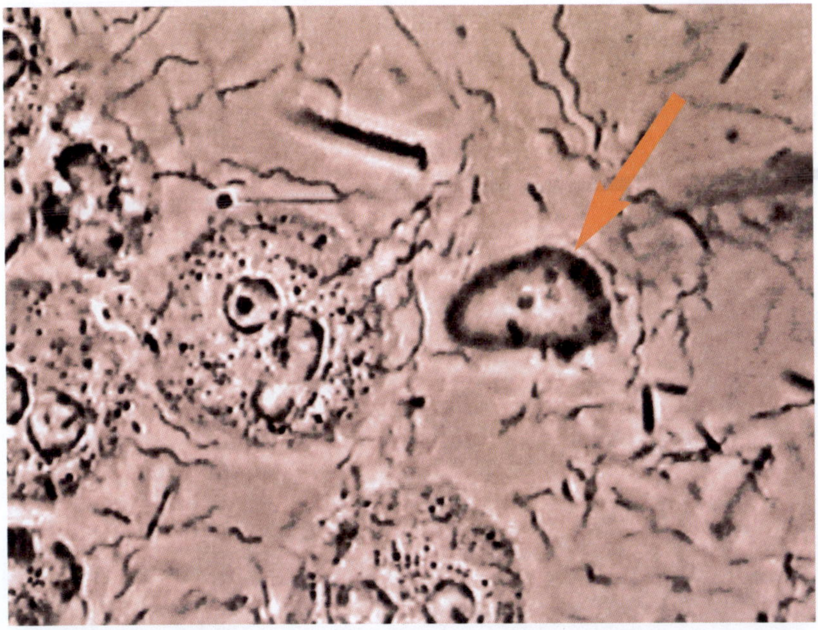

¿Sería razonable creer que el raspado rutinario y las limpiezas de sarro desmedidas del dentista bastarán para eliminar toda esta flora patógena? Por supuesto que no, es lógico y observable. Sin lugar a dudas, contribuirá a reducirla temporalmente y, en muy raros casos, por no decir nunca, a erradicarla.

Cuando se logra curar, es fundamental poder conservar una flora sana para evitar todo tipo de reinfección. La elección en este sentido depende de uno mismo: cada cual que tome su decisión, fruto de una reflexión con todo conocimiento de causa y conscientemente, que nos indique qué camino seguir… o dejar, con total libertad.

Ilustración 6-10

Paciente con gingivitis. Nada sorprendente cuando vemos su flora, constituida de parásitos bien visibles. A la izquierda, dos amebas carnosas y lozanas. Arriba a la derecha, un pequeño parásito recién eclosionado. Toda esta inmundicia se baña en el pus, formado por montones de cadáveres de glóbulos blancos.

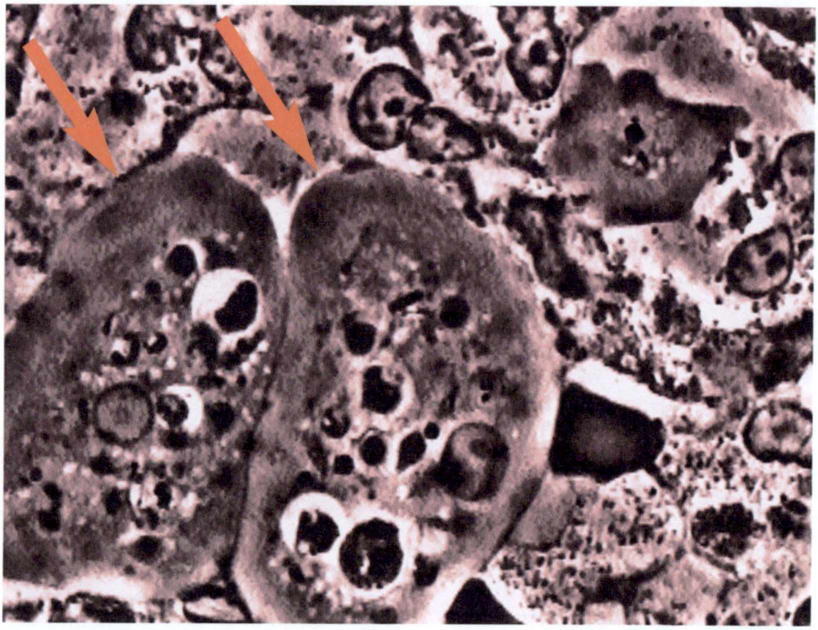

Siga informándose, como lo está haciendo ahora, y actúe en consecuencia, de manera responsable. Actuar depende de uno mismo, antes de nada, porque se trata de nuestra salud, de curación y prevención. El microscopista será nuestro guía, que habrá de confrontarse con nuestro dentista. Si es la misma persona, ¡mejor que mejor! La salud está tanto en nuestras manos como en las suyas, es el fruto de un trabajo en equipo con el profesional odontológico. Hay que hablarlo con él, sin falsos pretextos y sin complejos, de hombre a hombre, aunque ambos o alguno de los dos sea una mujer.

He visto a médicos, expertos reputados, que lucían patéticamente encías azuladas y turgentes… ¿Pueden ser realmente de confianza? Permítame que lo dude. Nada vale más que el ejemplo en medicina. Si no lo saben, ¿acaso conviene concederles el beneficio de la duda? Hoy en día, opino que no, definitivamente. Si tienen las claves del conocimiento, pues… no hay que morderse la lengua sino más bien tirarles de la suya. ¡Uf! Satanismo, tu final se acerca… El seminario continúa con el manejo del microscopio, principal herramienta de detección y control de la actividad de esta enfermedad endémica.

Los participantes, médicos, auxiliares e higienistas dentales ponen en práctica su flamante ciencia, con ellos mismos, con sus compañeros de al lado, personal odontológico, pacientes invitados al festejo…

Primeros aprendizajes, primeras revelaciones. Por suerte, la mayoría lo lleva bien pero, a veces, es una catástrofe para un médico cuando ignoraba estar afectado… ¡Menuda bofetada para el amor propio! La sola numeración de las células inflamadas de la placa dental es más evocadora que cualquier medición clínica.

Aparte de establecer el diagnóstico a partir de la microscopía, también se proponen tratamientos, por supuesto. Entonces, revisamos la parte medicamentosa, los productos desinfectantes que permiten eliminar a estos infames parásitos, el pus en que se bañan, y las bacterias que causan la enfermedad. Nada se escapa. Después, es la última sesión, el cinematógrafo. Todo un deleite. Durante dos horas largas, observamos ojipláticos las apariencias de la salud, las de la enfermedad, las de la curación…

Menos mal que siempre hay algún que otro médico que se presta para ser el primer conejillo de Indias. Examinamos su boca en la gran sala, detectamos, extraemos la muestra y la película de la flora bucal para deducir el diagnóstico y proponer un tratamiento. Directo al corazón… Si todo sale bien, se queda contento; si sale mal, ¡el ego por los suelos! Una buena cura de humildad se impone en tal caso.

Pues claro que sí, es posible que haya médicos infectados sin saberlo. En serio, ¡se lo aseguro! La apariencia puede ser agradable, pero las mediciones de pérdida ósea y la microscopía no dejan lugar a dudas. No es fácil para un matasanos admitir delante de su equipo dental que él mismo sufre la enfermedad. Algunos no lo soportan. Dicho lo cual, tiene su lógica. El médico, que suele ser mayor que sus auxiliares, corre más riesgo de estar infectado, inevitablemente, porque la duración de su existencia, que es más larga, lo ha expuesto a un mayor número de contactos infecciosos fortuitos. Así de sencillo.

Recuerdo a una joven y hermosa dentista que padecía la enfermedad, pero que no lo supo hasta que asistió a un seminario. Había restaurado todos sus dientes el año anterior, tras un problema de elongación de las coronas dentales subsecuente a una cirugía periodontal. Típico caso… Al segundo día de la formación, durante las prácticas, se da cuenta con el microscopio de que sigue con infección aguda, a pesar de las apariencias favorecedoras. El desafortunado bisturí de su periodoncista preferido no ha solucionado el problema en lo más mínimo… Los microbios no se eliminan a golpe de tijeretazo; hay que tratarlos como se merecen, como gusarapas que son. Pobre doctora, resignada a empezar todo de nuevo. *Tiene que* volver a poner el contador a cero y rehacerse los dientes, aunque ahora, al menos, se acabaron las ilusiones y las falsas esperanzas, porque va por el buen camino. La curación será patente, comprobable y duradera…

Llegados a este punto de la exposición, es posible enunciar la esencia de la prevención. Simplicísimo: sin microbios patógenos, no hay parásitos. El segundo día, me dispongo a enseñar los métodos de recopilación de datos que permitan tener en cuenta todo lo que ocurre en la boca, la evaluación de los factores de riesgo locales y sistémicos, la visualización del retrato clínico y de la muestra microbiana, el complemento de diagnóstico y la elaboración de un plan de tratamiento de conjunto personalizado a juego con protocolos rigurosos para cada una de las citas. Cuando se logra la curación, el microscopio también nos revela la situación con gran precisión, poniendo claramente en evidencia la aparición de células de curación.

Así pues, aparecen las células espumosas, fácilmente reconocibles por su textura interna espumosa. Estas células de la salud, cual camilleros que llegan al campo de batalla, ocupan el terreno de la biopelícula para lanzar sus factores de crecimiento y transformación[5] y facilitar así la reconstrucción de los tejidos, como ocurre en el absceso amebiano del hígado como consecuencia de la disentería amebiana. Cuando se completa la curación, su presencia ya no es necesaria y desaparecen naturalmente de la flora. Este pequeño aspecto de la extraordinaria potencia autorregeneradora del organismo, ¿acaso no merece detenernos un momento?

En general, hay que contar con entre seis a ocho meses de seguimiento para librarse definitivamente de la enfermedad y proporcionar los medios de prevenirla a las personas correspondientes. ¿Qué hay que hacer para no reinfectarse y adoptar hábitos saludables? ¿Cómo librarnos de ella si volvemos a infectarnos sin tener que retomar todo el proceso desde el principio? ¿Cómo se puede engañar al tiempo, que siempre juega en nuestra contra? Por último, completo esta jornada del seminario con una nueva confrontación de ideas, debates y ejemplos de diseminación de la infección entre miembros de la misma familia, personas allegadas o parejas sexuales, además de un breve historial de los conocimientos científicos adquiridos sobre la enfermedad.

---

[5] Mineko Shibayama, Jesús Serrano-Luna, Jessica Velázquez, Victor Tsutsumi. «Role of transforming growth factors β (TGF-β) during the regeneration of amoebic liver abscess». XVI Seminario sobre Amibiasis 2009 y EMBO Workshop. 24-28 de febrero de 2009, Guanajuato (México).

Ilustración 6-11

En esta fase de la curación activa, llegan las células macrófagas de apariencia vesicular, con sus factores de curación, verdaderos camilleros de la posguerra de los ínfimos. Una vez reconstruidos los tejidos lesionados, desparecerán para dejar paso a la flora normal de la boca.

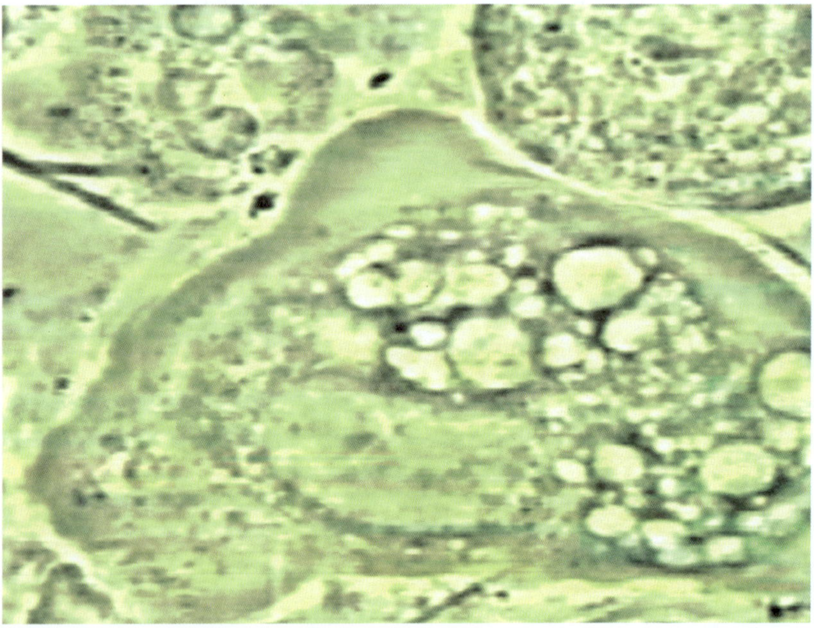

¿Cuáles son los beneficios de la microscopía, por qué es esencial y por qué pone en tela de juicio toda la práctica actual? Los tiempos bárbaros, en que se raían los microbios a golpe de raspador, se han acabado. ¡Ya no se aplastan las moscas con martillo!

Seamos más sofisticados, ¡más (bio)lógicos! Nuestro ecosistema bucal es el reflejo de nuestra vida, de nuestros contactos, de nuestros encuentros, de nuestra sexualidad, de nuestra forma de hacer las cosas, de nuestra compostura… Es el resultado de nuestra limpieza interior, nos guste o no.

Como decía Trevor Lyons en otra época, la salud bucal es como la conducción de un automóvil: si el cerebro decide circular demasiado rápido, puede que no lo pillen durante un tiempo, más o menos largo según la suerte que se tenga, pero un día u otro, habrá que pagar el precio: nos caerá una multa o sufriremos un accidente, inevitablemente. Sea cual sea el contenido de nuestra boca o nuestro vehículo, sea cual sea nuestra decisión o nuestros estilos de vida, que nos protejamos o no (lavando los dientes o usando el cinturón de seguridad), el problema de fondo es la velocidad, al igual que la transmisión de la infección es la única y verdadera causa de la enfermedad. Sea cual sea el estado del vehículo —las circunstancias de la enfermedad—, debemos evitar en prioridad los excesos de velocidad. Vamos a enseñarle cómo se puede ir a medio gas…

Cuando la infección se limita a las bacterias, se deduce que la condición de la encía se deteriora, pero no la del hueso subyacente. Sin embargo, cuando los parásitos invaden la infección gingival, una lluvia de encimas tóxicas se abate sobre el hueso y su degeneración se vuelve imparable: cuanto más se acentúe la inflamación, más glóbulos blancos se requieren; cuanto más se aprovechen las amebas de estos leucocitos, más se ataca al hueso.

En ese preciso instante, las amebas rebosan de núcleos de leucocitos y vierten deyecciones de estos corpúsculos vaciados de núcleo, zombis de glóbulos blancos incontrolados, auténticas bombas de encimas proteolizantes. Sin glóbulos blancos, el hueso no se deteriora; sin parásitos, tampoco. Cuando se juntan ambos, se obtiene una perforadora ósea realmente potente. Estos destrozos colaterales causados por la apoptosis, sin duda alguna firmados por cofactores infecciosos externos, complican todavía más una situación delicada de por sí que está vinculada con la inmunodeficiencia.

A principios del siglo pasado, Charles Atwood Kofoid[II] demostró claramente el carácter oportunista de la infección. Más tarde, durante una sesión de presentación a dentistas[III], el odontólogo estadounidense Paul Keyes trazaba casi sin querer, a fuerza de observar la placa dental con el microscopio, croquis gráficos de los diferentes estados de la enfermedad con una precisión asombrosa. Por último, Trevor Lyons ha escrito varios artículos científicos para concienciar a los dentistas sobre la cuestión y ha producido una recopilación voluminosa[VII] que repasa minuciosamente el historial de la enfermedad parasitaria bucal, describiéndola con el más mínimo detalle en doscientas páginas densas que nos colman con su rica experiencia de éxitos clínicos, verdaderas curaciones de periodontitis. Aunque no es reconocido como debiera por la falta de atención que le han prestado sus congéneres, en mi opinión es el mayor descubridor de este siglo en la materia. Claro que, habría que leerlo, pero quizás se nieguen a hacerlo algunos dentistas henchidos de ciencia… inútil.

A mi vez, me he enfrascado en la ardua tarea de comunicar con urgencia al planeta las soluciones médicas existentes para esta infección devastadora. Mi lema: «¡Adiós a los piojos en el pelo, adiós a los parásitos en las encías y estará más que de buen ver!».

Las infecciones bacterianas tienen, por su parte, un alcance mucho más acusado. La idea es que, si el pus se aloja en las encías por culpa de las bacterias, los parásitos pueden invadir este espacio nutricio y desarrollarse con avidez. Como contrapartida, están totalmente ausentes en las personas normales, a no ser que los hubieran atrapado muy recientemente y, a partir de ese momento, ¡a buen seguro que veremos cómo se degenera la situación en unos meses!

Cada vez que se hurga en esta bolsa periodontal, a poco que esté deteriorado el ribete de la encía, ¿qué se ve? Que rebosa de parásitos invasores, bien resguardados en el fondo del surco…

En cuanto a la transmisión, no deja lugar a dudas: para este tipo de huéspedes indelicados, contacto directo o indirecto, y punto. El tiempo de la generación espontánea ya es cosa del pasado: hay que empezar a pensar que no surge de la nada, Pasteur no nos ha abandonado a nuestra triste suerte. La correlación sistemática entre amebas y tricomonas bucales y enfermedades periodontales no se puede descartar de un manotazo, porque sería demasiado fácil. Piorrea alveolar, tú que apestas las miserias protozoarias desde hace milenios… ¿por cuánto tiempo seguirás haciéndonos daño? ¿Se puede ver la curación en el horizonte? ¿Dónde? ¿Cómo?

La hemos visto, se necesitan varias fases, al igual que ocurre con las triterapias para las úlceras de estómago. Primero, eliminar la infección primaria controlando la gingivitis; en su ausencia, los parásitos no se instalarán porque no encontrarán ventaja nutritiva alguna. La gingivitis es una llaga abierta, una puerta de entrada real para la reaparición de otros microbios, como los parásitos, a través del contacto directo o indirecto. En segundo lugar, hay que eliminar definitivamente todos los animales parásitos, amebas y tricomonas, quitándose de encima todos estos protozoos al mismo tiempo. Las bacterias anaeróbicas simbióticas se eliminarán ipso facto. En tercer lugar, una vez reducida la inflamación a su mínima expresión, hay que eliminar el sarro residual del fondo del surco dental o de la bolsa gingival. Última fase, muy sencilla pero igualmente necesaria: evitar la reinfección.

¡Enhorabuena! Ahora lo habéis comprendido. Sois unos adorables dentistas para vuestros pacientes y unos pacientes formidables para vuestros dentistas. ¡Todo el mundo sale ganando!

Además, es científico porque, ante todo, hay que observar con el microscopio. Inténtelo usted mismo si le pica la curiosidad. ¿Biólogo, estudiante, enfermero, ingeniero, médico, parasitólogo o simple curioso? ¿Dispone de un microscopio de contraste de fases[6] a mano? Busque algún palillo de madera de toda la vida, o mejor dos. Sumérjalos en agua durante un minuto para empaparlos bien. Llévese una cucharilla a la boca para recoger algunas gotas de saliva, que deberá extender en un portaobjetos para la exploración con el microscopio.

---

[6] Constituido por un anillo de luz más que de un punto luminoso.

¡Quieto *parao*! He dicho saliva, no agua. Deslice suavemente el primer palillo entre dos molares de abajo, como si fuera después de un banquete, con cuidado de no lastimarse. Procure recoger placa dental y, preferentemente, sin haberse lavado los dientes ese día. En un pequeño movimiento de extracción, atraer apenas un milímetro de placa dental, lo suficiente para obtener una gota de sustancia blanca extraída cerca de los dientes. Sin más tardar, sumergir este minúsculo fragmento de placa dental en la gota de saliva para conservarlo bien fresco. Acto seguido, con el segundo palillo, despegar la muestra del primer palillo, de manera que se pueda depositar con cuidado en el portaobjetos.

Recubrir con el cubreobjetos, que es una placa de vidrio muy delgada como las que encontramos en las cajas de montaje de microscopio o en laboratorios científicos. Con un pañito o un pañuelo de papel, oprimir bien la lámina de vidrio superior sobre la inferior para que se extienda al máximo la muestra de placa dental. ¿Listos? Ahora, solo nos queda observar, con un aumento de cien, doscientos, cuatrocientos y hasta mil, junto con una pizca de aceite de inmersión, ¡ya me contarán qué les parece!

Si hay infección, verán cómo se agita todo eso ahí dentro. Podrá pasarse horas mirando. ¿Qué va a descubrir? Todo depende del estado de salud. ¿Le preocupa? Tanto mejor…

No dude en fotografiar sus hallazgos, grabarlos y llevárselos a su dentista preferido para su identificación. Bacterias inmóviles: qué potra, porque es buena salud. Bacterias móviles: gingivitis. Glóbulos blancos: infección. Amebas: ay, ay, ay, encías enfermas. Solicite tratamiento ya porque sufre una amebiasis oral o una periodontitis, a buen seguro, y sobre todo, no espere a perder el hueso, porque sería demasiado tarde.

Holistas, sed modernos; hippies y libertarios, sed indulgentes; ecologistas, verdes y bohemios, sed realistas. Clan partidario de Béchamp, revisen su doctrina. Creer que el tabaco provoca las enfermedades de las encías es aventurado y dogmático. Tarjeta amarilla para los fumadores, por supuesto, pero al menos, líbrese de esta infección. Piense en la salud. ¡Nunca obtenemos lo que merecemos! De nada sirve esconderse de la verdad. Hagan lo que tengan que hacer y olvídense del resto.

Voy a contarles un cuento sacado de Internet para niños (grandes).

Un elefante y un ratón vivían juntos en una tienda de porcelanas. Como el elefante le tenía miedo al ratón, se fue de allí y el ratón se quedó muy triste. El elefante, conmovido, volvió al redil avisando al ratón que ante el más mínimo destrozo se llevaría una buena azotaina. Hubo destrozos y se llevó una buena azotaina…

Los dentistas ven bacterias poco más gordas que ratones en la boca de sus pacientes y se obstinan en dar caza a los ratoncitos mientras que un elefante se repantinga en el salón.

Solo queda la parte mecánica del tratamiento, que no puede ser más sencilla: retirar el sarro que está pegado a la raíz de los dientes, si es necesario. En el mercado actual hay revendedores dentales con tantos aparatos modernos que permiten detectar con precisión los cálculos residuales que no hay razón para pasar por la cirugía. Que no le cuenten historias para no dormir. ¿Su dentista posee un detector de sarro? Formúlele la pregunta. Hay que tener valor y exigirle que nos escrute con lupa, con el diodo luminiscente detector de sarro y con microscopio. Hay que pedirle también, cómo no, que nos deje observar nuestra muestra de microbios, porque es nuestra, nos pertenece del mismo modo que las radiografías; y sobre todo, no hay que permitir que nos hagan una carnicería. Enseguida olvidamos aquello que hemos oído, pero difícilmente olvidamos aquello que hemos visto. La imagen nos persigue y no nos abandona. Cuando actuamos, nos llega la inteligencia. ¡Hala, ya puede dar saltos de alegría!

He preparado minuciosamente un cuadro con los diez mandamientos para dentistas y personal odontológico que ansíen acabar con la periodontitis. Voy a compartir este decálogo con mis lectores, porque me gustaría que se lo proclamaran a su facultativo preferido.

Primer mandamiento: dentista, un microscopio de calidad buscarás, de tipo hospitalario.

Segundo mandamiento: una muestra de la flora dental extraerás de todos tus pacientes. Ningún parásito dejarás a quienquiera deshacerse de ellos y todos los esfuerzos necesarios harás. Riesgos y consecuencias del tratamiento con él abordarás.

Tercer mandamiento: de la saliva del paciente siempre te servirás para los montajes de las muestras. Ni agua ni ninguna otra solución utilizarás nunca, porque destruirían los parásitos y nada te dejarían ver.

Cuarto mandamiento: una pasada de observación a pequeño aumento (cien veces) con microscopio primero harás, en el sector infectado, con un gran aumento (mil veces) después te zambullirás, y la situación con tu paciente examinarás.

Quinto mandamiento: observar sus muestras en la pantalla conectada al microscopio siempre a tu paciente dejarás, para cada papila de encía dañada y en cada una de sus visitas. La adhesión total y absoluta de las dos partes, esencial para el éxito, así obtendrás.

Sexto mandamiento: todos los datos posibles de tu paciente recopilarás: mediciones, gráficas, analíticas y observaciones. Diagnóstico y progreso en curso con él compartirás.

Séptimo mandamiento: de la medicación, siempre el maestro permanecerás. Tus auxiliares no deberán ocuparse de los medicamentos apropiados en tu lugar. La total responsabilidad de tus pacientes asumirás, cada vez que con ellos estés.

Octavo mandamiento: el tiempo necesario para tus visitas de control planificarás, a tu paciente escucharás, muestras de su placa dental tomarás, pruebas de ADN para bacterias simbióticas harás, el aspecto de su encía medirás, de la destreza de tu paciente en la higiene de casa te preocuparás, consejos personalizados y adaptados le darás, de la comprensión y administración de desinfectantes locales te asegurarás, por la ausencia de sarro velarás y con los aparatos apropiados todo lo comprobarás.

Noveno mandamiento: a tu paciente la elección del tratamiento le dejarás. Se trata de su salud, su vida y su decisión. Estás ahí para que recobre la salud, no para curarlo a la fuerza. Menos culpable así te sentirás si tu paciente elige un método diferente al tuyo.

Décimo mandamiento: una forma u otra de seguimiento preverás, para perfeccionar tu aprendizaje del arte periodontal biológico, con jornadas especiales de formación continua, intercambio de opiniones con profesionales y demás. Siempre aprenderás y tanto mejor tu paciente se portará.

Por añadidura, digo también: a todo el mundo se lo contarás, por todos lados la noticia difundirás: el planeta está infectado y no lo sabe. Los médicos lo ignoran, los dentistas casi no lo saben, a los gobiernos ni les preocupa; enfermeros, higienistas, especialistas de la sanidad pública, nadie se ha dado cuenta, nadie sabe la verdad. Todo ser humano que tenga la intención de librarse de esta terrible infección tiene el derecho a saber y el deber de informar al prójimo. Derecho a la información, ¡ven a mí! Internet, medios de comunicación, lectores, auditores, espectadores, ¡socorro!

¿Aún se siente un pelín desamparado? Ya sabe cómo contactarme. ¿Abatido por la complejidad de mis explicaciones? No se le ocurra tirar la toalla. Ármese de valor, porque la solución está ahí, delante de nosotros... ¡equipados con un microscopio!

«El gran éxito —el dinamismo profundo que ha demostrado en algún momento la investigación científica— se ha logrado porque hemos suprimido el secreto, hemos pasado de la divulgación a la vulgarización»

Michel Serres

Capítulo 7

¿CÓMO SALIR DE ESTA?

No me diga que sus encías están rojizas, incluso sanguinolentas al usar hilo dental. Imagínese por un momento la base gingival de los dientes extendida sobre una superficie plana, como un mapamundi. Se parecería muchísimo a la palma de una mano ensangrentada, toda colorada por una quemadura horrenda de tercer grado, que ni siquiera se ve porque el puño está constantemente cerrado…

¿Qué haría con esa mano herida? ¿Rascarla? ¿Rasparla? ¿Hacerle cortes? ¡Por supuesto que no! Más bien, habría que pasarla por agua, fresca y pura, con suavidad, con mucho cuidado para no lastimarla. Además, también podríamos añadir bicarbonato sódico al agua para ablandarla y eliminar progresivamente los cientos de miles de microbios que pululan por la palma.

Con la boca ocurre lo mismo, salvo que la mandíbula, a diferencia del puño, suele estar cerrada. Mejor ir despacito, ¿no le parece? Conviene empezar por cepillar los dientes con algo que sea lo más suave posible, para eliminar pacíficamente los microbios. Sobre todo, no se debe rascar la infección ni legrar la carne en su baño de pus. ¡Ni siquiera quitar el sarro! Simplemente, hay que sumergirla en agua oxigenada diluida muy dulce.

Primera fase: detener las pequeñas hemorragias, limpiar cuidadosamente con el desinfectante menos agresivo posible. Utilizar agua oxigenada comercial al 1 %, añadiéndole dos partes de agua. Una vez que la encía esté bien limpia, aplicarle polvo de Torrens, una mezcla compuesta por seis partes de bicarbonato sódico y una parte de sal de mesa fina. Se mezcla bien con una batidora y se aplica una capa muy fina del polvo en la encía con la ayuda de un cepillo de dientes ligeramente húmedo. Extender bien, procurando no frotar, sin pasarse en la cantidad. Escupir el excedente en el lavabo y no enjuagar. Dejar el producto hasta su disolución para que exploten los parásitos. Este método puede parecer agresivo en un principio, pero la encía se sentirá mucho mejor al cabo de unas pocas semanas, se irá contrayendo poco a poco durante los ocho meses de tratamiento. El dentista y el higienista se encargarán de que todo vaya bien.

Con el tiempo, sabremos casi tanto como ellos sobre los cuidados higiénicos en casa… Primera fase: desinfección total. Ante todo, no se debe tocar ni magullar la herida frágil, como tampoco lo haríamos con la palma de la mano. Nos contentaremos con desinfectarla suavemente, con pequeños lavados regulares, a razón de dos diarios.

Tras un mes de lavados delicados y la aplicación del polvo desinfectante, habrá que efectuar un nuevo control con el microscopio, para comprobar si hemos conseguido desalojar a los infames microbios que nos habían atacado, esos parásitos asociados a la infección.

Si la patología es reciente, es posible que baste con esto. Con suerte, no habrá que hacer nada más, porque las sales desinfectantes habrán conseguido cargarse a los bichos por sí solas. Así y todo, conviene seguir durante unos meses, más que nada para comprobar que la infección sea esencialmente bucal. En cambio, como suele ocurrir por regla general, si las bolsas alrededor de los dientes rondan los cinco milímetros o más, en vez de dos o tres como deberían, habrá que seguir. No hay que alarmarse, porque así nos pasa a la mayoría. Preocúpese más bien en comprender la enfermedad y seguirle la pista como un desactivador de minas. Si ponemos de nuestra parte, lo lograremos. Cuando la enfermedad infecciosa está bien instalada, como en la mayoría de los adultos del planeta, habrá que desinfectar primero la encía, durante un período de unos cuatro meses, a razón de un control cada mes. De este modo, el primer mes se destinará a cambiar de hábitos, a desechar el dentífrico ineficaz y acostumbrarse a utilizar agua oxigenada y polvo de bicarbonato con sal.

En el segundo mes, recomiendo además adoptar el uso diario de hilo dental o cepillos interdentales, pero sin dejar de proceder con los lavados de agua oxigenada diluida y la aplicación de polvo de Torrens. Si la encía sigue hinchada y sangrante, se necesitarán colutorios de farmacia, porque son los únicos capaces de eliminar la mayoría de parásitos. Los productos del mercado apenas suelen ser eficaces para erradicar los protozoos, como tal vez ya lo haya constatado: no aportan resultados significativos.

Si no, siempre puede recurrir a medidas drásticas: una solución de alcohol al 40 % con antibióticos. Puede ser tetraciclina, cuyos efectos pasan por reducir la hemorragia de las encías y aniquilar a la mayor parte de los revoltosos parásitos. Este antibiótico de sobra conocido es muy eficaz para la enfermedad periodontal y, además, conseguirá que los glóbulos blancos, que chapotean alrededor de la plaga, puedan transportar fácilmente la medicación, de manera que se redistribuya la molécula alrededor. La cosa no puede ser más útil[XXIII]. Se acostumbra recomendar este tipo de enjuague bucal desinfectante además de los lavados por la mañana y por la noche, pero el dentista también podría prescribirle algunos productos medicamentosos del comercio.

Recapitulemos. Al segundo mes de tratamiento, el estado de la encía mejora en superficie: se desinfla y el aliento vuelve a ser casi respirable, porque se ha eliminado a buena parte de los parásitos bucales. En cambio, es probable que todavía quede un buen puñado en las profundidades recónditas de la encía, así como glóbulos blancos y bacterias anaeróbicas saltarinas. Eso es lo que comprobaremos en la tercera visita mensual. En ese caso, no se desanime, porque haremos lo que haga falta.

Continúe con los lavados cotidianos, mañana y noche, además de añadir una crema con un antiparasitario bien conocido: el metronidazol. Hay que aplicarla en una capa muy fina sobre la encía, como mínimo tres veces al día, durante los tres meses siguientes. De esta forma, en este tercer mes de tratamiento, seguirá aplicando el polvo junto con el cepillado diario y, durante el día, tendrá que aplicar la crema antibiótica para acelerar la desinfección. El dentista podrá entonces empezar a retirar las grandes placas de sarro adheridas a los dientes, pero solamente el sarro aparente, situado por fuera de la encía. Así podrá limpiar mejor los dientes y se mejorará sensiblemente la calidad de la higiene.

Ahora, tendrá unas encías mucho más bonitas, de un hermoso color rosado en casi el 70 % de la superficie pero… ¿ya se habrá curado? Quizás, si ha sido una persona disciplinada en los cuidados en casa, pero si la enfermedad ya estaba bien instalada, es muy probable que, a pesar de todos los esfuerzos, queden parásitos en el fondo de los surcos más profundos, por debajo del sarro, allí donde aún encuentren pitanza, es decir, núcleos de glóbulos blancos[7]. Habrá que deshacerse de ellos definitivamente.

También es posible que haya parásitos de la misma familia en alguna otra parte del aparato digestivo: en los intestinos, el hígado o en la circulación sanguínea. Su denominación va variando en función de la zona, como los quesos autóctonos, los grandes caldos o los santos de las parroquias: *Entamoeba histolytica*, *Entamoeba dispar*, *Entamoeba coli*, etcétera.

Amebas, tricomonas… este tipo de infecciones es moneda corriente en medicina general. Pequeños animales parásitos que socavan las mucosas, provocando úlceras minúsculas y lesionando las paredes del organismo. Al igual que en el intestino, las amebas perforan las encías a fuerza de provocar al sistema inmunitario para que reaccione y suscitan el envío de glóbulos blancos. La barrera inicial se rompe: esa

---

[7] Véase la ilustración 6-5 de la página 140.

es la verdad, así de simple. No se deje distraer por eventuales especialistas que jamás las hubieran visto, porque la biología es demasiado evidente como para acallarla. Si hay algo bueno, tendrá que acabar por divulgarse algún día.

Seguimos. Cuarto mes y último cometido si aún no hemos conseguido librarnos de todos esos nefastos bichos purulentos: no caiga en sensiblerías y saque la artillería pesada. Tratamiento con metronidazol.

Si aún le quedaran piojos después de tres meses de tratamiento intensivo, recurriría a medidas drásticas: acabaría con ellos cueste lo que cueste, antes de que el cuero cabelludo quedara transformado en un colador, pero ni aun así dejaría que le arrancaran la cabellera. Microscopio en mano, hay que comprobar la situación de la encía. Al fin y al cabo, lo que queremos observar es una microbiota gingival estrictamente idéntica a la que se tendría en perfecto estado de salud.

A condición de que el propósito sea el de curarse, obviamente, hay que exigir antiparasitarios. Ni hablar de administrar antibióticos sin parar, aunque pueda resultar necesaria una segunda serie en algún momento. Si hace años que sufrimos la enfermedad, con recaídas crónicas o como enfermedad agresiva, el antiparasitario es absolutamente necesario. Basta con verlo…

¿No le hacen ninguna gracia los antibióticos? Sus reticencias son totalmente lógicas. En ese caso, propongo la siguiente fórmula de cepillado: encargar a un naturópata profesional que nos prepare una mezcla de bicarbonato sódico, arcilla verde desecada y tres aceites esenciales: *Cinnamomun cassia*, *Mentha piperita* y *Monarda didyma*. Para ser sincero, no garantizo el éxito si la infección es antigua y profunda, porque los prodigios suelen ser más bien escasos… pero si cree que puede funcionar, hace bien, porque este remedio podría salvarle, sobre todo al principio de la infección, cuando los pequeños vampiros aún están a tiro de este sano mejunje. Un examen microscópico confirmará el éxito. O no.

Cuando se hayan evacuado del todo a nuestros amiguitos miasmáticos, hay que seguir con la desinfección: agua oxigenada, aplicación de polvo y crema, porque lo único que puede lograr es curarse. Importante, no se olvide de evitar las circunstancias y los entornos propicios a la reinfección: contacto directo con la familia cercana no tratada, viajes a países tropicales, agua contaminada, alimentos crudos infectados por agua de dudosa procedencia… Si tiene familiares afectados por la enfermedad, en particular adultos, procure que reciban tratamiento al mismo tiempo que usted. Es exactamente lo mismo que hacen los médicos para las enfermedades de transmisión sexual.

Islas paradisíacas, países tropicales que huelen a vacaciones… ¡Atención, peligro! Sus aguas están infestadas de parásitos. Verduras frescas contaminadas durante el lavado, cocineros con amebiasis oral o intestinal que estornudan encima de nuestra ensalada… ¡Salud! (si aún nos queda). Échele un vistazo a la efigie de la asociación internacional contra la amebiasis[8]…

En fin. Si ha hecho todo lo que tenía que hacer, si la familia se ha mostrado determinada, su cónyuge ha pasado por fumigación, su amante ha localizado a un dentista microscopista y aún no ha perdido el optimismo… No lo dude, láncese al abordaje para exterminar la plaga, guerra a muerte, zafarrancho de combate: ¡antiparasitarios sistémicos! Tendrá que tomar comprimidos durante siete, diez o catorce días, según el grado de infección, su estado general, peso y hábitos alimentarios.

Normalmente, son diez días. Nada de alcohol en la dieta, ni vino en las comidas, ni aperitivos, ni cerveza, nada. Abstinencia completa durante diez días y un día más para eliminar. ¿Tiene problemas de alcoholismo? Ya le encontraremos una terapia de un día a toda mecha o buscaremos cualquier otra cosa. Haremos lo posible por adaptarnos, pero lo fundamental es que desaparezca. Cualquiera que sea su tipo de tratamiento, durante el quinto mes de terapia, quiero volver a verle

[8] Véase la ilustración 5-6 de la página 109.

con una flora bucal de adolescente, con las encías suaves y rosas como el culo de un bebé. No hay razón para mantener a la plaga de por vida, como se mantiene a un amante o una cortesana.

Sobre todo, no se preocupe por las bacterias, porque desaparecerán al mismo tiempo que los parásitos. No vale la pena ocuparse de ellas ya que viven en simbiosis con ellos. En el peor de los casos, haremos pruebas de ADN; no vaya a ser que sea usted un ser de excepción…

Quinto mes de terapia. Lavado y cepillado con agua oxigenada al 1 %, polvo de Torrens, crema antibiótica, antiparasitarios… Llega a la clínica del dentista, equipado como tiene que ser con un microscopio de calidad, y le presenta a su nueva flora, como si fuera una hermosa prometida: cocos y filamentos, puntitos y trazos inmóviles, nada de pus… la desinfección es completa. ¡Enhorabuena! Felicite a su dentista y felicítese.

A partir de entonces, tendrá que seguir así y conservar a toda costa esta flora de niño pequeño. Después de haber estado luchando durante cinco meses para recuperarla, no me diga que no sería absurdo perderla. Sobre todo, continúe con el régimen básico. Termine la crema mientras el dentista le elimine el sarro residual pegado en el fondo de las bolsas gingivales, que ya están medio curadas. Pasemos a la segunda fase, ¡adelante con los cuatro últimos meses!

En el quinto mes, se elimina el sarro, se saca brillo a todos los dientes y, viendo que ya no hay infección, ha llegado el momento. La última clave del éxito. Una vez que disfrutamos de una flora que ha vuelto a la normalidad, se elimina el sarro con delicadeza. Despacio, con parsimonia, sin lastimar en lo más mínimo, se van despegando una a una las costras de toba calcárea que se han ido depositando con el paso de los años.

¡Un lado de cada vez! A este paso, en cuatro meses, se habrá eliminado por completo el sarro. No se necesita cirugía devastadora para esto. En la actualidad, existen aparatos sofisticados, fabricados con diodos luminosos o sondas sensibles al tacto, que permiten detectar el sarro residual sin cirugía exploradora. ¿Su dentista microscopista no tiene ninguno? ¡Dígale que se compre uno! En caso contrario, corre el riesgo de dejarse hasta un 25 % de sarro debajo de las encías y habrá que empezar de cero otra vez. Aunque sea una persona concienzuda, es probable que, sin cirugía, le queden atrás algunos depósitos de sarro. Si es un malabarista de las curetas empedernido, raspará las raíces hasta que les quede una cinturilla de avispa… ¡Maldito sacamuelas! Los detectores de sarro modernos y las pequeñas sondas con señal sonora le confirmarán que no ha quedado nada de nada.

Pasemos al sexto mes. Revisión de los cuidados: decapamos el depósito en el lado más afectado (la cuarta parte de los dientes) y dejamos que se cierren los insalubres fosos de los dientes. Ahora que están saneados, libres de tosca, se pueden volver a pegar con naturalidad a la raíz: curación a buen seguro. A condición, evidentemente, de que el diente no estuviera demasiado tambaleante al principio, porque en ese caso nos toparemos con un problema mecánico: no hay hueso suficiente para sujetar el diente… Demasiado tarde, ¡no podrá sonreír nunca más! Si no ha llegado hasta ese punto, la curación completa estará al caer.

Séptimo mes, limpieza completa de la otra cuarta parte de la boca, de manera que al octavo mes como muy tarde se habrá acabado y podamos alegrarnos. Por fin libre de los piojos de la boca. Hasta que se acabe el año, seguirá lavando y cepillando dos veces al día con agua oxigenada y polvo de bicarbonato sódico salado. Por lo que más quiera, no desista y esfuércese un poquito más para que todo se cure como debiera.

Al cabo del doceavo mes, revisión sanitaria: qué felicidad tener unas encías rosas, un aliento fresco y una familia liberada de parásitos vermiculares. Cuando era pequeño, mi madre nos daba productos para acabar con los parásitos del otro extremo. Resultado, el culo nos picaba un poco menos… Al crecer, tenemos que librarnos de los parásitos de arriba, a ver si dejamos de atufar al abrir la boca. Es así de duro y desagradable, pero es como la vida misma, porque nos puede pasar a cualquiera.

Imagínese: volver a disfrutar de los besos sin segundas intenciones, darse mimos sin sentirse incómodo, sentirse bien y fresco, con una boca de oreja a oreja, ¡incluso a los cincuenta años! Qué alegría conservar los dientes, un poco descarnados tal vez, si el asunto se ha tratado un poco tarde de más, pero sólidos, listos para darle un mordisco a ese trozo de pan duro… Venga, disfrute y sea feliz, que se lo merece. No vuelva a dejarse embarullar.

> **SE PUEDE ENGAÑAR A ALGUNOS TODO EL TIEMPO, SE PUEDEN ENGAÑAR A TODOS ALGÚN TIEMPO, PERO NO SE PUEDE ENGAÑAR A TODO EL MUNDO TODO EL TIEMPO.**
>
> Abraham Lincoln

Capítulo 8

Cada uno con su lastre

Voy a permitirme relatarles aquí algunas de mis experiencias más destacables, tanto para mí como mis pacientes. Como cabe esperar, los nombres, lugares y circunstancias se han modificado para preservar el anonimato. Con el paso de los años, he ido pidiendo a mis pacientes, de viva voz o por escrito, que me dieran permiso para relatar su historia, para ayudar a gente como ellos, que padecen las mismas dificultades causadas por esta sórdida infección y sus terribles secuelas.

Así pues, es posible que algunos logren reconocerse en mayor o menor medida al leer estas líneas. Gracias a todos por su contribución, que no se quedará en papel mojado. Con cada paciente, he inventado un calificativo que sin duda conseguirá que algunos logren identificarse un poco mejor. Se abre el telón...

Paciente «Petra movediza, nunca mugre volverá a cobijarla»

Lleva muchos años en tratamiento por sus encías, con visitas frecuentes al dentista y periodoncista, pero sin resultados, porque la enfermedad progresa inexorablemente.

Un buen día, se topa con un anuncio que suelo publicar de vez en cuando en un periódico, en la sección de salud. Anota mi dirección y mi página de Internet. Le echa un vistazo y siente curiosidad, porque es diferente a lo que acostumbraba oír…

Su médico, orientado hacia las terapias alternativas, la anima. Como un signo revelador, se esfuerza en venir de lejos. Está motivada, y no es para menos, ¡sus dientes delanteros se descarnan!

Lo que ve en la pantalla de vídeo le repugna: ¡hay más albedrío que en la casa de tócame Roque! Todo un vivero tropical, ¡en su propia boca! Después, le enseño el programa de un canal de televisión canadiense al que asistí[X], de manera que pueda comparar los dos métodos rivales: el tratamiento tradicional por un lado, centrado en las bacterias, el raspado y la cirugía; y por otro, el mío, radicalmente diferente a los usos y costumbres de la profesión, estrictamente vinculado al aspecto biológico, de carácter médico y con un tratamiento predominantemente farmacéutico.

El entrevistador del programa plantea claramente la cuestión: «El doctor Bonner no cree en esta infección bacteriana… porque cada vez que observa con el microscopio, lo que encuentra son… ¡parásitos!».

Ambas posturas son muy desemejantes y es normal que se ponga en entredicho. Además, le muestro otro vídeo con algunas secuencias de microscopía del tipo antes/después, para que pueda comprender y valorar por ella misma.

Petra acepta el tratamiento. No puede imaginarse conservando en la boca todo aquello que ha visto en la pantalla. Es comprensible. Ahora tenemos que conseguirlo. Lleva demasiado tiempo atollada entre dentistas. Su higiene dental es impecable, ya hace mucho que no tiene sarro. Cada tres meses se somete al raspado… Por suerte, los dientes aún no se le mueven. Solo le queda eliminar la flora patógena. Le prescribo un antibiótico antiparasitario durante diez días y le anuncio cuál será su nueva pasta de dientes: agua oxigenada diluida y polvo de Torrens. Revisamos juntos los pros y los contras de la antibioterapia, sin olvidarnos de ningún efecto secundario, porque así me lo dicta la moral: riesgo de perturbaciones espaciales, regusto metálico en el paladar y, sobre todo, estricta abstinencia de alcohol.

Cuando acude a su primera revisión microscópica, no le queda nada patógeno a lo que hincarle el diente. Se acabaron las amebas repugnantes, adiós a los cadáveres de glóbulos blancos esparcidos por su cavidad bucal. Qué bonita le ha quedado la encía. Puede verlo, y sentirlo. ¡Casi increíble! Petra se queda anonadada con el resultado, pensando: «No puede ser… ¿cómo es posible que me hubieran dejado en tal estado durante tanto tiempo y que, ahora, en menos de quince días, todo se haya esfumado?».

Vuelve a estar en condiciones, pero encolerizada con mis colegas dentistas. Intento moderarla, diciéndole que muchos dentistas no tienen fibra biológica. En su amplia mayoría, ni siquiera analizan la microbiota de sus pacientes. Ninguna prueba de ADN ni encimática para detectar bacterias, nada. Se limitan a escarbar, como meros mecánicos de dientes. Al igual que un revisor del tren, se pasan la vida perforando, haciendo agujeritos, agujeros de toda clase…

Le pido que continúe con el tratamiento de mantenimiento, agua oxigenada y polvo, además de prescribirle una crema de metronidazol antiparasitaria, para estar totalmente seguro de que no vuelva a infectarse. Al cabo de dos meses, vuelve a verme:

—¿Qué ocurre, Petra?

—Estoy terriblemente conmocionada, doctor —me confiesa—. Hace cinco años que he dejado de trabajar. No puedo levantar pesos desde entonces. Hacía cinco años que ni siquiera podía coger a mi hija en brazos. En cambio, hace dos meses que tomo la medicación que me ha dado y ya no tengo nada: he dejado de estar enferma. Me he recuperado, como una flor, es… inimaginable. Estoy muy resentida con esta profesión. ¿Por qué no lo divulga más, doctor Bonner?

—¡Ay, si supiera! Si supiera cuánto lo propago. Ya ha visto que he participado en un programa de la tele y acudí a junto de investigadores y universitarios, pero me han cerrado la puerta. He visto a especialistas periodoncistas que me han humillado a ultranza delante de mis colegas. ¡Cuántas veces habrán intentado echar por tierra todo lo que enseño! He escrito numerosos artículos en revistas de odontología, en revistas populares y periódicos; he preparado e impartido seminarios para enseñar mi metodología a otros dentistas. Afortunadamente, los más sesudos sí me han hecho algo de caso. Algunos vienen a verme, a cuentagotas, para escucharme y ponerme en duda: normal… hasta que lo intentan consigo mismos y sus pacientes. Esos están consiguiendo logros al seguir mi método, pero tampoco lo tienen fácil. A pesar de la sorprendente sencillez de la terapia, se requiere experiencia, destreza y rigor en la comprobación y explotación de los resultados. En ocasiones, incluso necesitarán coraje para encajar las declaraciones ingratas de algunos de sus colegas… pero le prometo que todo esto va a cambiar. Estoy haciendo todo lo que está en mis manos para lograrlo, dedico mi vida profesional, mi vida de hombre y de familia a este propósito. Mi vida personal, así es. Como un apóstol, le prometo que haré todo lo posible para que se sepa y se practique. Al fin.

Ilustración 8-1

Imágenes de la biopelícula de Petra, que sufre periodontitis desde hace muchos años. (a) Dos amebas adultas y una muy joven entre ellas. (b) Amebita con forma de bolsa en el centro y una «bebé minuta» debajo. (c) Ameba panzuda repleta de vacuolas con su inmenso seudópodo navegando hacia la parte superior de la imagen. (d) Ameba bien rolliza con el núcleo claramente visible en su centro: cariosoma central y cromatina alrededor. Esta flora patógena probablemente sea la misma desde el principio de todo de la enfermedad. Sin microscopio, eliminar el sarro y raspar sucesivamente no basta por sí solo para prejuzgar resultados microbianos.

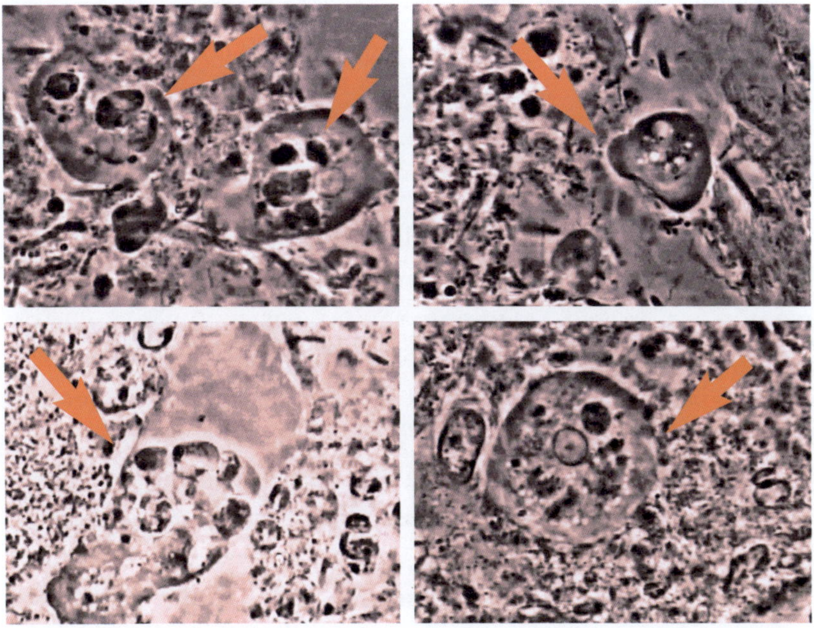

Petra completa la terapia durante ocho meses. Ocho meses perfectos, tan excelentes como la flora del dentista. ¡Enhorabuena! A partir de entonces, le aflojo un poco las riendas, para que vuelva a los tres meses y a los seis. Después, le ruego que revise su flora al menos dos veces al año, para estar seguros de que no vuelva a infectarse. Un año, dos, tres años. Petra sigue las instrucciones al pie de la letra. ¡Los protozoos no están para vivir en la boca de las personas! Madre digna, espíritu femenino, que rápido lo has comprendido y, además, lo notas. Tanto mejor. Escríbenos algo, para que pueda compartirlo con otros como tú…

Paciente «Pobre Genoveva, embarazada para su desgracia»

La primera embarazada con quien he podido servirme del microscopio además de las técnicas habituales. En su sexto mes de embarazo, los dientes del fondo le dolían y se movían, con la encía ligeramente inflamada. Se puede percibir el edema. Para mí, es un caso chocante. Los surcos gingivales son el doble de profundos de lo normal, dejando entrever una pérdida ósea importante alrededor de los dientes.

—Tengo toda la encía sensible, ¿qué me pasa, doctor?

—No sé…

Es la primera vez que veo la biología microbiana de una embarazada: ¿qué descubriré en esta mujer que lleva a otra vida dentro? Al analizar todos los surcos, el problema es general. ¿Qué veo? Lo de siempre: un montón de microbios rezumando entre las encías. ¡Amebas, amebas, amebas! Larvas gordas y babosas que se menean con descaro en el edema gingival. Tiene la boca llena de larvas de la col: grotesco, funesto, impensable, pero cierto. ¡Malvada flora, pobre madre! Sus glóbulos blancos libran una batalla perdida de antemano. La plaga se zambulle en ella como ballenas sin aliento. Estos monstruos de la encía no necesitan oxígeno. Orcas ectópicas de las aguas altas de un mar colorado, que se remojan cínicamente en los flujos maternales, propulsando sus seudópodos en todas direcciones y abrazándose monstruosamente entre ellas.

¿Qué debo hacer? Si aniquilo a todos estos parásitos con un antibiótico, sus toxinas acabarán en la circulación sanguínea. Nada bueno para la madre y a saber qué le pasará a su hijo. No tengo ni idea. Limpio la zona con suma delicadeza, para no lastimar a la madre ni al bebé. Extraigo esas masas bulliciosas con la mayor precaución posible. Por desgracia, no habré hecho más que empezar porque deja de acudir a las citas. ¿Demasiado para ella? ¿Le preocupa el tratamiento? A lo mejor, no está preparada. Nunca lo he sabido. La única respuesta que he obtenido, mucho más tarde y por otros cauces, es que tenía el corazón demasiado débil y perdió al niño. ¿Sería por culpa de la encía? ¿Quién sabe?

Ilustración 8-2

Toda una tragedia biológica. Estas duras imágenes nos desvelan la intimidad bucal de Genoveva, que sufría una amebiasis oral y, por encima, estaba embarazada, con todos los perjuicios que implica para su salud y la del bebé. Se ve claramente una babosa amebiana, con su amenazante cola uroidal, desplazándose lentamente hacia el sector superior derecho, arrastrándose en un entorno saturado de bacterias nocivas. A su alrededor, algunas manchas que parecen de suciedad: son los restos de glóbulos blancos que forman el pus que se derramará por sus encías. Una situación que pone en peligro el buen desenlace de su embarazo. Intolerable.

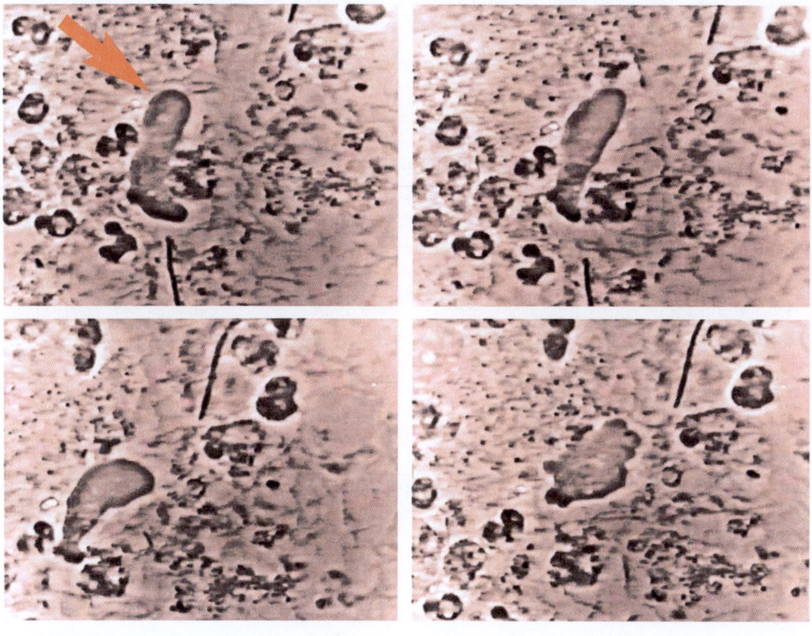

Ilustración 8-3

Genoveva, otra vez. Tres amebas evolucionan lentamente a través de la biopelícula infectada. La del centro, que parece estar atascada en el medio de las otras dos, agita su seudópodo laminar a la derecha, como una medusa evaporada, de (a) a (d). A la derecha, un glóbulo blanco picoteado con su núcleo polilobulado. Deslizamiento sideral, ¿encuentro fortuito o contacto íntimo entre tres amebas? Misterio. Los estudios en profundidad y las descripciones detalladas brillan por su ausencia entre los dentistas. Cosa que no ocurre entre los médicos parasitólogos, que han estudiado minuciosamente los componentes genéticos y biomoleculares de estos predadores hematófagos.

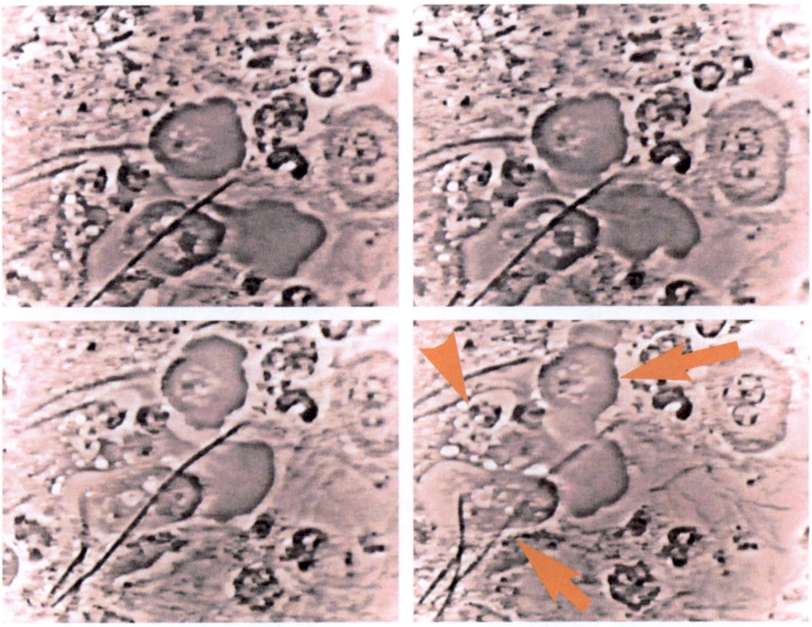

Pobre Genoveva, lamento profundamente no haber podido hacer nada cada vez que me acuerdo de ti. Perdóname, si puedes.

Paciente «Inmaculada desconsolada»

Embarazada, joven y hermosa, una flor de perlas, pero el dolor gingival es intenso desde hace ocho meses. Su médico ha visto bacterias y no quiere que se las transmita al bebé: qué razón tiene. Tiene previsto darle antibióticos unos días antes del parto. A partir de un análisis escrupuloso, tiene todo preparado para que sea un éxito. ¡Orgullo de la medicina!

Sin embargo, tiene las encías muy coloradas y le duelen, inflamadas en los dientes delanteros, aunque sean las que mejor se cepilla. Su papila es casi frambuesa. ¿Por qué?

Apenas le toco con el cepillo de dientes y empieza a derramar sangre. ¿Qué esconde debajo de esta carne venosa? Ninguna sorpresa: miles de amebas en una sola papila herida, que se atiborran en su flora putrescente, a espaldas de todos. ¡Mira el alboroto que tienes ahí! Bichejos viscosos por todas partes, que se están alimentando de tu ser, engullendo tus glóbulos blancos de defensa. Se atacan a los monocitos, pegándose a ellos sin ninguna vergüenza, clavándoles sus seudópodos maléficos para arrancarles de cuajo los núcleos inmunitarios.

Ilustración 8-4

Imágenes inconcebibles de Inmaculada cuando apenas le quedaba un mes para dar a luz. (a) En el centro, ameba terminando su fagocitosis en un campo de glóbulos blancos monocitos. (b) Dos amebas, una de ellas bebiendo a sorbos su alimento a la derecha. (c) Dos amebas y un glóbulo blanco que ha perdido su núcleo, hacia abajo a la izquierda. (d) Aquí, siete amebas, una de ellas recién nacida en el centro a la izquierda. La microfamilia Adams… La encía dolorida e inflamada tiene un aspecto similar a un racimo de uvas. Nadie sospecha semejante actividad en las confluencias de esta pequeña perla reluciente y bien cuidada que es el diente de la futura mamá. Aun así, la infección parasitaria prolifera y es más que evidente a esta escala. La microscopía preventiva nos habría puesto en guardia, seguramente, pero ahora es demasiado tarde.

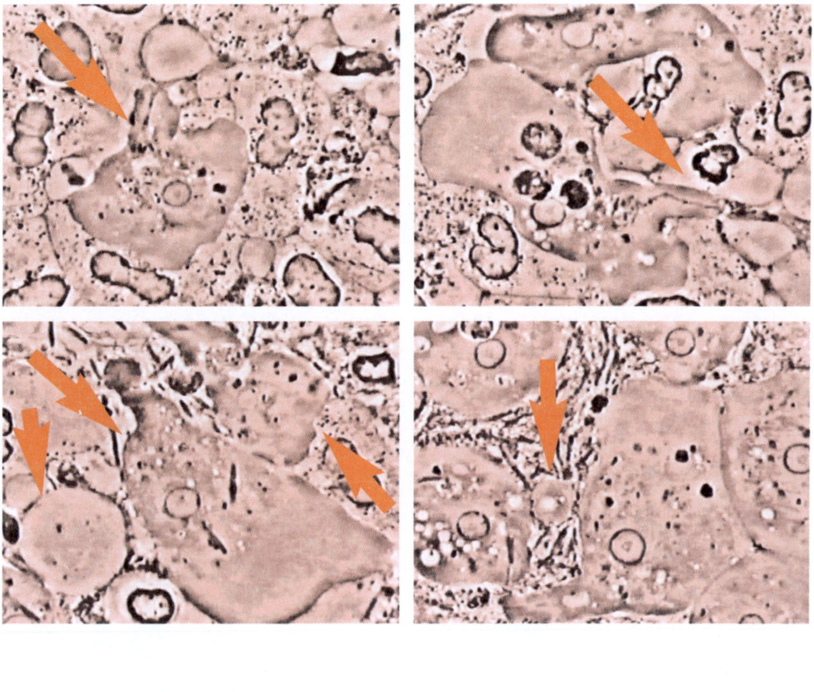

Atónito se queda uno. Parecen moluscos pringosos, que se abalanzan sobre la carne inmunitaria para clavarles sus asquerosas patas y robarles sus valiosos núcleos, reduciendo a estos leucocitos a despojos humanos.

Allí abandonarán ampollas de toxinas que le harán arder la encía sin piedad. Qué actitud tan abyecta, pasmosa y dolorosa.

¡Despierten, médicos adormecidos! ¿Acaso podemos permitir semejante trituración pululando en el cuerpo de tan hermosa grávida? ¿Qué podemos hacer para esta mujer a punto de alumbrar, ahora que el mal ya está hecho? ¿Qué tendríamos que haber hecho antes para detener su enfermedad y proteger al bebé? Estas son las preguntas de verdad. ¿Cómo liberar a la futura mamá antes de que envenene a su hijo? ¿Cómo evitar el riesgo conocido de parto prematuro? Con prevención biológica. Si todas las mujeres en edad de procrear pudieran beneficiarse de una exploración microscópica minuciosa de las encías, antes de quedarse embarazadas, tengo claro a ciencia cierta que bastaría con echarle un ojo a la flora para salvarlas de esta aflicción. Abran los ojos, mis queridos doctores Jekyll: Drácula y Nosferatu no son más que simples granujas al lado de estos monstruos que ensangrientan las bocas de nuestras madres y comprometen el nacimiento de nuestros hijos. Claro que sí, ¡hay algo de Hyde en estas criaturas repulsivas!

Paciente «Profesora nimbada»

Querida amiga, te gusta todo lo que ilumina tu insolente lucidez. Tus ideas bien definidas se inspiran en el amor al prójimo. ¿No quieres demasiados rayos X para tus genes sensibles? ¡De acuerdo!

Ya has acumulado demasiados con tus experiencias y sin embargo, tienes la encía frágil. ¿Quieres que te la enseñe bajo el microscopio? Allá vamos…

Ilustración 8-5

Paciente con periodontitis crónica, con su flora patógena característica, constituida de amebas evidentes con núcleos y vacuolas específicos. Textura hialina y grisácea en la periferia.

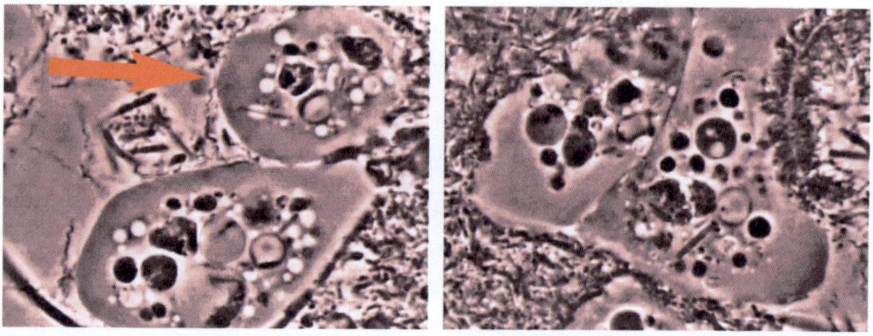

Si no me equivoco, está claro que quieres vencer esta calamidad, pero te preocupan los antibióticos. Lo entiendo perfectamente y dejaré que te tomes todo el tiempo que necesites, pero ten cuidado, porque ya has perdido un diente este año. Aun así, no te quieres arriesgar y prefieres evitar los medicamentos. Estás en tu pleno derecho. A fuerza de contemplar tus floras del mal de tan cerca, acabarás por darte cuenta de las funestas consecuencias, pero será cosa tuya, será tu decisión y no la mía. Genio de la tierra, genio de los átomos, genio de la vida, por fin estás curada: enséñales también la parasitología a tus alumnos…

Paciente «La pequeña Moisés»

Hermosa niña que llegó a Canadá a los cinco años de edad. Tus padres te han recogido para tu felicidad en una casa cuna de algún lugar de la lejana Asia. Con apenas seis años, a pesar de lo bien que te han cuidado, tienes las encías tan azules y sangrientas como las de un anciano… Hasta has infectado a tu madre adoptiva. Florcilla de Oriente, ¿qué te pasa? Microscopía, pase por favor.

Ilustración 8-6

Niña de seis años con periodontitis juvenil. La microscopía no presenta ambigüedad alguna: presencia persistente de amebas virulentas. (a) Ameba característica en el centro y restos de un glóbulo blanco arriba a la izquierda. (b) Ameba en el centro, arrastrándose furtivamente hacia arriba. Escudo de glóbulos blancos defensivos en diagonal, de arriba abajo a su derecha. El tratamiento antiprotozoario tendrá un efecto inmediato y espectacular en su patología gingival. Curación instantánea y éxito a largo plazo, sin la más mínima secuela. ¿Quién da más?

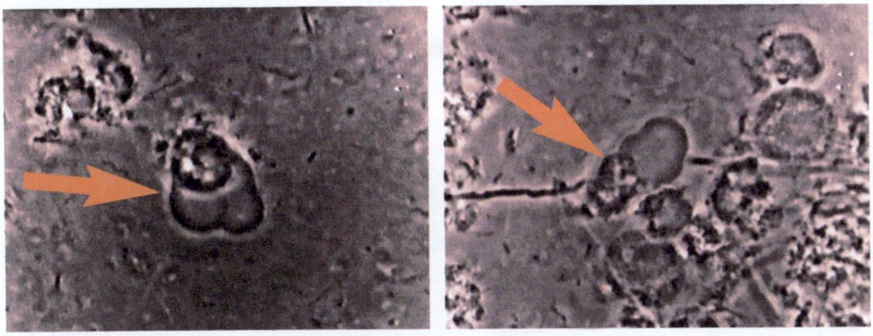

Tu biopelícula, aunque no levantes un palmo a tus seis años, revela la presencia de amebas agresivas, omnipresentes en tu enfermedad gingival juvenil. Extraño, sí, pero no sorprendente. Un tratamiento adaptado y una microscopía bien llevada vencerán enseguida a los bichos malos de tu boca. En la actualidad, eres una chica joven en plena forma, al igual que tu madre. Me alegra haber sido partícipe de tu sonrisa y de tu salud.

Paciente «Niño guaperas»

Chaval de veintitrés años que conocí en la consulta de un especialista en encías del sur de Francia, un periodoncista europeo que había seguido mi formación y que descubría ese día lo que le había enseñado. En las grandes universidades estadounidenses no había aprendido a servirse de un microscopio para terapia clínica. Es uno de sus primeros casos, un mozuelo apuesto que lleva más de dos años sufriendo. Las encías de delante le arden a fuego vivo. Su dentista lo ha limpiado y raspado, pero en vano. El especialista gingival ha cogido su bisturí para cortar por lo sano… y seguir limpiando. ¡Increíble barbarie en tiempos modernos! Le ha levantado la encía como si fuera una cortina para tratarlo con bisturí y raspador. De nada ha servido, he ahí que mi discípulo se disponga a escuchar a su primer paciente:

—Vamos a ver, muchacho, ¿podemos observar qué te molesta bajo el microscopio?

—¡Por supuesto!

Ilustración 8-7

Joven adulto con periodontitis particularmente dolorosa en los dientes delanteros. (a) Biopelícula constituida de bacterias y parásitos, con algunos glóbulos rojos visibles abajo a la izquierda. Ameba en el centro hacia la izquierda. (b) Ocho tricomonas agitadas en forma de peras pequeñas. Una ameba en el extremo izquierdo. (c) Ocho amebas bien visibles. (d) Tres amebas en un campo de bacterias espiriladas y con grandes filamentos.

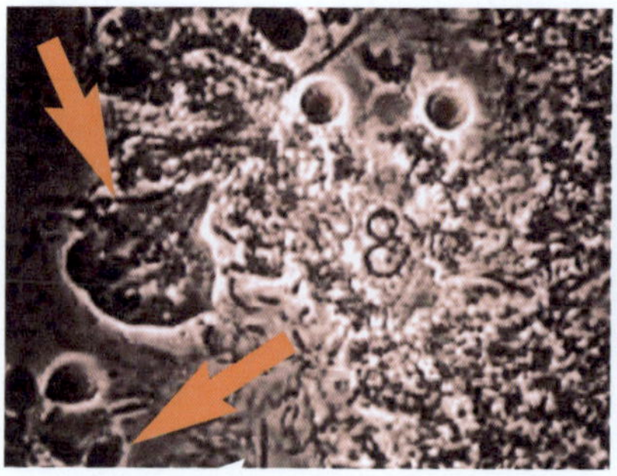

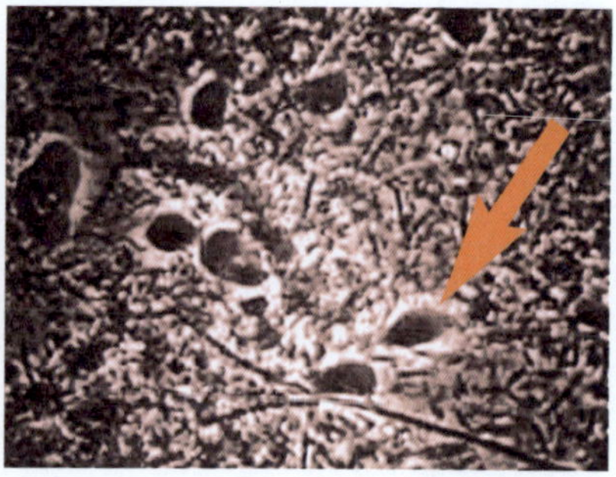

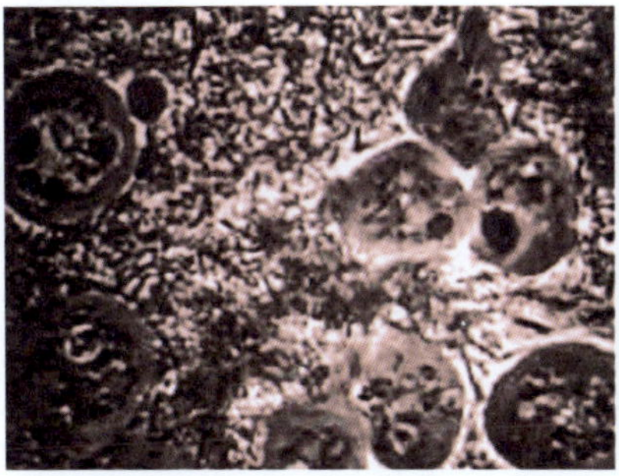 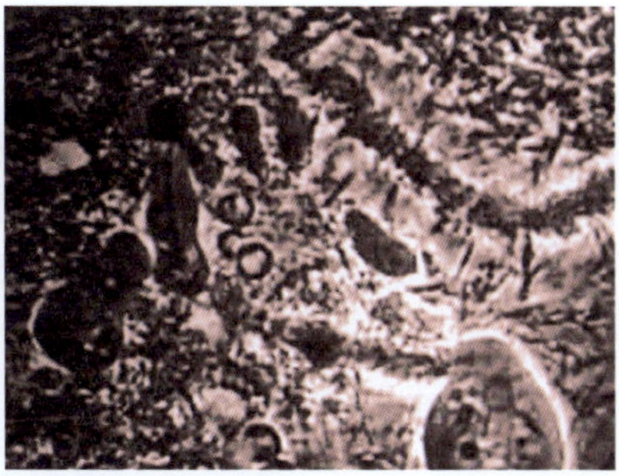

El resultado no se hace esperar: está plagado de amebas, atiborrado de tricomonas que revolotean en un nido de bacterias como peces payaso entre anémonas. Las tricomonas prosperan, alimentándose de tu sangre. ¿Entiendes lo que te ha pasado? No va a ser fácil hablar del tema.

Es complicado mencionar los contactos íntimos con tu chica o, peor aún, tu amante... Estomatólogos, atrévanse a imaginar qué hacen los enamorados. ¿Cómo se infecta? Por el contacto de las mucosas, cualquiera de ellas.

No vamos a juzgarte por tu comportamiento, muchacho, pero debes comprender que tu dulcinea también requiere tratamiento, y no solo para la boca. Si lo hacéis juntos, tendréis todas las de ganar. Se acabaron los raspados empíricos y los cortes invasores, ha llegado el momento del discernimiento y de la medicación. Adiós a las tricomonas, ¡al diablo con las amebas! Mira cómo se multiplican estos flagelados en su árbol filamentoso de actinomicetos, hábilmente disimulados por debajo de la encía: normal que duela.

Desventura de boca putrescente, aventura de cama reciente... Perdóname que hable en plata, pero tienes que comprender el riesgo que conlleva ser promiscuo. No solo te llevas sus besos, sino también sus tricomonas de olor acre, aunque no quieras y a pedir de boca... Mátame estas infames tricomonas y os curaréis los dos. En nada de tiempo podréis retomar vuestros tórridos amoríos y volver a disfrutar de las mieles de la pasión. Suelta el bisturí, doctor, para obrar con suavidad. Por fin has dejado de ser violento. Moléculas de la era moderna, emprended el camino de la curación. Gracias al gran médico de las encías, por él, por ellos, ¡por los arrumacos recuperados!

Ilustración 8-8

Mismo paciente. Ameba redonda (en la parte inferior de la imagen) y dos tricomonas (arriba a la izquierda). Estas dos últimas parecen vivir colgadas de los grandes filamentos bacterianos que dibujan elegantes trazos en diagonal. Al igual que un pez payaso y las anémonas, parece que viven íntimamente en armonía.

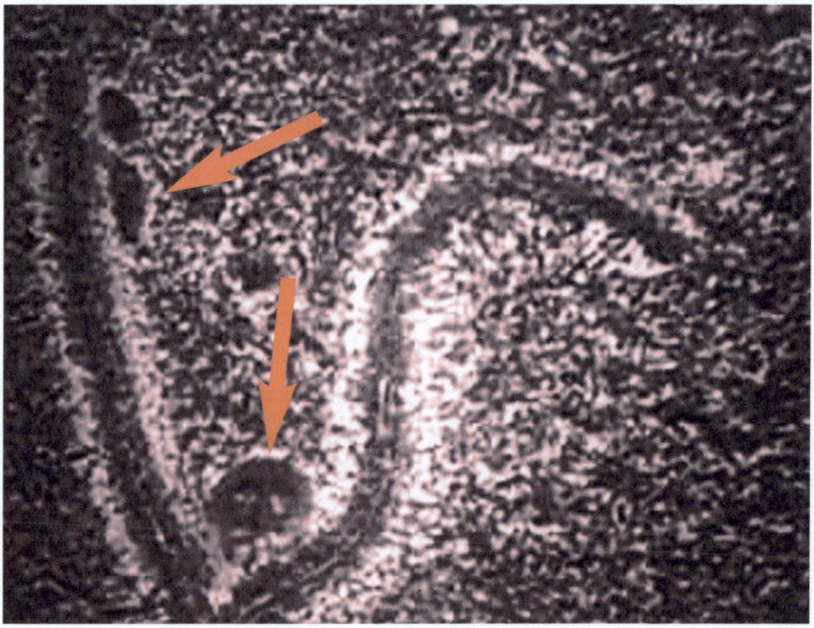

Paciente «Sonrisa desastrosa»

Te has quedado sin la mitad de tus encías cuando eras joven y hermosa. Antes. Antes de que tus dientes no se separaran hasta que cecearas. Qué lástima verte ocultando la sonrisa y tener miedo de reír hasta tal punto. Has pasado por sacamuelas que te han raspado, cortado y acribillado, pero no te han curado. Aún te podemos ayudar, si quieres. Mira lo que te está arruinando la vida bajo el microscopio y líbrate de una vez, porque tienes derecho a ser feliz. Sin hablar de los riesgos para tu salud.

Paciente «Músico que se las ve negras»

Tienes que viajar por el mundo por trabajo y apenas tienes tiempo para dedicarle a tu salud. No es de extrañar que la boquilla de tu flauta pase de boca en boca en tus conciertos. ¡Atención, peligro! Tus dientes están adornados con un pequeño collar de sarro, una gargantilla de perlas negras que los bordea gustosamente. ¿Qué descubrimos bajo esta costra calcárea? Tu flora amebiana, que te irá destruyendo el hueso paulatina e inexorablemente.

Esta es tu oportunidad de hacerla desaparecer. Excelente, porque te curarás tan rápido como has comprendido la enfermedad. Además, no has tardado en buscar tratamiento y no tendrás secuelas.

Ilustración 8-9

Paciente con los dientes horriblemente largos y descarnados. (a) Una ameba abriéndose paso y dejando un vacío detrás de sí. (b) Ameba viva en el centro y ameba destruida con aspecto granuloso en la esquina superior derecha. (c) Ameba pequeña, una «chiquilla», en el centro. (d) Nido de vampiros: seis amebas abrazándose voluptuosamente. Quince años de enfermedad infecciosa la han llevado a no ser capaz de sonreír. ¿Decisión propia o carencias de una profesión incapaz de comprender la enfermedad?

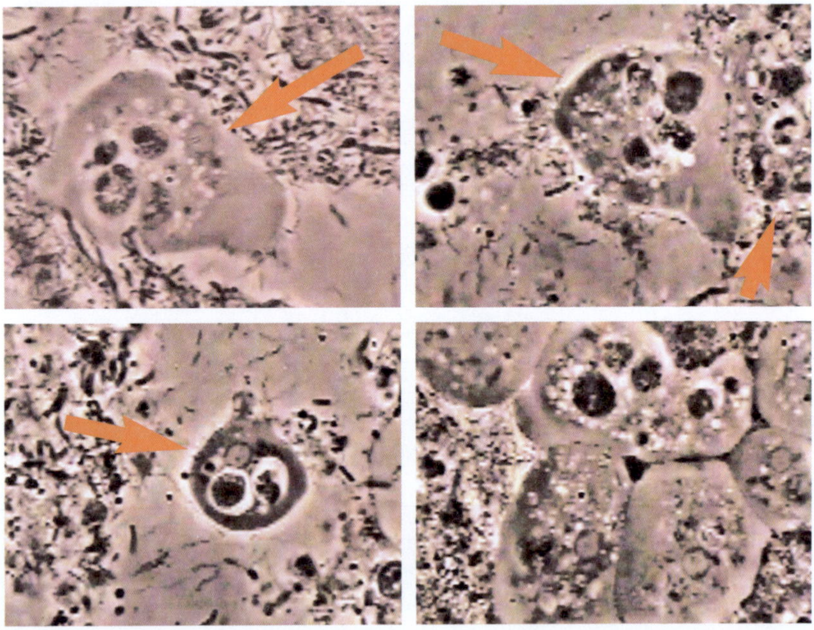

Ilustración 8-10

Músico profesional con salud de hierro… oxidado, necesario para soportar los avatares de los viajes internacionales. Así y todo, la enfermedad debutante está bien presente: los trazos infecciosos no dejan de ser los mismos. (a) Antes de los tratamientos: ameba, en el centro hacia la derecha, con algunos glóbulos blancos. (b) Ameba en forma de cruz adoptando la configuración de sus seudópodos. (c) Curación. Flora normal constituida de puntos y trazos que reaparece tras el tratamiento. (d) La misma flora ideal, con una célula de la encía de aspecto ligeramente granulado. El tratamiento antinfeccioso ha conseguido en poco tiempo restablecer la situación y que este artista pudiera lucir una hermosa sonrisa ante las ovaciones de su público.

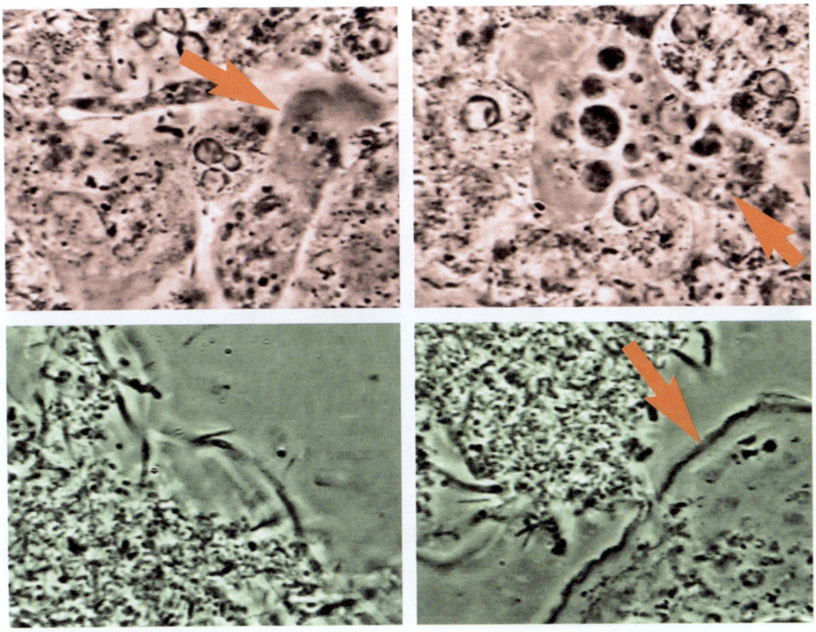

Paciente «Pirateado del Caribe»

Llegas a la cincuentena, tú que ibas tan bien al conocer a una nueva amante. Quién lo iba a decir, tu princesa te ha dado el mejor regalo de tu vida, un mes de vacaciones de ensueño bajo el sol del Caribe, pero algo te preocupa a la vuelta, y haces bien. Tu boquita, que estaba sana, también ha conocido a alguien: protozoos exóticos que infectan el agua corriente con la que se han lavado tus verduras frescas. A pesar de los avisos por parte de la unanimidad de los médicos contra el virus de la hepatitis y los cubitos de hielo contaminados, tu dentista, en cambio, no te ha dicho nada, ni una sola advertencia. No es de extrañar, puesto que no lo sabe. No le han enseñado las precauciones necesarias, porque sus profesores piensan que todos estos parásitos son inofensivos… Qué ridiculez, qué ilusión, ¡qué desinformación!

Después de un mes de putrefacción del microcosmos, vuelves a tu país septentrional completamente infectado en el contorno de los dientes, víctima de una enfermedad banal parasitaria de las heces, la amebiasis intestinal. ¿Qué sabes de los cocineros descalzos, de dudosa higiene y manos sucias? No tienes ni la menor idea. Te los encuentras, los saludas, te sirven, te dan de beber y ahí te quedas, con una amebiasis y una tricomoniasis oral. Vigila bien a tu dentista, porque está persuadido de que no te has lavado los dientes en los trópicos, pero está claro que te has envenenado allí. Basta con verlo con el microscopio a tu vuelta de vacaciones. Una herida benigna en la encía, eso es lo que has infectado…

Ilustración 8-11

Paciente que vuelve tras unas largas vacaciones en el Caribe. Se presenta con las encías inflamadas y sangrantes al más mínimo cepillado. La enfermedad es reciente. (a) Ameba, en el centro, propulsándose entre las bacterias en forma de serpentinas, bacilos y vibriones agitados, con algunos glóbulos blancos a su derecha. (b) Ameba voluminosa chapoteando en un charco de pus y agitando su seudópodo laminar a la derecha. (c) En el centro, una ameba progresa hacia arriba gracias a su seudópodo intrusivo, abriéndose paso entre los glóbulos blancos. (d) Dos amebas rebosantes de masas circulares oscuras, como resultado de la fagocitosis de núcleos de glóbulos blancos. Por encima, se distinguen dos leucocitos fantasma anucleados. Resultado de la infección: hinchazón catastrófica de toda la encía. La correlación entre parásitos y periodontitis sigue siendo evidente.

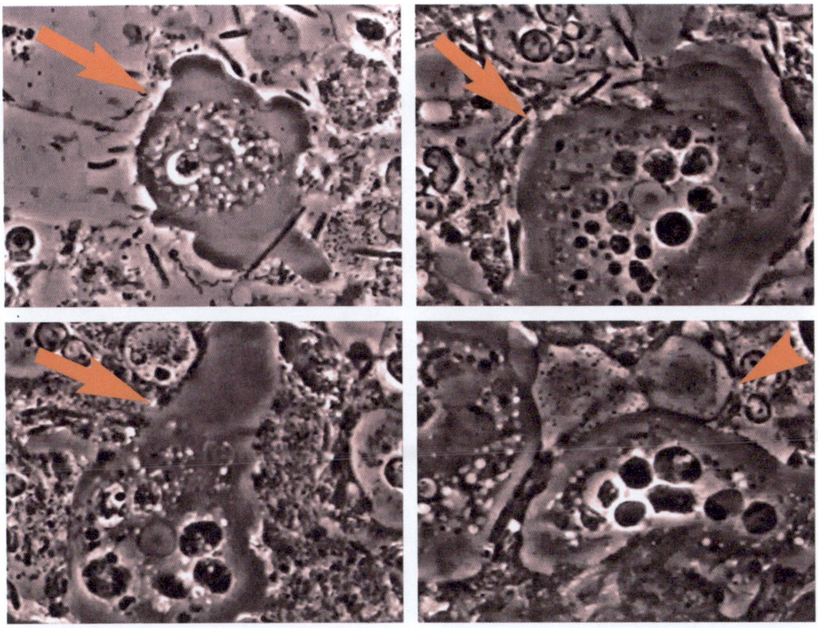

Es fundamental no beber agua del grifo infestada de parásitos. Ni siquiera se debe usar para mojar el cepillo de dientes, es preferible un enjuague bucal de los fuertes, de tipo alcohol al 40 %, vamos, el momento idóneo para darle al coñac. Sobre todo y ante todo, no hay que olvidarse de hacer una revisión con microscopio al volver de los trópicos, desinfectar las encías si es necesario y volver a comprobarlo al cabo de un mes o dos, para estar totalmente seguros de que las viciosas amebas y las tricomonas agitadas hayan desertado realmente de nuestro cuerpo. En caso contrario, hay que recurrir a medidas drásticas contra estos infames protozoos, apostar por la antibioterapia, no sin antes haberse informado debidamente de los riesgos y efectos secundarios. De paso, pensar también en los allegados, porque no solo nos llegan al alma…

«(Im)paciente»

En tu treintena triunfante, te habrás alejado de buen grado de las trivialidades de la odontología, pero te huele tanto el aliento que tus amigos te han dejado de hablar a la cara: se quedan asfixiados con esa peste, hermosa jovencita. El sarro tapiza tus dientes y se necesita una mascarilla para charlar contigo. Viendo el panorama, tus piños van a salir pitando: ¡ahí va!, demasiado tarde para esta… Retiro el cálculo bajo el que están sepultados, los exhumo como tesoros arqueológicos, los limpio, adecento y cuido con todas las técnicas posibles. ¡Qué bonitos han quedado ahora que vuelven a ser blancos! Vuelvo a mirar: ay, tu flora muy activa sigue siendo agresiva, diezmándote el hueso…

—¿Qué opinas de lo que has visto?

—No parece que sea normal.

—Muy bien. Si dejo toda esta flora ahí, la enfermedad no dejará de progresar.

—¡Me imagino!

—Entonces, ¿quieres quedártela?

—¡Por supuesto que no!

—Tienes toda la razón. Aunque te has preocupado por tu higiene bucal y te has sometido a múltiples limpiezas, tu flora no ha cambiado un ápice. Está literalmente adherida. Solo hay una solución: erradicarla definitivamente y empezar de cero. A tal efecto, vamos a utilizar productos desinfectantes que fulminarán todos esos malvados parásitos.

Asunto arreglado, casi tan fácil de hacer como de decir. Ahora, se siente mejor, huele bien y vuelve a ser feliz, con la alegría de poder acercarse de nuevo a sus amigos…

Paciente «Viajera mensajera»

Suertuda, tu reciente vida de contable es bastante agradable, sobre todo cuando tu jefe te regala una semana de vacaciones en las maravillosas playas de las islas del Sur. A la vuelta, en una revisión rutinaria, percibo dos papilas de la encía color escarlata, al lado de la lengua, allí al fondo de todo.

Suele ser un lugar que nos olvidamos de cepillar. ¿Por qué solo están rojas de este lado? Vamos a ver…

Ilustración 8-12

Higiene dental y limpiezas de sarro frecuentes no han logrado acabar con los protozoos agresivos de esta paciente. Las amebas atiborradas de leucocitos fagocitados siguen chapoteando en medio de sus glóbulos blancos. Menudo baño de pus, ¡hasta se ve de lejos! Los resultados duraderos del tratamiento antiparasitario a base de desinfectantes son muy apreciados: ha recuperado un aliento humano y sus amigos ya no tienen que alejarse de ella.

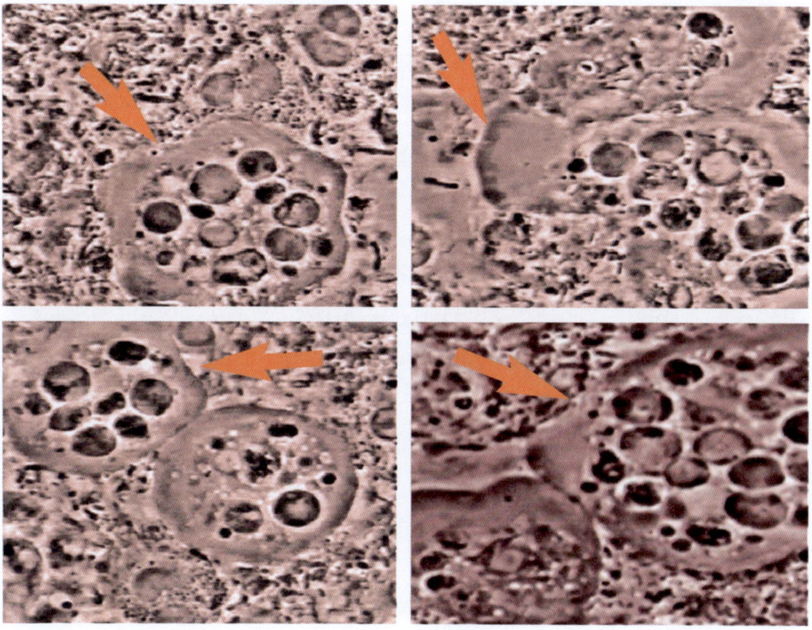

Ilustración 8-13

Afección reciente como consecuencia de unas vacaciones en los mares del Sur. (a) Con un ligero aumento (cien veces), queda patente la presencia de amebas en la biopelícula, como los guisantes en un guiso. Podemos contar casi medio centenar en este milímetro cuadrado de muestra. (b) Con un aumento mayor (mil veces), se distinguen los detalles de las amebas, como la de arriba a la izquierda, expulsando de pronto su seudópodo hacia la esquina inferior derecha. ¡Qué aproveche!

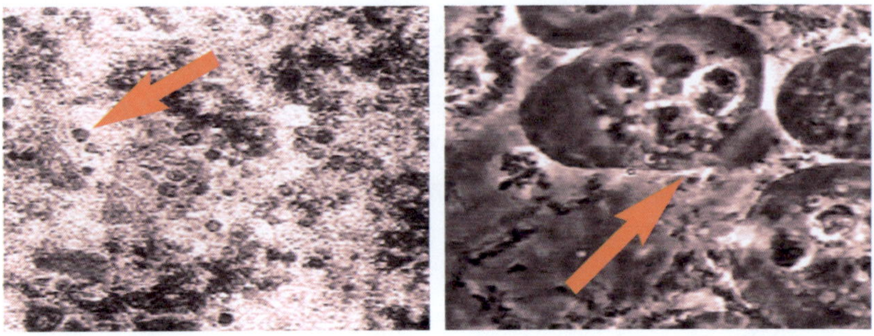

En un milímetro cúbico, hay casi un millar de parásitos. ¡Todo un hervidero de lombrices dentales! ¿Cómo te quedas? Aprovecha para comprobar que te hayas librado de ellas, a no ser que quieras que esta plaga te devore la mandíbula hasta el fin de tus días, hasta que tus dientes se separen como charnelas y que la sangre de tus encías se derrame por la almohada de madrugada... pero no te preocupes, que no te pasará esto porque podemos evitar la catástrofe si trabajamos juntos en favor de tu salud. Más vale prevenir que sufrir, ¿no crees?

Paciente «Paranoico poco estoico»

En la plenitud de tu vida, deportista e impecable, acudes a una revisión anual y te encuentras de pronto con un principio de infección en las encías... pero te niegas a aceptarlo. Que lo hagan los demás, estoy de acuerdo, pero tú... A ti también te puede pasar un día, como le ocurre a todo el mundo. Recuerda que llevas tres o cuatro años sin privarte de nada: viajes todos los años, al Sur, al Oeste, a los países cálidos, exotismo... Te obstinas y la crisis paranoica se agrava: no, yo no, ellos no, esto no...

El tratamiento será breve, porque reaccionas rápida y eficazmente. Si tomas las medidas oportunas en casa, todo desaparecerá. Agua oxigenada diluida para cepillar las encías y polvo de bicarbonato salado aplicado con delicadeza exterminarán la plaga debutante en un santiamén. ¡Enhorabuena, has hecho un trabajo estupendo!

Paciente «Princesita de... mírame y no me toques»

Ninfa de los vuelos de largo recorrido, acudes a mí porque no entiendes qué te pasa, hermosa mía. Te han hecho unos magníficos piños nuevos de loza fina, con unas estupendas coronas de porcelana de color blanco inmaculado. Te han tratado bien, pero la cincuentena no es tan clemente. Tus dientes restaurados se menean maliciosamente en un lateral de la boca, hasta el punto de que te molesta masticar.

Ilustración 8-14

Recientemente afectado, este paciente ligeramente paranoico no acaba de creerse lo que acaba de descubrir. Por desgracia, tiene que rendirse a la evidencia: los múltiples viajes recientes son elementos más que favorables para la aparición de su infección amebiana. Se recuperará rápidamente gracias al cepillado con agua oxigenada y bicarbonato sódico salado, porque sus lesiones son superficiales y aún no han alcanzado la estructura ósea.

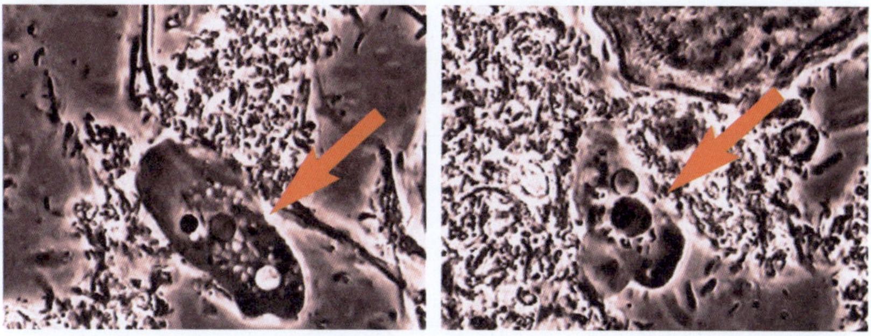

—¿Qué le ocurre, distinguida azafata?

—¡Mis coronas dentales se mueven! ¿Qué es lo que tengo, doctor, microbios?

—Efectivamente. No son muy móviles, se aprecian asociaciones de conchas, cadenillas, estreptococos… pero también hay masas cien veces más grandes, de unos veinticinco micrones de diámetro…

Ilustración 8-15

Imagen de la biopelícula de una paciente a quien se le acaban de caer seis de los dientes hipermóviles tras una pérdida ósea del contorno. El historial odontológico revela una antigua infección de hace más de diez años. Presencia de protozoos flagelados denominados tricomonas, tan rollizos que se asemejan a las grandes tricomonas vaginales. ¿Coincidencia o consecuencia de los hábitos de la paciente? (a) En el centro, tricomona ataviada con cuatro flagelos muy claros. (b) Dos tricomonas, visiblemente atareados en la juerga que se traen. Se llevan glotonamente sus respectivas pitanzas a la «boca», justamente denominada mastigonte… (c) Tres tricomonas de parranda. (d) Esta tricomona parece que nos está guiñando un ojo. Su eliminación con metronidazol conducirá a la rápida curación inequívoca de esta hermosa amante. Las revisiones con el microscopio le garantizarán una salud ejemplar durante muchos años.

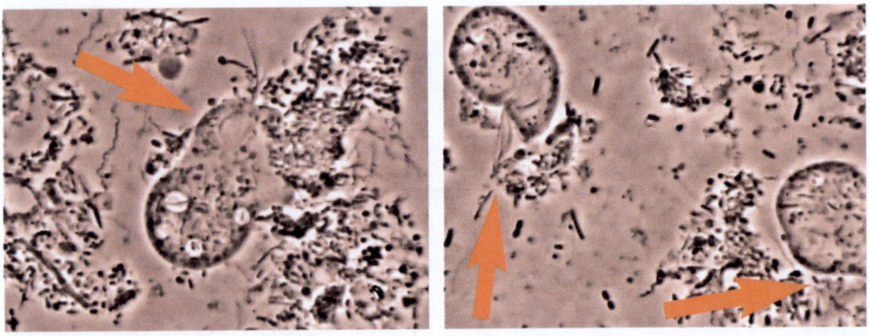

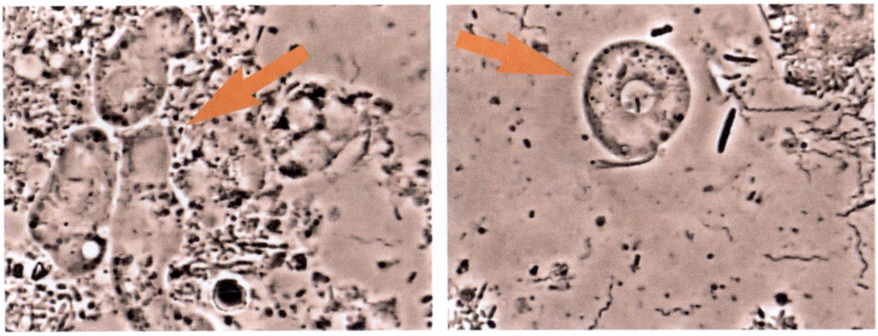

—¿Qué son esas masas tan gordas?

—No son amebas, porque no tienen el núcleo redondo en forma de rueda que les es propio. ¡Ah! Veo flagelos… Eso es, cuatro flagelos en su parte superior. No hay duda… son tricomonas.

¡Tricomonas a porrillo camufladas en sus encías! Sin embargo, son un poco curiosas, porque no son muy móviles, pero son enormes, el doble de gordas que las *Trichomonas tenax* de la boca. Parecen… pues claro que sí: ¡tricomonas vaginales!

El agradable recuerdo del placer compartido entre dos tortolitas, pero el resultado no es tan placentero…

—¿Y dice que los dentistas lo ignoran?

—La mayoría, muy angelicales ellos, no quieren saber nada de esto, cuando es tan sumamente fácil de comprender. Las tricomonas también se contagian por la boca, basta con ir a buscarlas allí donde estén…

Cuando se identifica claramente la enfermedad, problema resuelto: se soluciona enseguida, con antitricomonas, antiparasitarios específicos y… más precaución.

La encantadora azafata elegirá el tratamiento y se irá volando por los aires exenta de la enfermedad gingival durante muchos años más. Así de sencillo.

Paciente «Derroche en la noche… de bodas»

Nueva variante en el tema de la sexualidad. Uno de mis primeros casos, con veintidós años, que me ha dejado patidifuso. Su joven y hermosa mujer, recién llegada al país, me trae a su amado tras dos meses de matrimonio…

—Me duele la encía, aquí, justo entre las dos palas.

—En efecto, está hinchada en este lugar. ¿Está estresado o cansado después de la boda?

—¡No!

—¿Fumador?

Aquí, los dentistas comprenderán que no es el estrés, ni el cansancio ni el humo del tabaco lo que le afecta.

—Pues no, no fumo.

—Venga, vamos a extraer una muestra para verla bajo el microscopio. Aumentamos, cien veces, mil veces… ¡Anda! Una ameba con una gran vacuola, y otra más, similar a la primera. Producen enquistamientos en cuatro núcleos.

¿Quiénes sois, rizópodos extraños? ¿A qué tipo de protozoos pertenecéis? ¿Nadie sabe responderme? Los dentistas no están al tanto, los médicos tampoco. ¿Los biólogos, tal vez? Los parasitólogos, ¿quién si no?

—Sin duda, son amebas las que infectan entre los dientes, pero la forma conocida, *Entamoeba gingivalis*, no forma quistes. Las suyas me recuerdan a otras…

Me pongo a rebuscar en mis libros sobre amebas y protozoos. Veamos el atlas de la parasitología… ¿Amebas *Coli*? ¡Ahí está! Inconfundibles, ¡son ellas!

Endolimax nana. Eso es, son estas. Parece ser que ha pillado amebas de las heces. ¿No se lava las manos? Me niego a creerlo. ¿No se habrá dejado llevar por la pasión hacia la más profunda intimidad de su esposa? No es fácil hablar del tema, lo entiendo, pero, si me permite, estamos en la consulta del dentista, ¡no en el confesionario! Vamos a ver… volvamos a empezar. Se ha contagiado de parásitos de las heces con la boca, eso es todo. He visto a señoras mayores que los tenían. En fin, son cosas que pasan y es fácil de curar, pero no espere demasiado, tiene que curarse antes de quedarse con un agujero en la sonrisa. Lo ha entendido y no ha tardado en curarse.

Ilustración 8-16

Recién casado, herido en su nueva vida. Le duele la encía y está inflamada entre los dos incisivos superiores (en el centro), cuando es la zona más fácil de cuidar. (a) Se ha infectado con parásitos que se mueven en forma de larvas trofozoítos. (b) El desplazamiento de la ameba es perceptible encima del glóbulo blanco, abajo. (c) Formación quística de cuatro núcleos que se irá abriendo hacia la esquina superior derecha en (d). ¿Será esta ameba la Endolimax nana, *que suele vivir en… las heces? ¿Es normal que esté presente en la boca de un joven adulto? ¡Por supuesto que no! Hay que tratarlo de inmediato.*

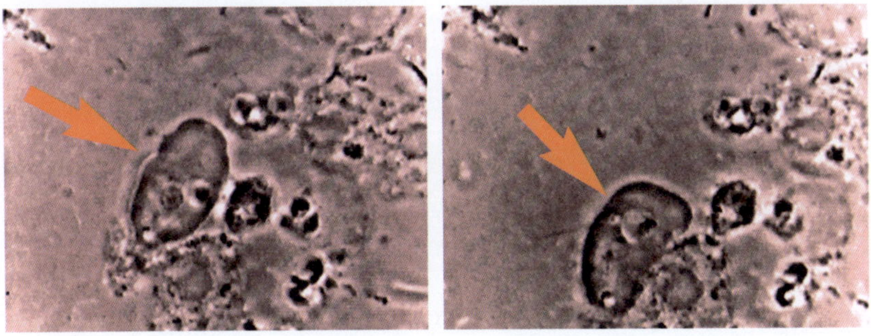

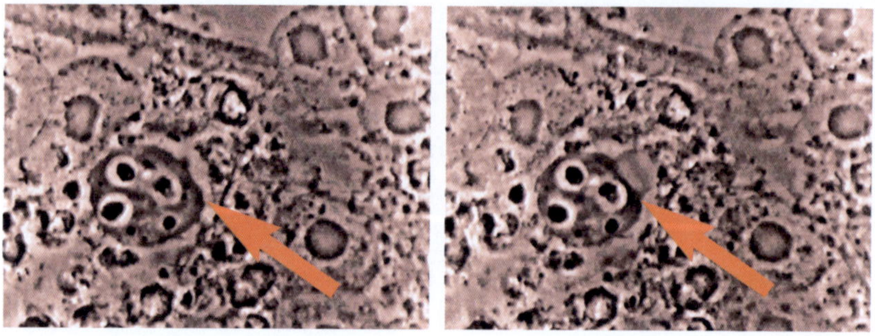

Paciente «Danzarina de (pocos) velos»

Siguiendo con la vena amorosa… Pletórica en tu treintena, vienes a verme porque te duelen las encías. Ahí, justo en la parte de delante. Curioso. ¡Están casi grises! Echémosle un vistazo con el microscopio. ¡Ahí va! Menuda panda de tricomonas pululando por toda tu trastienda… Qué forma de retorcerse, de picotear y de retozarse en todas direcciones: sin duda es una tricomoniasis oral.

—¿Qué le ocurre, jovencita, está inmunodeprimida?

—Qué va, estoy en plena forma, ¡hasta bailo!

—¿En serio?

—Así es, bailo todas las noches.

—Interesante.

—Podría decirse que soy bailarina. Bailo algunas coreografías más… especiales, más «privadas», ¿entiende lo que le digo?

—Sí, lo entiendo. De noche, encima de una mesa, muy tarde, solo para hombres. El baile a diez dólares. Es posible que se haya infectado mientras trabajaba. ¿Demasiadas horas extra… para su boca? ¿Es posible?

—Sí…

En cualquier caso, no es un problema inmunitario, porque solo lo tiene por delante. En mi opinión, creo que lo ha pillado sirviéndose de los dientes delanteros. Son cosas de la vida, de la sexualidad, a veces del trabajo...

No son prejuicios, solo estoy diagnosticando, informando y curando, punto pelota. ¡Se curará enseguida! Eso sí, tome las debidas precauciones de ahora en adelante, si no quiere volver a contagiarse. Ser bailarina de striptease puede convertirse en una profesión peligrosa...

Paciente «Terapia láser»

Una vieja amiga del entorno de la odontología que sufre una periodontitis grave y crónica. Diabética desde hace tiempo, muy deportista, escritora para sus congéneres, profunda e inteligente, rigurosa y disciplinada en todo lo relacionado con la salud, me la trae un compañero de la facultad que empezó a tratarla con terapia láser. Resultado al cabo de seis meses: encías inflamadas a más no poder, color azul noche, sanguinolentas a pedir de boca. Visiblemente, el láser no ha sido suficiente y, como era de esperar, tiene las encías repletas de parásitos.

Concienzudamente tratada, coopera plenamente en el tratamiento porque se ha dado cuenta del carácter parasitario de la infección y pronto se curará, aunque sufrirá algunas secuelas por haber pasado veinte años sin ocuparse de su enfermedad periodontal. Anda, la diabetes ha mejorado, consigue controlarla mucho mejor desde que vuelve a tener unas encías sanas... ¿Sorprendente? Por supuesto que no, porque ha eliminado una infección crónica que suscitaba en ella todo un arsenal de respuestas inflamatorias diabetógenas. Que conste. ¡Resultados excelentes desde todos los puntos de vista!

Ilustración 8-17

Paciente que ronda la treintena con dolor de encías en los dientes delanteros. Está infectada de protozoos flagelados denominados Trichomonas tenax. *De (a) a (d), en la esquina inferior izquierda, se ve una tricomona arrastrándose indolentemente hacia arriba, en búsqueda de comida, mientras que otra se arremolina sobre sí misma, en el centro y arriba. Se cuentan por millares, fagocitando a troche y moche en sus encías enfermas. Como la infección se centra esencialmente en los dientes delanteros, denota la importancia de los contactos directos de las mucosas entre parejas sexuales en este tipo de patología aguda. Advertencia: ¡infección parasitaria de transmisión bucal!*

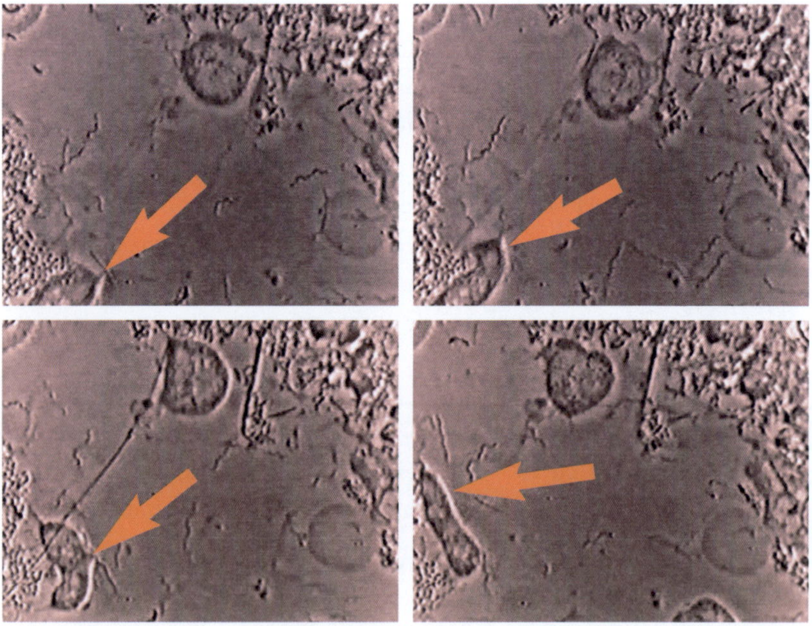

Paciente «Brenda Lerenda»

Una señora, de origen inglés y acomodada en la sesentena, se presenta en la clínica después de varias horas de viaje en autobús. Mi auxiliar pasó a recogerla a la estación.

Al leer nuestra página de Internet, se ha convertido a nuestra filosofía profesional y ha venido a vernos. Está encantada de poder comprender al fin su enfermedad. Procedemos a la exploración de las encías: casi gris dada la gravedad de la inflamación. Sentada a mi lado delante de la pantalla, sacia con embriaguez su sed de conocimientos: amebas pantagruélicas, tricomonas atareadas por todos lados, ¡el diagnóstico es obvio!

Su comprensión de la enfermedad es tan lúcida como un ojo reflejándose en otro. Atacada, llama a su esposo, que estaba allá lejos en casa porque él también debe padecer la enfermedad de las encías. Le grita en el auricular: «*Daddy, stop kissing the children!*»[9]. O sea, la mujer se ha dado cuenta al momento. El ser humano no es tonto y cuando se trata de adversidad, lo entiende a la primera. Parece que necesitamos más tiempo para enterarnos cuando no somos más que espectadores. Mis queridos médicos, ¡hay que rehacer la historia!

Ilustración 8-18

Joven diabética previamente tratada en vano con limpiezas de sarro sucesivas y terapia láser. La microscopía es inequívoca: otra flora plagada de amebas patógenas. Su eliminación supondrá la interrupción inmediata de la enfermedad y su diabetes será más estable y más fácil de controlar. Magnífico ¿no le parece?

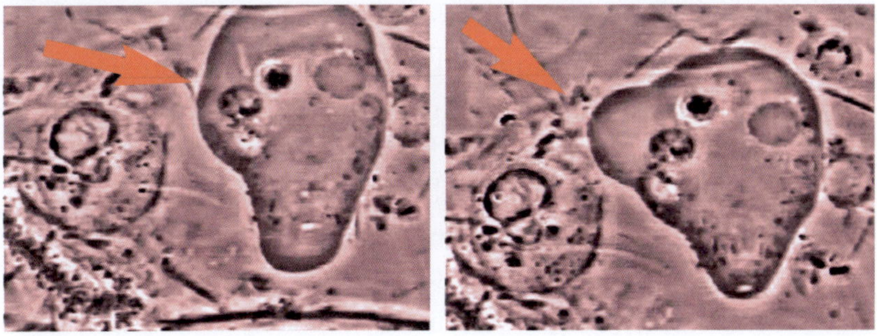

[9] Abuelo, ¡deja de besuquear a los niños!

Ilustración 8-19

Las encías de esta diabética de edad avanzada, ardientes por la periodontitis, están repletas de amebas deambulantes que le minan la placa dental subgingival. Una pequeña «minuta» arriba. Es muy probable que estos parásitos también le consuman el bienestar general. ¿Cómo se puede dejar semejante infección en tal estado y pretender que no tiene incidencia alguna en la salud? Muy reactiva, no tardará en avisar a las personas de su entorno.

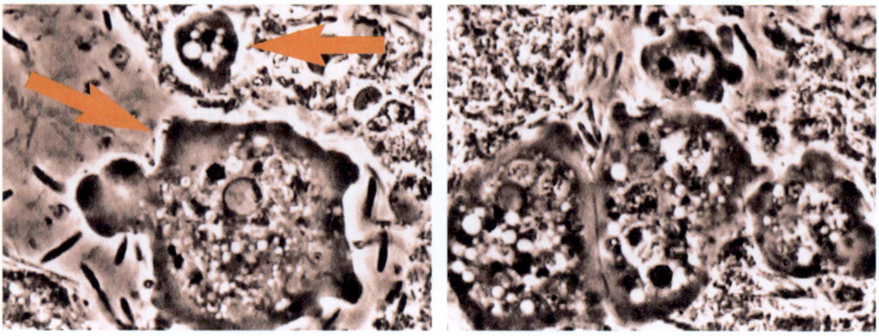

Paciente «Victoria de libro (bien) catalogada»

Victoria, 57 años. Fuma media cajetilla de tabaco al día y se ha sometido a varios tratamientos periodontales desde hace más de diez años. ¡En vano! Ligeramente depresiva (cualquiera lo estaría por menos), ha pasado por una operación que, tristemente, le ha dejado al aire los dientes delanteros... Un caso típico de elongación inducida por el procedimiento quirúrgico. La enfermedad sigue progresando y las grietas afectadas llegan a acentuar entre seis y siete milímetros de profundidad, que se suman a una descarnadura bastante considerable. Más petrificado que facultativo, el dentista le anuncia lúgubremente que ya no se puede hacer nada, pero Victoria es una luchadora. Prefiere armarse de valor antes que armarse de dientes postizos. Por fortuna, cuando viene a verme solo se le mueven cuatro dientes, muy poco además. El pronóstico es bueno. ¡Menos mal!

«Curiosamente», las pruebas de ADN bacteriano revelan una situación similar a la de su salud, que nos proporciona el diagnóstico tradicional combinado con el recurso típico de las limpiezas de sarro, que no han servido de nada en los últimos diez años... ¿Curioso? Tampoco tanto, porque en realidad, es un caso clásico. Microscopio, ¡auxilio! El resultado es instantáneo y no me sorprende lo más mínimo, pero ella se queda trastornada, observando con pavor cómo se enredan las amebas en su placa dental, para procrear amebitas y revolcarse impúdicamente en la sangre de sus escarlatas víctimas globulares.

Primero incrédula, acaba por dejarse invadir por una profunda alegría por haber encontrado, al fin, una salida a su sufrimiento crónico. Me presta mucha atención, observa escrupulosamente nuestros protocolos, eufóricamente decidida a salir victoriosa después de tantos años de tratamientos inútiles. Dejando de compadecerse de la poca suerte que ha tenido, la hermosa princesa realiza su terapia-metamorfosis con una precisión jubilosa, una asiduidad irreprochable y una valentía ejemplar.

En su revisión semestral, transcurrido un año y medio desde nuestro primer encuentro, ya no presenta ninguna grieta anormal: las mediciones no indican más que profundidades ordinarias de uno, dos o tres milímetros, igual que las de un niño. La hemorragia gingival ha desaparecido por completo. Los animálculos parásitos brillan por su ausencia, ya no hay ni el más mínimo glóbulo blanco en la flora, constituida ahora de bacterias banales con forma de puntitos y acompañadas por algunas células de la encía. El resultado es perfecto.

Ni qué decir tiene que Victoria está contenta: en vez de patología y sufrimiento crónico, ha preferido microscopía y curación clásica. Ahora está pensando en rehabilitar su dentadura, dejarla más bonita, pero solo con sus propios dientes. Radiantes porcelanas en vistas, cielo azul para una nueva vida, se siente guapa a los sesenta.

Ilustración 8-20

Fumadora de 57 años en tratamiento periodontal desde hace más de diez años. La microscopía revela la magnitud del desastre: una infección parasitaria devastadora de (a) a (c), a pesar de las pruebas bacterianas clásicas que concluían en una situación casi anodina. Clásicamente, en su caso, la flora microscópica está sembrada de animálculos trofozoítos: una ameba con vientre de alquiler se cuela con la vivacidad de una gacela perversa por debajo de otras dos amebas más rechonchas, rodeadas de bacterias nocivas en forma de serpentina y restos de pus. La ameba, tan voraz como vivaz, acabará por saciarse con los dos glóbulos rojos que se encuentra a su paso. (d) Panorama tras el tratamiento periodontal de eliminación de la flora patógena: es una situación saludable, con un número mínimo de bacterias y la presencia de dos fragmentos de células de la encía. Algunas bacterias inmóviles en forma de puntos. Ausencia de sangrado, de grietas en el contorno del diente y de parásitos en las inmediaciones avalan el éxito absoluto del tratamiento.

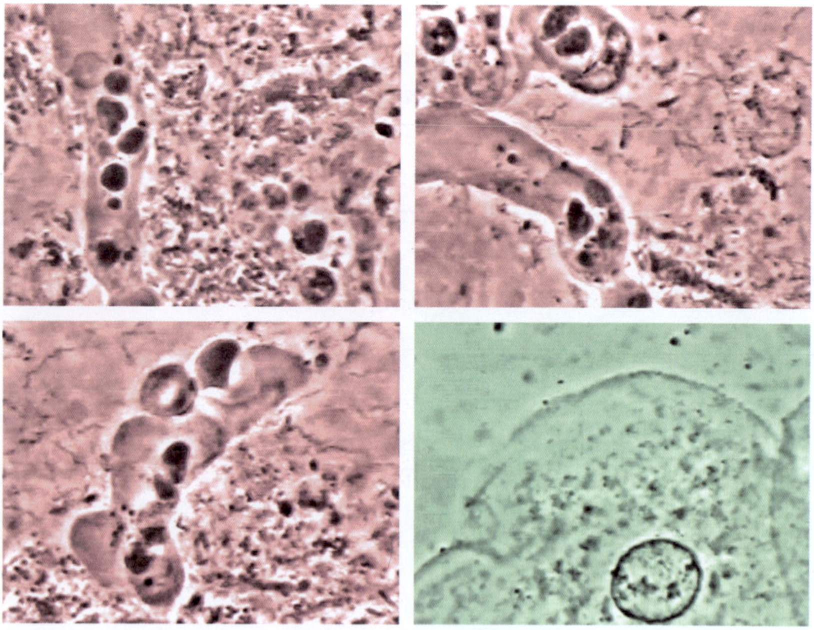

Victoria ha sabido mantener este estado de salubridad gingival durante muchos años porque ha entendido a la perfección el origen de la enfermedad. Sigue acudiendo a revisiones de microscopio, por precaución, pero poco más. La resurrección de su flora no se debe a un milagro, sino al sentido común. La desesperanza malsana se ha muerto… ¡Larga vida a la sesentañera que le pone los dientes largos a cualquiera!

Capítulo 9

Breve historia de la amebiasis

Increíble pero cierto: teorías olvidadas desde hace tanto tiempo que se revelan cada día más exactas. Tenemos constantemente delante de las narices la prueba irrefutable de una infección bucal con parásitos en *todos* los casos de periodontitis.

¿Cómo es posible que nadie lo mencione? Lamentable y realmente intolerable. Así fue cómo servidor ha despertado a la vieja rata de biblioteca que dormitaba bajo los dientes que restauraba. El fisgón compulsivo salía de su guarida para enfrascarse en los viejos tomos. Bien es sabido que, quien busca, en la buena dirección y en el buen lugar, siempre acaba por encontrar... Si abrimos los ojos y clavamos la mirada en el ocular de un microscopio a mil aumentos, ¡se ve! Voy a contarles la particular historia de la amebiasis, las terroríficas aventuras del animal parásito del ser humano más discretamente evidente, sorprendido por los más destacados investigadores que he conocido. Para mí, el trío de ases del siglo XX son: Kofoid, Lyons y Keyes. Después de mis primeros encuentros con el dentista Trevor Lyons en Ottawa y las revelaciones de su inmensa experiencia microscópica con pacientes afectados de periodontitis devastadoras, todos ellos portadores de parásitos, sentí la necesidad de aclararme las ideas...

Más que nada, para darle un respiro a mi inteligencia todavía incrédula en cierta medida. Por suerte, no me costó volver a descubrir al doctor Lyons, porque había llevado a cabo un trabajo fácilmente reproducible en nuestra época. La bibliografía de su obra principal contiene un filón de información detallada de obligada consulta para un dentista ansioso por aprender. Entre mis referencias preferidas, el artículo más brillante que he tenido la oportunidad de consultar se traduce así del inglés: «Animales parásitos de la boca y su relación con la enfermedad de las encías». Publicado en agosto de 1929 en la revista de la American Dental Association, sus autores son los biólogos Charles A. Kofoid, californiano, H. Corwin Hinshaw, sirio, y Herbert G. Johnstone, también californiano.

¡Una revelación en toda regla! Mi soledad se esfuma y el corazón me vuelve a latir con serenidad: Lyons no es un iluminado y yo no estoy loco… muy al contrario, no hace sino proseguir y aportar una base clínica, además de su inteligencia y pragmatismo inglés a una relación lógica de hipótesis sobre la amebiasis oral. De este modo, me referiré directamente a Kofoid en este texto: ¡Ah, Kofoid! ¡Me dejas patidifuso!

Cómo me gustaría que todos los dentistas aprendieran de memoria sus escritos, sobre todo, antes de proceder a una operación quirúrgica para exterminar una infección. Me encantaría que todos los pacientes desconcertados pudieran leer sus textos. Kofoid, el prodigio del año veintinueve del siglo pasado, ¡la verdad en pleno Crack!

¿A qué estamos esperando? Damas y caballeros, les presento por fin al incomparable Kofoid, el gran músico de la curación, ¡un maestro!

En las primeras líneas de su artículo, el gran biólogo nos recuerda que nuestros conocimientos sobre los animálculos espumosos no están tan desarrollados como los que disponemos sobre las bacterias que infectan al ser humano. Nos explica que los protozoos parásitos, a diferencia de las bacterias, tienden a crear enfermedades crónicas, situaciones patológicas que resultan en un estado de equilibrio entre el inquilino indeseado y su involuntario anfitrión, fruto de un ecosistema mórbido que consiste en no destruir ni a uno ni al otro. Las enfermedades conocidas que presentan estas características incluyen la malaria, la amebiasis intestinal crónica, la filariosis, las tripanosomiasis, etcétera.

En cambio, las infecciones de tipo bacteriano provocan más bien enfermedades de evolución aguda que desarrollan brevemente signos y síntomas claros y pronunciados que rápidamente desembocan en desenlaces favorables, tanto para el agente infeccioso como el hospedador; por eso las infecciones de origen bacteriano permiten al médico tratante prescribir, fácil y claramente, a partir de observaciones sencillas que realiza directamente en la persona enferma.

Las secuelas cercanas a la muerte disipan bastantes dudas sobre el diagnóstico. Kofoid nos señala que los protozoólogos de principios del siglo XX apenas estudiaron los parásitos de la boca, a pesar de que un porcentaje considerable de la población adulta haya padecido una u otra de las dos principales plagas de parásitos que se han hallado en las infecciones gingivales y su hueso de soporte.

A pesar de todo, sigue siendo más fácil estudiar a estos animalitos abusadores porque siempre están disponibles, tanto para investigadores como biólogos o incluso para estudiantes curiosos en búsqueda de conocimientos nuevos.

Kofoid los compara a los parásitos de la sangre y de las heces, cuyos estudios suelen realizarse post mórtem, mientras que la placa dental está inmediatamente disponible en todo momento. Así pues, nos presenta a los dos colonizadores más famosos de la boca, a saber, la ameba *Entamoeba gingivalis* y el flagelado *Trichomonas tenax*.

Después, repasa la historia de este importante hallazgo, a partir del descubrimiento de la *Entamoeba gingivalis*, identificada por Gros en 1849 en un artículo titulado «Fragmentos de helmintología y fisiología microscópica», que se publicó en el Boletín de la Sociedad Imperial de Naturalistas de Moscú. Este último nos recuerda que es la primera ameba parasitaria que se descubre en el ser humano.

El croquis de la época nos deja boquiabiertos. Los largos seudópodos de aspecto hialino están magníficamente representados y las vacuolas internas, producto de su digestión, aparecen extremadamente detalladas. La cuestión que se planteaba entonces consistía en saber si se trataba de generación espontánea o trasmisión infecciosa…

En la década de 1870 se publicaron otros estudios al respecto en Rusia. Hace más de un siglo, ya se hacía alusión a esta ameba de la encía inflamada que recordaba irresistiblemente a otra, semejante en todos sus puntos, que parasita el intestino.

No se extrañe, querido paciente, si nunca le han hablado del tema, porque el «Señor de los dientes» ha decidido que no se diera a conocer… porque no lo ha aprendido en la universidad. Lo ignora por completo. ¿Por qué será?

Demasiadas controversias al respecto, porque no hay suficientes observaciones microscópicas, una medicina sobre el terreno caída en el olvido; ni pruebas ni análisis microbianos, tan solo raspados, básicamente… Las malas costumbres han superado a la evidencia. ¡Habrase visto! Un sinsentido erigido en sistema. No nos han dejado opinar. ¿El mundo lo sabrá algún día? A principios del siglo XX, los investigadores que aparentemente ignoran los hallazgos de sus predecesores publican estudios sobre lo que creen que es el hallazgo de una nueva ameba, que gozará de diversas denominaciones: *dentalis, buccalis, gingivalis*… ¡Para todos los gustos! Al menos, pudieron verla y ya es algo, pero hoy en día, ya ni la vemos.

Nada de microscopios… Estaría dispuesto a apostar que menos del 1 % de los facultativos titulados por universidades de odontología conoce su existencia. Sin embargo, la literatura es nítida: Kofoid nos cuenta que, hacia la década de los años veinte del siglo pasado, algunos investigadores anunciaron que habían encontrado amebas parasitarias en prácticamente todos los casos de infección gingival destructora, conocida en aquella época con el nombre de piorrea alveolar, que evoca más la presencia de pus en los alveolos dentales… Hoy, podemos darnos con un canto en los dientes porque solo sufrimos periodontitis, una afección del borde de los dientes; mientras que antaño sabían llamar a las cosas por su nombre y hablar de pus en la boca. ¿Princesa sí o no?

En fin, por aquel entonces se barajaba la hipótesis de que este parásito tuviera un valor de orden etiológico porque algunos medicamentos antiparasitarios parecían tener efectos terapéuticos. También en 1920, otro investigador llamado Chiavaro afirma que en 22 casos de piorrea alveolar clásica con producción de pus macroscópico, es decir, visible a simple vista, se ha topado con amebas parasitarias, sin excepciones. Otros investigadores se dispusieron a observarlas, como Bass y Johns: presencia de parásitos en 86 casos de piorrea alveolar o periodontitis, ausencia en la mayoría de individuos no infectados.

Qué rápido se olvida el saber… Incluso los resultados clínicos son positivos tras la administración de fármacos antiparasitarios como el clorhidrato de emetina, lo que denota el carácter patógeno de la ameba. Al año siguiente, los investigadores lo confirmaron en 300 pacientes. Resultados: en todos los casos, confirman que las amebas viven dentro y a expensas de los tejidos alveolares que sostienen los dientes. Peor aún, descubren con más frecuencia nidos de amebas en la parte más profunda de la bolsa gingival, allí donde se rompe el delicado vínculo entre encía y diente. Todavía más fuerte, se descubre gran cantidad de amebas parasitarias bajo la capa de sarro o cálculo adherida a la raíz del alveolo infectado. ¿Se acuerda? Sí, ese resto de dureza que queda atascado por debajo de la encía que el higienista retira con delicadeza cada vez que acude a su consultorio. ¡Él también puede estar infectado!

¿Estaré alucinando? Por Dios santo, espero que no pasen diez millones de años a que las amebas se pongan a fabricar miel más que pus para que hagamos algo.

Tranquilo, Mark… Todo llega a quien sabe esperar. El problema es que estas observaciones no han conseguido llamar la atención de los clínicos de la época, aunque hubieran gozado de cierta popularidad por aquel entonces. Los medicamentos no eran muy específicos y los resultados clínicos fueron bastante decepcionantes en su conjunto. Hoy en día, los progresos de nuestros conocimientos en farmacéutica y el énfasis que se pone en las técnicas de higiene bucal nos permiten comprender las razones.

Años más tarde, otros investigadores —probablemente tan poco puestos en parasitología como los de ahora— no consiguieron evidenciar la presencia sistemática de estos piojos de la boca en los casos de periodontitis, lo que derivó en el abandono de las teorías amebianas.

Escalamos muy rápido la montaña, pero caímos rodando igual de rápido. La vía microbiana se convirtió en la vía de la facilidad. Los médicos de los dientes prefieren la mecánica antes que la biología, con los resultados que ya conocemos.

Kofoid también nos muestra múltiples dibujos de amebas parasitarias extraídas de casos de piorrea humana avanzada. Nos presenta glóbulos blancos ingeridos en las vacuolas amebianas a diferentes grados de digestión. Ocurre que las plagas bucales también engullen bacterias. Mediante coloración, podemos distinguir el material ferroso de los glóbulos blancos ingeridos a medias agitándose en la boca de la ameba. Razón de más para que este autor decepcionado que les escribe se lo grite al planeta que no sabe nada.

Vacuolas en digestión, fracciones de cariosomas, halos de cromatina de los núcleos de amebas, corpúsculos salivares (como se llamaban entonces) parcialmente digeridos… Menuda panda se esconde en la encía, a decir verdad.

Asimismo, Kofoid nos detalla las diferentes formas de los seudópodos, improbables patas de amebas, hieráticas espículas protráctiles de estos agresivos trofozoítos. Esos croquis de amebas se basan en monos examinados, porque la enfermedad infecciosa periodontal afecta a todos los primates…

Inspirado por estos hallazgos y en correlación directa con la medicina, Kofoid deja constancia de algunos informes médicos que demuestran la presencia de parásitos de la misma familia en la médula ósea en caso de artritis deformante. La opinión médica queda avisada de una posible correlación entre los síntomas artríticos y las infecciones parasitarias de la boca.

Así es, la boca bien podría ser un depósito de parásitos que se desplazan hasta... ¡la médula ósea! No obstante, cabe distinguir las amebas responsables de las enfermedades intestinales de las amebas de la boca. Cada cosa en su sitio, no mezclemos chusma con marranas. Se afirma entonces que las amebas bucales no se pueden enquistar para evitar la digestión ácida del estómago. Una observación pertinente para la época, una desventaja sin duda para los parasitólogos contemporáneos.

Formas y actividades generales no dejan de ser rigurosamente idénticas. Pequeñas amebas de seis a sesenta micrones provistas de núcleos perfectamente reconocibles. La apariencia cérea y verdosa del protoplasma se describe minuciosamente.

Las amebas engordan a veces a partir de un centro citoplasmático más granuloso. Atareadas, empiezan a exhibir de pronto sus proyecciones hialinas, obscenos tentáculos explosivos que emergen hacia el mundo exterior. De esta forma, un solo seudópodo puede expectorarse de su masa gelatinosa, como una bombilla de vidrio soplado, o incluso varios, cuatro o cinco de apariencia más modesta. Las vacuolas internas se colorean intensamente bajo los gránulos siderófilos pillados en flagrante delito de fagocitosis. ¡Qué guarras!

En resumidas cuentas, estos bicharracos más bien apáticos tienen un apetito voraz en su hábitat natural. ¿Qué tiene de natural mi boca para estos parásitos? Nada malo, se lo aseguro. No nos alteremos, que me conozco...

La materia prima se ingiere a una rapidez asombrosa. Inmediatamente después de la sustentación viene el arte de la reproducción. La vida a cualquier precio; gracias al sutil proceso de la mitosis, la infección se extiende.

Algunos creen que las amebas se alimentan de restos alimentarios y bacterias, pero Child, en 1926, detalla felizmente las diferentes fases de la ingestión de glóbulos blancos por el parásito bucal. Describe en directo y con vehemencia la perforación de un citoplasma de glóbulo blanco y la aspiración glotona de su núcleo licuado como si de una merendola se tratara. Alucinante.

Un parásito que se alimenta de sangre humana, debajo de nuestras encías. Que se abstengan las almas delicadas y los corazones sensibles. ¿Qué decía? ¿Cómo se puede producir semejante aberración? Pues… viajando de incógnito.

No siempre se distingue el proceso de digestión, nos previene Kofoid, pero, en plena actividad, las amebas bucales rebosan de glóbulos blancos bien rollizos más que de bacterias o glóbulos rojos. Ellas también las prefieren rubias.

La existencia de las amebas bucales está íntimamente relacionada con las bacterias filamentosas de la boca y el sarro (o cálculo) sedimentado bajo la encía, en la raíz del diente. La ausencia de oxígeno fomenta la proliferación de estos anaerobios. Un detalle interesante: varios autores logran cultivar estas amebas *in vitro*, en placas.

No contentas con engullir glóbulos blancos, las amebas estudiadas se inflan también de glóbulos rojos —el más gordo de la sangre—, humanos a poder ser. Peor aún, estos vampiros son capaces de provocar lisis, dicho de otro modo, de destruir glóbulos rojos… por el simple contacto, ¡sin ni siquiera haberlos ingerido! Pragmáticas ellas, se hartan de glóbulos blancos tanto en condiciones reales como en cultivo biológico. Así se ha podido demostrar su acción quimiotáctica, es decir, que se aproximan a los glóbulos blancos y rojos para zampárselos mejor.

A tal efecto, producen sustancias que atraen y provocan la infección que forma el pus…

Los estudios de principios del siglo pasado demuestran a porfía que la ameba jamás está presente en ausencia de exudado putrescente, mientras que muchas bacterias lo están cuando la encía aún no está inflamada. Se han descubierto hasta treinta glóbulos rojos aglutinados en las amebas y hasta seis células sanguíneas embuchadas por una sola de estas sanguijuelas. ¡Dantesco! Pensar que los universitarios prescindan del microscopio... Sofocar deliberadamente la información conmociona a cualquiera.

Todo esto, según afirma Kofoid, nos sugiere la producción de encimas internas y externas capaces de eliminar los componentes de la sangre y de los tejidos humanos. De hecho, las amebas se reproducen en ausencia de bacterias, apropiándose del material sanguíneo del ser humano. Por otro lado, son notoriamente resistentes a las variaciones climáticas y pueden sobrevivir a temperaturas que oscilan entre los veinte y cuarenta grados centígrados: del ser humano a su entorno. Sin embargo, a más de 45° se quedan... ¡cocidas! Finalmente, necesitan de un medio húmedo para sobrevivir, porque la sequedad acaba con ellas.

El hecho de que no les afecten las bajas temperaturas y que vivan exclusivamente en un entorno húmedo facilita su transporte mediante gotitas infectadas, en especial de saliva, cómo no.

Así pues, según Kofoid, es posible que estos organismos se transmitan a través de utensilios de cocina como tazas, vasos, cucharas, cuchillos y tenedores, así como por el contacto directo entre dos personas.

Algunos cultivos de amebas bucales procedentes de infecciones humanas se han podido conservar durante más de treinta y tres meses consecutivos transfiriéndolos cada dos días a un nuevo medio. En aquella época, se entiende que es posible prolongar indefinidamente su vida, a poco que nos preocupemos de hacerlo. Algunos estudios citados, como los de Hinshaw y Simonton en 1926, con 357 sujetos, demuestran claramente que las plagas microscópicas no se encuentran nunca en bocas perfectamente sanas mientras que están sistemáticamente presentes en las enfermedades gingivales destructoras, desde el principio hasta el final. Concluyen con gran lógica que la pérdida ósea de los dientes que provoca la enfermedad se debe invariablemente a estos parásitos amebianos. Incluso ante la ausencia de infección clínica detectable o de enrojecimiento de la encía perceptible, la presencia de amebas se acompaña invariablemente de la producción de pus microscópico. Los casos más avanzados se caracterizan por el color azulino de las venas gingivales. La presencia de cálculo dental no está muy correlacionada con la infección amebiana.

En el mismo orden de ideas, los restos alimentarios parecen más bien frenar la proliferación de amebas bucales, de lo que se deduce la incompatibilidad de las amebas con las bacterias de la caries, un fenómeno opuesto a la enfermedad infecciosa de las encías. Por consiguiente, no hay correlación entre la periodontitis amebiana y la caries, de ahí que se pueda concluir —según Kofoid—, que estos rizópodos bucales no son saprobios de restos celulares, sino patógenos en toda regla. Así pues, no son esencialmente saprobiontes inofensivos, no se alimentan de residuos y no hacen las veces de papeleras diminutas, sino que son parásitos de verdad, que se alimentan de sangre humana viva, o sea, vampiros temibles, ¡sin ninguna duda!

Lo peor no es eso, porque hay personas escrupulosas con su higiene dental que parecen estar igual de afectadas por la patología amebiana que las personas negligentes que a duras penas se lavan los dientes. La tasa de infección está directamente relacionada con la edad, afectaría al 75 % de los adultos mayores de cuarenta años y al 50 % de media de los adultos en general.

Cabe reconocer que no es fácil, para un patólogo clásico, detectar la presencia de amebas en el surco gingival, puesto que los tejidos del diente y los residuos que están atascados presentan consistencias muy variadas: una encía frágil, una raíz dental sólida y el esmalte casi tan duro como un diamante. Así y todo, tal razón no ha impedido que los investigadores de la época descubrieran, gracias a los microscopios de contraste de fases e *in vivo*, cientos de amebas en los extremos de filamentos bacterianos de tipo vegetativo (actinomicetos y leptotrices), que forman una empalizada en la base del sarro oculto, cuidadosamente disimuladas por debajo de la encía.

De tal modo, demuestran que las amebas habitan en las profundidades recónditas de la fisura dental, acurrucadas por debajo del sarro, al resguardo del oxígeno del aire. Allí mismo, en el fondo de todo de la encía, es donde más proliferan, al calorcito, en el vientre húmedo, ardiente y tenebroso de la fisura putrescente.

Esta fue la razón que impulsó a los investigadores de los años veinte a intentar transmitir amebas bucales humanas a animales de laboratorio. A tal efecto, se prepararon perros y monos para observar los efectos de estos parásitos en las encías y los tejidos de sujeción de los dientes. Eligieron animales con características gingivales diferentes: encía sana, gingivitis ligera en superficie y periodontitis devastadora, con las mismas propiedades que en el ser humano.

Ya en aquella época, se llevaron a cabo estudios de comparación, con la extracción de muestras recién sacadas de humanos infectados, a quienes se les birlaba un poco de plaga con pipetas de Pasteur para inyectárselas en las encías de animales sanos y enfermos. Los resultados fueron explícitos: ninguna muestra sobrevivió en la dentadura sana de los perros, solamente se conservaron en aquellos que ya padecían una gingivitis ligera de superficie. Los perros que tenían una condición bucal excelente no se pudieron infectar. ¡Qué pasada! No había forma de que les apestara el aliento… ¡Qué buena sangre tenían los condenados chuchos!

Con respecto a los monos, se observó que todos los participantes en el estudio ya estaban infectados por una especie de ameba idéntica a la del ser humano. Además, los más afectados presentaban una infección gingival muy semejante a la piorrea humana.

Así pues, se intentó inyectar amebas humanas a uno de esos monos, el número doce, con el fin de diferenciar sus amebas originales de las del hombre. En la exploración, era imposible distinguir la forma humana de la animal, porque ambas presentaban una morfología idéntica. Difícil de aceptar para una princesa…

A partir de entonces, se propuso una clasificación de las amebas en función de su ubicación: encía o región faríngea, amígdalas u otro sitio, pero las formas que distinguían la mayoría de los investigadores se parecían todas a la ameba bucal. Intentaron aparentar la ameba que causa la disentería intestinal con la de la boca y, aunque se observan algunas diferencias, es evidente que la ruta de la infección intestinal pasa por vía oral… ¿Cómo podemos pensar que no las haya en la boca? No es difícil de entender: de B a A, la vía digestiva pasa inevitablemente de la boca al ano.

El segundo animal parásito que infecta la encía del ser humano con frecuencia y que estudió Kofoid fue la tricomona, quien elaboró un croquis para demostrar que se trata de un animal unicelular en forma de pera ataviado con cuatro flagelos, un esqueleto central y una boquita de corazón con forma de dobles lóbulos.

Al igual que las amebas, se encuentran tanto en perros como en seres humanos con periodontitis. Por aquel entonces, se creía en la existencia de diferentes especies de protozoos flagelados después de haber encontrado tricomonas en estómagos cancerosos, así como en infecciones esofágicas y vaginales. Asimismo, se habían detectado tricomonas bucales en infecciones pulmonares, casos de tuberculosis, gangrena pulmonar y bronquitis pútridas en especial. Interesante, tanto para el dentista como el médico.

Al final, se acaba por denominar *tenax* a la que se descubre en la boca —vaya usted a saber por qué…— mientras que se bautizaba con el dulce nombre de tricomona vaginal (*Trichomonas vaginalis*) al huésped indeseado de las vaginas y los órganos genitales de los hombres. Esta última está unánimemente considerada como patógena por los médicos y se encuentra en casos de leucorrea con secreción de tipo acídica.

Algunos autores consideran que ambas formas tienen el mismo grado de patogenicidad. Primero, se pensaba que la tricomona bucal era poco frecuente, pero no tardaron en darse cuenta de que su relativa rareza se debía al uso de técnicas de investigación inadecuadas. Las muestras extraídas y desecadas para la coloración dificultaban su observación porque a duras penas se detectaba el 10 % de las infecciones declaradas…

En el siglo XXI, no debemos seguir engañándonos: la tricomona es un animalito delicado que debe manipularse con precaución. Su exploración requiere indefectiblemente de un material infectado *in vivo.*

El animal tiende a disimularse en los restos de la boca atollados por debajo de los dientes y está presente en muchos casos de infección gingival y periodontitis, hasta el punto de que se ha descubierto con estupor que el 90 % (cantidad friolera donde las haya) de los presos de la isla de San Quintín estaban infectados. En principio, se creía que era una infección circunscrita al recinto penitenciario, pero al examinar a los nuevos arrestados, se constató que también estaban bastante afectados por la infección de las tricomonas bucales, aunque en un grado ligeramente inferior…

No tardaron en deducir que esta pequeña diferencia se debía a la promiscuidad entre los reclusos, los múltiples contactos y las dietas deficientes. El factor temporal también ha sido un elemento que debía tenerse en cuenta prioritariamente: los asiduos a estas venerables instituciones suelen tener una media de edad más alta que los nuevos internos.

Tal aseveración se confirmó comprobando el estado de la boca de un grupo de estudiantes, porque apenas se detectaron casos aislados en adultos jóvenes. En cambio, los pacientes afectados lo estaban manifiestamente con brotes recurrentes de inflamación intensa de las encías. En algunos casos, esta patología aguda sobrevenía a pesar de la buena higiene dental y del cepillado regular… Las infecciones más graves y la producción de pus más abundante —aunque la apariencia pareciera saludable al microscopio— estaban acompañadas de una importante cantidad de parásitos.

El riesgo de infección aumenta inevitablemente con el tiempo. Tan solo el 3 % de los adolescentes lo sufren, el 12 % de los adultos jóvenes y más del 40 % de los mayores de treinta años, cuando se creía en un principio que los protozoos flagelados eran muy poco frecuentes en la boca. Estos parásitos con flagelos se reproducen mediante fisión asexual precedida de un auténtico procedimiento de mitosis, acompañado por variaciones cromosomáticas distintas, los cuatro flagelos también se compartían entre dos células hijas. Los dos flagelos que faltan se regeneran. Nos sentimos pequeñitos de todo…

Incluso los animales de los experimentos están afectados por la infección: de 29 perros examinados, 6 ya estaban afectados para un autor y 22 de 23 en otro estudio. Las tricomonas humanas pudieron cultivarse con éxito en la boca de perros y monos. Kofoid dedujo que debía de existir, necesariamente, una correlación entre los animales parásitos de la boca y la inflamación de las encías de tipo periodontitis destructiva.

La experimentación animal puso en evidencia que es posible reproducir de manera idéntica las patologías humanas con estos parásitos, pero también ha demostrado que el factor temporal tiene la misma importancia en animales que en seres humanos. Gracias, «Kofoid et al.».

Sin embargo, el tiempo pasó y con él se fueron borrando estos hallazgos explícitos de la memoria de los profesionales en odontología.

Llegó el tiempo de las bacterias, la época de los antibióticos y del «¡hay que lavarse los dientes más a menudo!». En cuanto se empezó a hablar de una bacteria más virulenta que las demás, el árbol no tardó en no dejar ver el bosque. Una avalancha de investigaciones y reestructuraciones sistemáticas sobre el mundo bacteriano no tardaron en vencer la evidencia amebiana. Qué tristura de estrechez de miras, que no solo nos impide ver, sino también y sobre todo, indagar. En la actualidad, no vemos más que los medios de cultivo y solo creemos en la replicación de ADN en el siglo XXI. Los buenos tiempos de la observación se han ido al traste. Creemos que lo sabemos todo, cuando nuestras decisiones nos ciegan. El capítulo de los parásitos protozoos se ha quedado en el olvido, hace ya harto tiempo que no hemos vuelto a plantearlo, querido mío…

Hasta que llegó un hombre, un médico liberal, un inglés riguroso inmigrado a Canadá, facultativo solitario pero con una fuerza de carácter que no se dejaba engatusar: ¡Lyons!

El *gran* doctor Lyons. ¡Un respeto! Cuando conocí a este médico de expresión muy europea, me impresionó al momento por su lenguaje claro, pintoresco, afirmativo y preciso. Algo comenté sobre él en el capítulo dos. Su obra de referencia es razonada, esencial, explícita, directa y exacta. *Introduction to protozoa and fungi in periodontal infections* es un texto ineludible para estudiantes de odontología que se hayan saltado las clases de protozoología pero persistan en querer curar a sus pacientes.

Si es usted dentista o periodoncista, si trabaja en la boca de personas y no lo ha leído, le recomiendo que reconsidere su práctica. Es una biblia, una solución perenne para la curación de los pacientes y la tranquilidad de la conciencia. Un regalo del cielo en toda regla. Decir que mis principales oponentes han rechazado su lectura...

Una estrechez de miras inimaginable. No hay peor sordo que el que no quiere oír, pero un paciente con problemas no tiene por qué ser tan duro de oído. Permítame que se lo resuma y le prometo que lo disfrutará a lo grande.

Los elogios de sus colegas son elocuentes. Todos los dentistas reconocen que algunos factores de irritación o de salud general influyen en las enfermedades destructivas de las encías. Dicho esto, las terapias realmente eficaces son pocas y las correcciones quirúrgicas decepcionantes, porque mutilan además de acusar un alto índice de recaídas. En esos casos, se pone en duda la destreza del cirujano y se censura al paciente, pero el sentido común nos obliga a rechazar estas incoherencias.

Aun así, todavía quedan muchas preguntas pendientes de resolver sin la respuesta parasitaria. ¿Por qué hay personas con perfiles similares que están afectadas y otras no? ¿Por qué algunas infecciones se limitan a un sector en particular de la mandíbula mientras que otras afectan a toda la boca? ¿Por qué la infección se manifiesta de manera cíclica, alternando paroxismos y remisiones? ¿Por qué algunos, que aparentan sanos y su higiene oral es más que excelente, padecen periodontitis avanzadas?

Trevor Lyons revisa la literatura útil relativa al aspecto microscópico de la microbiota dental, emite la hipótesis fundamental de que la enfermedad periodontal está íntimamente relacionada con la presencia de amebas en el surco gingival. Mejor aún, plantea que las bacterias son esenciales para la formación del medio infeccioso e inflamado, propicio para la proliferación de parásitos bucales. De esta forma, los factores de irritación o de salud general predisponen la infestación de la encía por parásitos y su preponderancia en el surco gingival. Sin enemigos conocidos, la ameba oral se convierte en el rey de la selva.

¿Cómo es posible que hayamos eludido a Trevor Lyons? Sencillo: el paradigma bacteriano de los años cincuenta ha invadido todo el espacio mental disponible. Peor aún: ¡ni siquiera se lee a Trevor Lyons! ¿Será porque el libro lo ha publicado por su propia cuenta? Quizás. Tristemente, no se encuentra en las bibliotecas universitarias ni en las de los dentistas y es una verdadera lástima para el planeta. Trevor nos explica cómo la presencia de protozoos metamorfosea la infección gingival de la superficie en una enfermedad ósea destructiva. A partir de un simple beso, el modo parasitario transmite partículas de aerosoles en suspensión o por contaminación indirecta de utensilios de cocina y otros instrumentos de uso común.

Nos encontramos ante una enfermedad infecciosa de transmisión social. Las bases de la terapia que aquí se presentan están directamente asociadas a la medicina infecciosa clásica de la gastroenterología. Los resultados de aquellos que han hecho la prueba superan con creces a los de cualquier otro tipo de tratamiento: curación duradera garantizada.

Cabe señalar que el método parasitario choca con mucho de lo que se enseña en las universidades de todo el mundo. Condición *sine qua non* del éxito: hay que servirse de un microscopio de calidad para observar, después, comprender y apostar por el éxito...

Hubo un tiempo en que el tiempo era absoluto: transcurría de manera uniforme desde hacía siglos y siglos. Los científicos modernos han demostrado que es mentira y que el paso del tiempo es relativo, solo es absoluta la velocidad de la luz. De la misma forma, a modo de dentista planetario, Lyons nos abre una vía opuesta a las creencias dentales actuales en su magnífica obra. He aquí el hombre y, sobre todo, la verdad. Todo, nos repite insistentemente desde 1913 hasta 1930, demuestra la correlación sistemática entre las amebas y la destrucción periodontal. Sin embargo, los fármacos que pueden eliminar los parásitos de la boca con total seguridad aún no estaban disponibles en aquella época. Algunos textos sin demasiadas evidencias factuales minoran la importancia de la ameba oral y la confinan a un segundo plano.

En 1989, tras dieciocho años de práctica dental, el Dr. Trevor Lyons constata junto a otros muchos dentistas que los tratamientos de las encías que se enseñan en las universidades de odontología no son eficaces. Después de once años de experiencia con el microscopio, la evidencia se le impone: está claro que las amebas no solo invaden la boca sino que destruyen los tejidos humanos.

Para comprenderlo bien, se necesita adoptar un enfoque y una actitud médica como haría un parasitólogo consagrado a las enfermedades infecciosas parasitarias del intestino.

El otro factor esencial es el uso sistemático del microscopio directo de contraste de fases, porque es el único que permite establecer un diagnóstico interno inmediato. Trevor nos relata su trayectoria desde el asombro de sus primeras experiencias con pacientes afectados por enfermedades periodontales agresivas, que se solucionaron felizmente por medio de este método médico probado; hasta el porqué de usar saliva como medio de preparación de los especímenes examinados en sus técnicas de montaje simples y eficaces; y nos desvela sin rodeos todos los secretos de su proceder. No trate de reinventar la rueda, nos sugiere después. Como todos sus adeptos actuales, nos demuestra, a partir de la placa dental de surcos infectados, la correlación directa entre los protozoos parásitos y la enfermedad periodontal destructiva.

Nos previene del uso de otros medios distintos de la saliva en la preparación de la muestra para exploración, porque pueden distorsionar la imagen de las amebas y falsear el consiguiente diagnóstico. Ese es el error, qué digo, la falta, la confusión de todos los investigadores «clásicos» contemporáneos. Inadmisible procedimiento de novatos en laboratorio, que nos limita a contentarnos con agua tibia mientras que otros ya disfrutan de agua caliente en casa… ¿De verdad que es necesario rehacer la historia a cada nuevo siglo? En todos los casos, sin la menor excepción, la eliminación de los parásitos bucales conlleva indefectiblemente una mejora clínica de la salud del periodonto, de los tejidos gingivales y la estructura ósea, incluso otros órganos de rebote.

Tras algunos casos clínicos que llegan a buen término, a Lyons le parece evidente intentar comprender el comportamiento de estos animales parásitos, tan diferente al de las habituales bacterias. Por desgracia, la mayoría de los profesionales de la salud, dentistas incluidos, ignoran por completo la parasitología. Terra incógnita de la sabiduría médica occidental, catalogada precipitadamente como una enfermedad del tercer mundo, ha dejado de interesar a los países occidentales, que se creen estar definitivamente al resguardo de esta plaga.

Desengáñense, sociedades supuestamente avanzadas, porque Trevor Lyons os hará bajar de las nubes. Nos repatría de Leningrado, en compañía del equipo de hockey de Canadá, cuyos miembros habían regresado unánimemente enfermos de las eliminatorias de la Copa del Mundo…

Epidemia de signos gastrointestinales desagradables: los atletas profesionales de élite se habían infectado todos del parásito intestinal *Giardia lamblia* por vía oral. Si bien es tan fácil de eliminar como se puede imaginar con un medicamento antiparasitario, la giardiasis es una enfermedad infecciosa de pleno derecho. Muchas son las preguntas que le vienen a la mente vivaz e íntegra de Trevor: conceptos de parasitismo y patogenicidad, oportunismo, respuesta del huésped... De hecho, los parásitos ganadores no cometen el error de matar a su hospedador. Bichos sí, pero no bestias, porque no tiran piedras sobre su propio tejado, tan solo lo debilitan para vivir más a gusto. Después, se reproducen, se alimentan de su hospedador, conservándolo en un estado de debilidad idónea para mantener la perennidad de su felicidad.

Es así como la giardiasis, con su fulgurante apropiación de la pared intestinal, provoca un gran estado de cansancio. Conlleva una mala absorción de los alimentos y se transmite en el agua de consumo por mediación de heces infectadas. Algunos parásitos se disimulan en los tejidos. Las larvas parásitas bebés migran de un sitio a otro... El parásito idealmente adaptado se integra discretamente en la comunidad biológica causándole daños mínimos, estableciendo un estado de equilibrio aparente y funcional pero carente de armonía.

Si el parásito domina la situación, si prolifera de manera más desordenada, menos prudente por decirlo de alguna forma, surge la patología, los dientes se descarnan y caen: el fenómeno provoca debilitamiento.

Como un fenómeno característico de la parasitología, nuestro sistema inmunitario puede ser víctima de los múltiples camuflajes que tanto gustan a estos diabólicos protozoos: envolturas protectoras de las proteínas del hospedador, formación de quistes resistentes o huevos, escondite malicioso en las células del hospedador... los avatares parasitarios son legión.

En cambio, como nos dice Lyons, si un microrganismo particular está presente permanentemente en una enfermedad concreta, si este organismo se puede identificar de inmediato y su eliminación conlleva la desaparición de la enfermedad, está claro que dicho microrganismo representa un elemento clave de la patología.

Trevor reafirma que el uso del microscopio de contraste de fases nos revela invariablemente la correlación entre las enfermedades destructivas del periodonto y la presencia de protozoos. Con inteligencia, establece los fundamentos y marca un hito en la historia de la identificación de las enfermedades infecciosas. Designa el organismo responsable, signos por un lado y síntomas por otro, detalla en ocasiones su situación y nombra la enfermedad. En lo que nos atañe:

«La amebiasis oral es una infección de la cavidad bucal por *Entamoeba gingivalis*». En este sentido, se han pronunciado muchos otros autores, desde Gros en 1849, pasando por Barret y Kofoid a principios de siglo, Markel y Voge, Lapierre y Rousset, Westphal, Dao, Keyes, Lyons, etcétera.

No examinar un microrganismo aparentemente benigno pero potencialmente patógeno y cuyos parientes más próximos lo sean de notoriedad pública es obra de la más pura inconsciencia...

Trevor recuerda que todos los autores mencionan, de manera independiente, la presencia de la ameba en el 86 al 100 % de los casos de afección periodontal. Sus informes son más que significativos y no se prestan a equivocación alguna. Lamentablemente, a principios del siglo XX, como se trataba empíricamente la infección con remedios potencialmente peligrosos por sus efectos secundarios, en especial enfermedades cardíacas, la terapia antiparasitaria quedó relegada al abandono.

Desde 1972, Trevor Lyons analiza sistemáticamente la placa dental de sus pacientes a partir de zonas dentales no infectadas de la boca para compararla con la de otras zonas infectadas. La única diferencia pero constante es la presencia de protozoos en las zonas enfermas. Más de 25 000 exploraciones de placa dental ha llevado a cabo, ¡ahí es nada! Teniendo en cuenta que en la mayoría de las veces acaba por encontrar estos parásitos en el fondo del surco gingival, adquiere la costumbre de extraer sus muestras allí mismo, obviamente.

Evita recolectar microbios por encima de la encía, porque estos bárbaros son anaeróbicos y viven sin oxígeno al fondo de todo de la fisura dental. Aprende a utilizar sondas pequeñas y finas para recoger con delicadeza sus muestras, sin producir el más mínimo dolor al paciente. Prepara sus especímenes con sumo cuidado, sin perturbarlos, tratando de no agitarlos, de manera que se pueda conservar su rusticidad ecológica y su esencia organizativa.

Trevor constata que el 62,5 % está infectado por la ameba *Entamoeba gingivalis* y el 4,5 % por el flagelado *Trichomonas tenax.* Tales índices confirman la incidencia de la enfermedad periodontal en estos pacientes. Las tricomonas parecen presentar una mayor patogenicidad en las latitudes tropicales, por eso destaca con pertinencia que los «grandes investigadores internacionales» tienen tendencia a extraer sus muestras de zonas estándar que fácilmente pueden presentar resultados negativos. Un tremendo error que aún se sigue cometiendo, por desgracia. La mayor parte de las amebas se sitúan en lugares infectados de la encía y no en las zonas estándar o sanas de la boca. A veces, uno se pregunta en qué demonios estarán pensando algunos.

Como reacción espontánea a su «redescubrimiento» de la patología amebiana, se sirve de los protocolos médicos recomendados para la destrucción de este tipo de parásitos: utilización concomitante de antiparasitarios tópicos y vía sistemática. Después, comprueba que el tratamiento haya sido eficaz y que el paciente esté exento de todo huésped indelicado. Una vez eliminada la infección, continúa con los cuidados habituales y la limpieza de sarro, alcanzando el resultado de... ¡curación completa!

A partir de su experiencia, también nos previene ante los errores de manipulación que puedan inducir a error con respuestas negativas. Por ejemplo, algunos medicamentos que puedan enmascarar la presencia de protozoos: determinadas pociones o, paradójicamente, una higiene inédita y excesiva. Si por ventura descubre amebas en una zona aparentemente sana, la exploración posterior revela casi invariablemente un deterioro subsecuente de la encía. De manera característica, los microbios empiezan a acumularse, la encía se enrojece poco a poco, a lo largo de varios años a veces, mientras que el surco dental sembrado de amebas se va profundizando inexorablemente.

Hacia el final de la enfermedad infecciosa, el hueso se deshace y desaparece, los dientes se descarnan y se mueven, a partir de entonces, ¡la caída es ineluctable! Los tratamientos antiparasitarios, correctamente aplicados, no solo invierten los síntomas de la enfermedad ósea, sino que mejoran significativamente múltiples elementos de la salud general.

La enfermedad puede manifestarse de manera agresiva y relativamente aguda, pero invariablemente, Lyons constata la presencia de parásitos. Los procedimientos de limpieza y eliminación del sarro habituales se revelan inútiles, si no es con el uso de antibióticos apropiados. Algunas infecciones particularmente virulentas exigen en ocasiones una nueva medicación. Sin embargo, Trevor señala que en la mayoría de los casos, la culpa suele recaer en los pacientes que no han respetado las recomendaciones que han recibido.

Señala que las reinfecciones, cuando se presentan, siempre están relacionadas con las prácticas sociales del paciente: contacto directo o indirecto con personas allegadas infectadas a partir de la boca. Con independencia de sus costumbres, conviene que los pacientes vigilen sus hábitos.

La observación no deja de confirmar el deterioro de la boca y la salud en general ante la presencia de protozoos que vuelven a infectar una gingivitis preexistente. En la revisión de la literatura que emprende Lyons, los médicos conscientes del fenómeno quieren considerar a estos parásitos como lo que son, es decir, patógenos en el estricto sentido de la palabra, y desafían a todo aquel que se atreva a liberarlos de tal agresividad a demostrar su inocencia, cuando se sabe que su presencia se acompaña invariablemente de chorros de pus y provoca sistemáticamente un estado de irritación crónica.

Es asombroso constatar hasta qué punto la odontología moderna, como tocada por la amnesia, ha ignorado estos textos y solamente cree en la bacteriología. Ocurre lo mismo con las tricomonas flageladas, que en la medicina general han quedado relegadas a las enfermedades pulmonares crónicas y los abscesos de las amígdalas. ¿Cómo podemos creer entonces en su inocuidad en las infecciones de las encías? ¿Acaso la boca está especialmente protegida de la nocividad de los parásitos humanos? ¿En virtud de qué principio científico? ¿Competencia desleal a la patogenicidad bacteriana establecida? ¿Y qué más?

Trevor también repasa los diferentes parámetros que inducen la presencia parasitaria: elementos de higiene, factores medioambientales, amebas portadoras de partículas viroides o bacterianas y vectores de transmisión asociados a la infección.

Teniendo en cuenta que los parásitos viven en simbiosis con las bacterias bucales tildadas de patógenas, continúa diciendo, su sola presencia hace de ella presa fácil; así pues, incluso para los más conservadores, su eliminación firma ipso facto la de la hegemonía bacteriana...

Lyons deduce que la fuerza de la evidencia establece que la ameba bucal es un patógeno primario en las enfermedades periodontales cuyos perjuicios repercuten en la salud general. Ya sea a lo largo de todo un siglo de investigación en parasitología bucal o en la totalidad de su experiencia clínica, escrita negro sobre blanco en su obra, todo indica que se trata en efecto de microrganismos que tienen una implicación directa en la enfermedad en calidad de patógenos directos.

Trevor detalla entonces las características de las amebas bucales. Se alimentan de glóbulos blancos y rojos de la sangre. Todas ellas se pueden adherir a las células sanguíneas, penetrarlas literalmente y causar daños irreversibles en el organismo humano.

Nos cuenta cómo, levantando ligeramente las placas de vidrio de los especímenes recogidos, ha podido ver bacterias dispersándose como una bandada de gorriones bajo el microscopio, mientras que colonias enteras de amebas se fijaban *in situ* como una masa pegajosa. En tales condiciones, ¿cómo cabe esperar que podamos librarnos fácilmente de un huésped pegado a la raíz del diente, como un redomado gorrón?

Lyons sigue estudiando, siempre con el microscopio, el efecto del bicarbonato salado en las amebas. Se da cuenta de que se retuercen y encogen en pequeñas masas casi irreconocibles, crispadas de pronto por el líquido salino. Progresivamente, van retomando su forma inicial a los veinte o treinta minutos. Si la concentración de polvo salado es mayor, la ameba explota literalmente bajo el efecto de la presión osmótica, perdiendo su membrana celular para abandonar los restos como la vieja piel de una serpiente. Con el alcohol al 17 %, se le dobla el espinazo y adopta una forma más redondeada. ¿Será que se emborracha? Se dobla, cierto, pero no se rompe. Una pena para los productores de vino…

Un detalle importante es que llega a constatar que las amebas son más bien gregarias, parecen vivir en manada, viajando en fila india como los carruajes del Lejano Oeste. Cuando una de ellas empieza a alimentarse, las demás la imitan al momento, son unas tragaldabas, que no dejan títere con cabeza (nuclear).

Después, las observa enganchándose a los grandes filamentos de bacterias como murciélagos colgados de una rama. Por último, nos detalla las correlaciones histológicas entre las úlceras intestinales de las disenterías amebianas y las ulceraciones diminutas del surco gingival de las periodontitis. En ambos casos, las amebas se refugian en las profundidades de la úlcera, bien acurrucadas por dentro de la lesión. Voluptuosamente protegidas, se reproducen entonces al abrigo de miradas indiscretas…

Las amebas de un intestino enfermo se alimentan de glóbulos rojos y de células de la mucosa intestinal, mientras que las de la boca fagocitan además los glóbulos blancos. Como todo el mundo sabe, para eso necesitan previamente una inflamación bacteriana. Eso no impide en ningún modo que algunos profesionales despistados consideren las amebas intestinales menos glotonas, como las patógenas, mientras que exculpan a las que nos devoran la boca...

Lyons afirma que los parásitos son organismos vivos más sofisticados que las bacterias, son más complejos y tienen unos ciclos de vida precisos, incluso pueden, gracias a unas toxinas que tienen en el citoplasma, controlar su entorno inmediato. Desde ahí, Trevor maquina diferentes teorías complejas al analizar las fases de esas agresiones, mecanismos de ataque y contrataque de los glóbulos blancos incluido: teoría de los superóxidos, teoría épica, teoría de la autoinmunidad...

Esta última afirma que nuestras células sanguíneas, carcomidas por estos voraces protozoos, se vuelven contra nosotros y arrojan en nuestros tejidos los productos degradantes primitivamente destinados a los parásitos...

No va por mal camino. Más fuerte todavía, Lyons nos recuerda que las amebas son conocidas por ser transportadoras de virus... Mientras estén bien tranquilitas dentro de sus conchas parasitarias, no será un mal mayor, pero cuando intentemos librarnos de ellas y destruirlas, la cosa se pondrá fea, porque se corre el riesgo de provocar un vertido de toxinas y virus en la circulación sanguínea.

Por tal motivo, nos explica con todo lujo de detalles el efecto choque que pueden producir los antibióticos y antiparasitarios en nuestro estado de salud. Destruirlos demasiado rápido, de una atacada, puede acarrear efectos secundarios repentinos y desagradables. Los signos más marcados consisten en dolor de cabeza, náuseas, síntomas artríticos, irritabilidad, pérdida de apetito y palpitaciones; lo que conocemos como reacción de Jarisch-Herxheimer. Cuando uno está muy infectado, el hecho de exterminar todos los parásitos de un golpe puede provocar efectos muy adversos, incluso peligrosos. Por todas estas razones, tal y como nos explica en su libro dirigido a dentistas pero apto para todos los pacientes, conviene estabilizar progresivamente la microbiota bucal, utilizando lo que él llama un programa de «tratamiento previo», que permitirá reducir los efectos secundarios del aniquilamiento intensivo y brutal de los parásitos del sistema.

Para hacerlo, nos sugiere en primer lugar evitar los dentífricos comerciales, porque no consiguen destruir eficazmente los parásitos, es preferible recurrir a agua oxigenada para lavarse los dientes y aplicar polvo de Torrens en las encías, una antigua receta de un matasanos de la escuela británica de los años cincuenta. Es un producto casero muy fácil de preparar que por sí solo consigue deshinchar la encía tumefacta.

Acto seguido, tirar a la basura el cepillo de dientes infectado. Por sentido común, más que nada. Luego, dejar que la placa se estabilice durante las doce horas anteriores a la exploración microbiológica, de manera que se pueda determinar si somos portadores o no de la infección.

Lyons explica entonces a los dentistas y profesionales de la salud cómo aplicar una terapia gradual, o bien con antiparasitarios corrientes, o bien con antibióticos comunes como la penicilina, la tetraciclina u otras eritromicinas, etcétera. En general, con independencia del antibiótico que se use, el resultado final será la desaparición de los parásitos. No obstante, se necesita más tiempo de tratamiento con antibióticos de uso común destinados a las bacterias que para los protozoos.

Sobre este punto, puede haber médicos escépticos, pero conviene que sepan que Lyons ha participado en estudios clínicos de la universidad de Münster (Alemania) para llegar a la conclusión de que se necesitan unos 30 días para eliminar las amebas de los medios de cultivo. Según él, para matar amebas se necesita una dosis siete veces superior que para las bacterias. A modo de ejemplo, hay que administrar siete veces más penicilina *in vitro* para vencer los parásitos bucales, mientras que el tiempo de eliminación de las bacterias varía en general de una semana a diez días.

Terapeutas, facultativos, investigadores y expertos, háganse a la idea por ustedes mismos, experimenten, preserven sus muestras, observen a sus pacientes, examínenlos atentamente con el microscopio. Por si fuera poco, esta exploración microscópica les evitará el exceso o defecto de antibióticos, porque podrán supervisar visualmente sus microbiotas a demanda.

Lyons remata su recapitulación sobre medicina periodontal antiparasitaria sobre el uso de los medicamentos, su espectro de acción, sus riesgos potenciales, así como sus efectos buscados e indeseables. Todos aquellos dentistas que se preocupen por la curación de la enfermedad gingival de sus pacientes deberían empollarse urgentemente este libro excepcional, que también preconiza el uso de enjuagues bucales adaptados a la enfermedad, describe la confección de cremas antiparasitarias destinadas a su eliminación, presenta los diferentes procedimientos adaptados para cada paciente según su estado clínico y microbiológico…

Estimados colegas, os lo ruego, no ignoréis esta valiosísima obra[10], porque se trata de una obra de referencia sobre la salud bucal de un valor incalculable para los profesionales odontológicos. No se la pierdan.

Asimismo, también examina las causas de la infección. En las candidiasis, son hongos los que colonizan la boca: igualmente fáciles de observar al microscopio. ¿Cómo se recibe el microbio? ¿Cómo se adapta la medicación a los efectos secundarios que a veces provoca la terapia? Además, propone tratamientos más adaptados para algunos casos determinados: páginas y páginas de recomendaciones sobre el uso de fármacos de aplicación local o por vía general.

Introduction to protozoa and fungi in periodontal infections detalla el uso del microscopio de contraste de fases de un odontólogo: con qué frecuencia debe usarse y cómo sacarle provecho en parasitología.

---

[10] Puede solicitarse en info@parodontite.com o bien en http://parodontite.com.

Campo con fondo negro y poco aumento (cien veces), campos claros con gran aumento (mil veces), utilización del aceite de inmersión... Trevor desmitifica con toda la razón el microscopio de contraste de fases: una vez que lo pruebe, no podrá prescindir de él. Su adquisición merece mucho la pena y su rentabilidad está más que garantizada. Si no queda satisfecho, ¡le devolvemos su dinero! Todo lo que los odontólogos siempre han querido saber para curar a sus pacientes y nunca sabían a quién atreverse a preguntar.

Con meticulosidad, nos regala todos los procedimientos de laboratorio que pueden confirmar la microscopía. Con ingenio, nos suministra el instrumento de análisis que nos permite relacionar el contenido clínico con la imaginería microscópica. Con generosidad, nos ofrece unas destacables ilustraciones sobre las amebas, su actividad citoplasmática, la apariencia de sus núcleos, de sus vacuolas digestivas, su comportamiento, sus reacciones ante diferentes situaciones de estrés... Con precisión, nos describe con gran realismo las fagocitosis, nos narra minuciosamente los itinerarios de las amebas en la biopelícula del surco gingival. Con todo lujo de detalles, enseña la tecnología práctica de la microscopía para todos los odontólogos, con pseudofondo negro y claro. Las investigaciones se facilitan mediante un catálogo de muestras infectadas por parásitos, que demuestran a porfía —una vez que se determinen los campos—, la realidad y la magnitud de la devastación parasitaria, ignorada por completo por los más granados expertos.

Nos enseña a no confundir las células sanguíneas con los parásitos. La enseñanza universitaria afirma exactamente lo contrario, diciendo que son difíciles de distinguir...

Abusivamente escépticos, han caído en el lado más oscuro, ¡cómo no! No así los pacientes, porque ellos sí que quieren salir de las tinieblas, lo único que les interesa es curarse, como no puede ser de otra forma, por eso quieren comprender.

Lyons nos enseña a discriminar los macrófagos de los leucocitos neutrófilos y de las amebas, con una facilidad desconcertante. Nos proporciona un inventario detallado de tricomonas, candidiasis y terapias adaptadas a cada patología dental. Los procedimientos, las manipulaciones clínicas aparecen bien explícitos, fotografiadas de cerca y desde todos los ángulos. Un juego de niños, pero hay que jugar para ganar. Tal es el desafío de la periodontitis actual, porque la salud de todos está en juego.

No es de extrañar que Trevor concluya su obra diciendo: «Parece que la amplia mayoría de pacientes afectados por la destrucción periodontal están infectados por protozoos bucales. Tras su eliminación, la enfermedad se detiene y se resuelve, incluyendo la regeneración del hueso alveolar».

Trevor, con humor inglés, valora a los pacientes tratados de manera clásica con estas palabras: «A juzgar por el estado de sus encías, su médico debe tener la edición no revisada...».

No esquivemos este magnífico regalo que nos ha hecho a la humanidad moderna, mucho más infectada efectivamente que auténticamente informada. Por si fuera poco, nos recapitula las consecuencias de las enfermedades gingivales con su cronología en la salud general. ¡Pardiez!, llevábamos siglos esperando por este libro, si no milenios. Un amor de libro pudriéndose en mi trastero...

Así es, porque figúrese que Trevor me ha donado mil ejemplares invendidos. Volúmenes que se ha encargado él mismo de imprimir, corriendo con los gastos... Me ha confiado todos sus tesoros, sus libros y apreciados estudios. ¿Quién me iba a decir que un día acabaría poseyendo estos originales aún más universales, raros y valiosos como un Picasso o un Dalí?

Último legado de Lyons, no por ello menos importante: la notoria bibliografía, que deberían leer a toda costa todos los investigadores y jefes de departamento de investigación especializada en enfermedades gingivales que a veces no ven más allá de sus narices y se limitan al autismo en sus laboratorios de replicación del ADN...

En definitiva, todo lo que necesitaba para que pudiese comprender por mí mismo y sacar provecho de su magnífica aportación a la medicina biológica de la boca, para llevarla a cabo y practicarla durante más de veinte años en mi clínica. Todo lo que necesito en la actualidad para organizar seminarios innovadores sobre sanidad periodontal y que lo disfrute el planeta. Todo lo que se necesita saber para que los pacientes comprendan los pormenores de su enfermedad y logren al fin vencerla. Mi inestimable Trevor, todos te dan las gracias al unísono, los médicos apaciguados y las personas que han conseguido curarse felizmente.

¿Aún no lo ha leído, doctor? Por el amor de Dios, ¿a qué espera para llamarme? Incomprensible, inadmisible y, dicho sea de paso, es totalmente escandaloso que los biólogos universitarios y otros responsables de la sanidad pública que he conocido se hayan negado a leerlo. De corazón le digo que es una verdadera lástima, no solo para ellos, tristemente.

Último episodio: Keyes. Un excelente médico estadounidense que ha estudiado la biopelícula gingival bajo el microscopio una y otra vez. Un buen día, husmeando en el desván del Dr. Lyons, me encontré con un texto que leyó Keyes durante la celebración de un simposio en Búfalo (Nueva York), acerca de las interacciones entre los parásitos y el hospedador en las enfermedades de las encías, publicado en 1982 por Genco & Mergenhagen.

En este estudio sobre cincuenta pacientes, el dentista Paul Keyes nos ofrece un tríptico magnífico sobre la enfermedad gingival. Sencillo, explícito y… ¡expeditivo! Tres fotos, tres imágenes de la biopelícula gingival, tres categorías de pacientes. La define muy bien, sin ahondar demasiado en la magnitud de su trabajo, tal vez porque sabe de sobra qué significa predicar en el desierto. Sea como sea, apenas le habrán prestado atención por aquel entonces. Mediante la microscopía, describe la salud, los inicios de la enfermedad, la gingivitis primaria y la periodontitis destructiva.

Sus explicaciones, que me parecen evidentes hoy día, están a nuestra disposición desde hace más de un cuarto de siglo. Bien dibujadas, voy a reproducirlas en el texto actual: salud versus gingivitis, pero también versus enfermedad periodontal devastadora.

Salud: situación que se caracteriza por la presencia de pequeñas células bacterianas en forma de puntos redondeados, acompañadas de filamentos en forma de trazos. A veces, se percibe un glóbulo blanco, aunque de forma muy ocasional.

Gingivitis: adición de bacterias móviles en forma de tirabuzón y de bacilos agitados, glóbulos blancos en gran cantidad pero ausencia completa de parásitos.

Periodontitis: aparición de filamentos largos, asociados a bacterias móviles empalizadas, en torno a las cuales flotan, como peces payaso alrededor de anémonas, amebas en nidificación, a veces acompañadas de flagelados del tipo tricomonas. Se aprecia la presencia de glóbulos blancos «demasiado numerosos como para poder contarlos», nos indica Keyes. ¡Vaya, todo un baño de pus! Estimado paciente, ¿qué es lo que quiere para usted? Sí, para usted mismo, en persona.

Ilustración 9-1

La salud se manifiesta con la presencia de bacterias cocoides (puntos), algunos filamentos (trazos), células de la encía (la más voluminosa, a la izquierda) y algún glóbulo blanco suelto (en el extremo derecho).

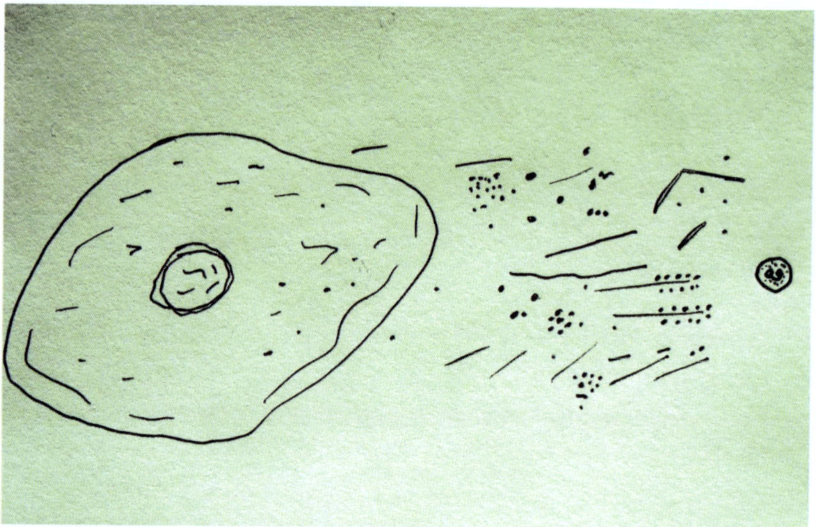

Estimado doctor, ¿cómo responderá a las peticiones de información de sus angustiados pacientes? La correlación entre amebas y enfermedad destructiva también es del 100 % para Keyes. ¡Nuestra ética profesional está en juego! ¡Basta ya de jugar!, tenemos que hablar en serio ahora. Esta joven, aún ayer, con 24 años de desolación, que se queja porque se le descarnan los dientes delanteros… No entiende nada, pobrecilla ella. Quiere saber, pero la única respuesta que obtiene es la incomprensión, fórmulas vagas y pesimismo a punta pala, proposiciones de correcciones quirúrgicas mutilantes o igual de debilitantes que la nueva moda del láser.

Ilustración 9-2

La gingivitis está asociada a bacilos y espirilos muy móviles (a la izquierda), acompañados de algún que otro glóbulo blanco como consecuencia de una reacción inflamatoria (a la derecha).

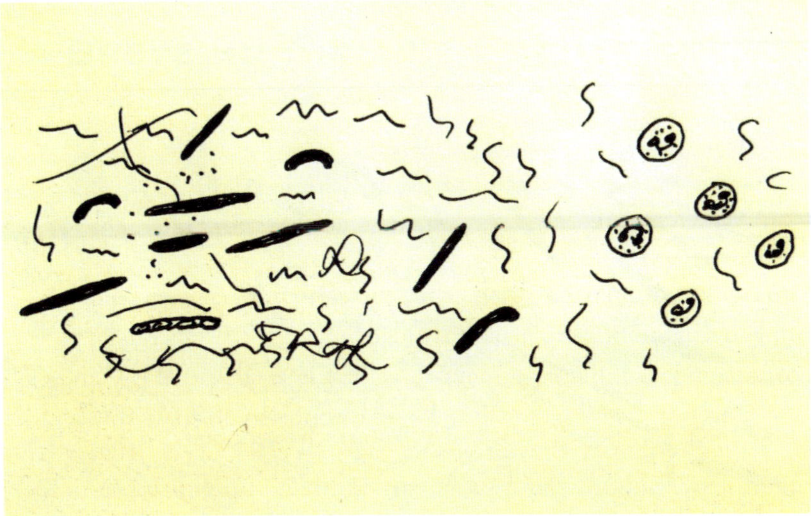

Ilustración 9-3

La periodontitis se caracteriza por las bacterias móviles de la gingivitis, pero se constata la presencia de grandes filamentos en empalizadas a los que se asocian amebas hematófagas (en el centro) y, a veces, tricomonas, así como innumerables glóbulos blancos que forman el pus (a la derecha).

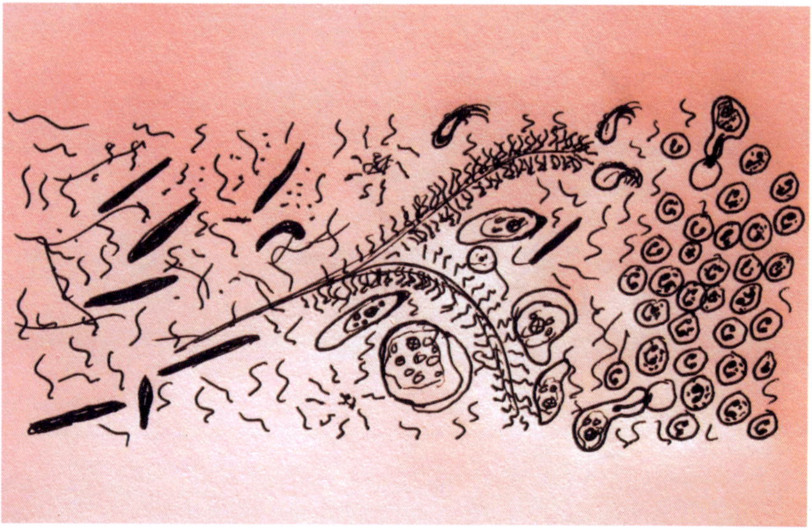

O bien, se le proponen un sinfín de limpiezas de sarro pero no se le cura la infección. Por qué no explicarle que está infectada por su o sus parejas, que se ha contagiado en su último viaje a las Antillas, del agua contaminada o de una serie de disipados lametones de su mascota demasiado afectuosa. Díganselo, enséñenselo, explíquenselo... ¡Cúrenla!

Doctor, haga lo que hay que hacer para curarla rápidamente. Haga lo que tenga que hacer, y punto. Háblelo con ella. Tómese su tiempo, mire con el microscopio, olvídese de ser un sacamuelas. ¿Cómo dice? ¿Tradición? Sentémonos a hablar, anda.

Capítulo 10

Métodos de tratamiento tradicionales

Estimado paciente, no me extrañaría que haya oído decir alguna vez, entre las personas de su entorno o en la clínica del dentista, que esta enfermedad de las encías no tiene tratamiento, que la culpa es de la fatalidad, la herencia, el tabaco, el estrés, la deficiencia inmunitaria, los malos hábitos de higiene... y me quedo corto.

Su dentista, desamparado e impotente, le remite entonces a un especialista en periodontitis, un apasionado de la odontología de vanguardia que se felicita de poder ofrecer lo mejorcito de la tecnicidad en la materia. Todas las opciones posibles e imaginables para tratar eficazmente su enfermedad, que además es incurable, no nos olvidemos. Se pone a escrutar su boca en todas las suturas. Su dentista generalista, muy consciente él también —qué duda cabe—, ya había llevado a cabo ese tipo de exploración minuciosa, si no es con una ligera diferencia, porque apenas el 10 % de los odontólogos se anima a dar el paso...

La cuestión que se plantea ahora consiste en saber si dispone realmente de la tecnología más puntera posible y si no está demasiado ocupado y absorbido por las «urgencias» de las diabólicas caries y los terribles dolores de dientes, porque, hay que reconocerlo: como las encías no suelen doler, es normal que las dejemos para más adelante. Y el tiempo pasa.

Si tiene suerte, conseguirá que le detecten la enfermedad de manera precoz (bueno, incluso diría: si tiene *mucha* suerte). Le prestarán atención, le facilitarán información… y apenas habrá tenido tiempo de digerir la mala noticia de la infección que ya le estarán raspando, frotando, escarbando, puliendo y lustrando de nuevo: ¡toma planchazo!

Así es, como le ocurre al 65 % de los adultos del planeta, usted forma parte de la pandilla de parasitados, ¡de pleno derecho! Por si fuera poca la desgracia, su dentista es una persona sesuda que se preocupa por la formación continua: le propone un tratamiento quirúrgico de primer orden, lo ultimísimo… ¡Ay!

Otro caso que puede ocurrir es que sea una persona incómoda, tímida y devorada por la culpabilidad por haberse equivocado de rama médica: el tratamiento de las encías no le interesa, solo se dedica a rehabilitar oclusiones. Entonces, no le dice nada, mientras que a usted le sangran las encías y se cree que es normal, por el poco caso que le hace. Su salud se desploma, pero tiene los dientes derechitos de todo.

Es más, es posible que este dentista haya conservado una buena dosis de integridad a pesar de su (des)conocimiento de la enfermedad: qué suerte la suya, porque le va a remitir pitando a un especialista en periodontitis…

Ahí, todo depende de su país de origen. Las opciones son múltiples. Si es europeo occidental, menuda chiripa, porque los tratamientos son conservadores y no demasiado agresivos. Aunque, bueno, se quedará sin dientes de todas todas. ¿Norteamericano? Vigile de cerca a su sacamuelas, porque se pondrá a desbridar: ¡raspados a saco! Por si fuera poco, le reprenderá por su higiene, tanto si es concienzuda como si no. Seguro que tiene algo tramado con su higienista…

Si se porta bien, volverá a enseñarle una vez más el método de cepillado ideal. Después de eso, tenga cuidado, porque le tocará pasar por el bisturí sí o sí. Sobre todo si está en el consultorio de un especialista, porque para él, el único medio de tener controlada la enfermedad consiste en abrir la encía alrededor de los dientes como si fuese una cortina, para escarbar mejor los restos, el sarro, las bacterias malas, manual o mecánicamente... Va a optar por desbridarle, eso seguro... Como buen devoto del bisturí, le circunscribirá la encía en un pispás. Le va a quedar como una santa, a falta de sana. Después, le prescribirá un enjuague bucal con cloro, o alcohol fuerte, cancerígeno, del 25 al 40 %, de por vida... Espantoso. Lamentablemente, pero la cosa no se queda ahí.

Apoteosis, llega el momento de cortar, la operación igualadora del hueso... ¡Qué dolor! Suturas, dolores hipnotizados, se allana alrededor de los dientes, chatos como una tabla de madera de fronda, además de haberse convertido en una persona fácilmente lavable. Pues claro, será más fácil de limpiar, porque no hay espacio vital entre los dientes...

Después, por su bienestar, el higienista suizo, canadiense o estadounidense se hartará de darle mimos durante meses o años...

Qué felicidad, como no se sabe muy bien cómo erradicar la infección, seguirá ahí hasta que se instale para quedarse en su existencia, hipócritamente, por culpa del último amante o del viaje a los paraísos cálidos, allí donde los parásitos se lo pasan a lo grande. Le dirán aquello de la gota que colma el vaso. No ha sido capaz de resistirlo y el estrés ha sido más fuerte... Sandeces delicadas de un doctor sabelotodo, sobrado a más no poder. ¡Pobre paciente!

Hasta que se retire hueso suficiente alrededor de los dientes para que no salgan por piernas. Definitivamente.

En el caso de dejar plantado al dentista y el periodoncista y seguir infectado, no lo dude: los dientes acabarán por moverse, ellos solitos, sin necesitar de nadie, hacia los cuarenta o cincuenta años. Fatalidad, ¡qué apego nos tienes! El hecho es que se recolectan gérmenes con el paso del tiempo, al envejecer. Se nos instalan sin previo aviso, a la mínima de cambio.

Hay que confrontarse a la realidad: así es la condición humana. Nos infectamos, procreamos y todo vuelve a emerger de la burbuja uterina, resurgiendo saneado del santuario íntimo, sin gérmenes ni reproches. La vida recobra el protagonismo, por fin libre del exceso de infección entrópica.

La primera exploración seria de las encías deberá incluir una determinación rigurosa de la profundidad de las raíces gingivales. A menos que uno sea francés… porque la tendencia, abusivamente invasiva, se aleja de la libertad. Allí se preocupan por nosotros y lo peor no está muy lejos.

Por medio de una pequeña regla milimetrada, le miden la descarnadura de los dientes, se toma nota de la recesión progresiva del hueso de base alrededor de cada uno. Bah… así es la enfermedad: hay menos hueso y se desploma. ¡Menos mal que no se trata de la nariz! Los dientes, al menos, se pueden esconder cerrando la boca. Se hace lo que se puede con lo que se tiene, pero es probable que no vuelva a besar con la misma pasión que antes… ¡Vaya! —me dirán—, tampoco es tan grave: a los cincuenta años, la libido viene a menos, perdemos atractivo y nos desalentamos. Los dientes se caen, igual que los pechos, todo va en armonía al parecer, pero a los veinticinco, ¡no es fácil de asimilar! ¿A partir de qué edad quiere empezar a deteriorarse en serio? Cabe reflexionar bien antes de tomar una decisión, sobre todo a lo que nos propone el especialista odontológico. ¿Eso es justo lo que desea, para su bienestar físico, afectivo, moral y espiritual, su estética y sus impulsos amorosos? ¿Le han mencionado la infección de parásitos?

Una vez que le hayan medido todo correctamente, le sacarán unas radiografías del hueso. Efectivamente, ya ha perdido bastante. Mala noticia… De pronto, hay menos hueso.

—¿No le habían avisado?

—No… ¡no es posible!

A lo mejor, no tiene al dentista que se merece, después de todo. Preste atención:

—Llegados a este punto, ¡es demasiado tarde!

El hueso ha desaparecido de la faz de la tierra maloliente. Pobre cónyuge. Por cierto… ¡ahora lo entiendo mejor!

Sin embargo, palabra de doctor dental, todo esto es absurdo, esta medicina que le ofrecen demasiado tarde. Sondado, escrutado, fotografiado y milimetrado, le preparan un plan de muerte con un pronóstico dudoso. Tenga por seguro que seguirá padeciendo la enfermedad. Sí, sí… porque la enfermedad gingival crónica es crónica, punto pelota. Eso es lo que le dicen. Vivimos en la prehistoria de la periodontología. Patología difícil de controlar, con resultados pobres e inciertos…

¿Cómo dice? ¿He oído bien enfermedad agresiva? ¿No soporta la cronicidad hogareña? Tenga en cuenta que podría quedarse sin dientes, aunque el tratamiento sea adecuado. La prospectiva odontológica no siempre es para tirar cohetes.

Así pues, toca el turno de la evolución, con desbridado e higienización incluidos, se repite la evaluación y se comprueba que el paciente coopere. Sin esto, le asestan un tratamiento definitivo: cirugía periodontal, para nivelar la base ósea y ayudar a mantener la encía, más chata y toda levantada, como mínimo, un escalón más arriba…

Aunque un poco desafortunado, está en manos de un implantólogo: le extrae los dientes móviles y los inmóviles, por si acaso. Le coloca unos implantes de titanio, por adelantado… no vaya a ser. Enseguida le queda claro.

Qué suerte tiene, decididamente, porque el médico se dispone a hacerle una operación de limpieza masiva. Se pone a frotar, a raspar la raíz, a inyectar… carretadas de microbios en su circulación sanguínea. Da igual, van a desinfectarle, pero no demasiado, porque podría desarrollar una de esas resistencias bacterianas... Ahí queda eso. Muy malo para el planeta. No creería que le fueran a dar antibióticos para una simple enfermedad de las encías. Pobre medicina odontológica... Que no cunda el pánico: no son más que los dientes que caen en la ruina. Soldaditos de empaste, le meterán media dentadura postiza de plástico, de color rosa resplandeciente. Después, el colmo de la felicidad, tendrá derecho a una completa. Qué fácil es de lavar en el fondo del lavabo, ¡cómo brilla debajo de los halógenos! Además, también se puede perfumar a la menta... Gracias, doctor, qué bueno es usted.

En el caso de solicitar una exploración con microscopio, le dirán que está pasado de moda, agua pasada de otros tiempos que no tiene interés alguno. Por si fuera poco, le echarán un sermón por culpa del tabaco, que provoca enfermedades gingivales. Etiología, ¡qué apego nos tienes!

¡Fatalidad! La superficie de los dientes está contaminada. Miles y miles de bacterias dentro de las encías, encima de los dientes, por todas partes. Digo yo que no iremos a dejarlas ahí. ¿En serio? Aerobios y anaerobios que se pegan a la raíz imposibilitando que la encía se cure. Ahí, la biopelícula infecciosa y los restos calcificados, el coral malo de las excreciones de ciudades industriales con superproducción crónica: todo cubierto de sarro.

Que no sea por eso, porque se lo quitarán de entre los dientes, raspado con endotoxinas, cavando y pulverizando las encías. Y nada de hacerlo a mano, que es suave o nerviosa, sino con máquinas modernas de ultrasonidos, específicas para el sarro. Piezzo, piano, tutti frottis, ma non troppo. Bzz, bzz... adiós a las piedrecitas, las rocas y el sarro. Por el lavabo abajo que se van estos bicharracos. ¿Acaso se han preocupado de desinfectarle?

¿Le gustaría besar a su querida esta noche? Sin apestar, si es posible... Qué potra, hasta podrían inundarle de antisépticos, burbujas emulsionantes, chorros de agua energizada, que acabarán por provocar la implosión de las infames bacterias. De hecho, se reducirá la cantidad de endotoxinas y de sus madres nodriza bacterianas.

El progreso más puntero, el dentista hipereficiente, con formación sobre láser moderno, que saca el periscopio y su diodo luminiscente, como un cazador de recompensas armado con su escopeta de rayos, para comprobar que no quede un resto de sarro oculto baja las faldas de la encía. No está mal, si lo pensamos un poco.

Si la patología es grave, se pondrá a sondear para saber, a escrutar el malvado exudado de pus que circula bajo las enaguas gingivales, para volver a calcular y sondear otra vez, para ver si la raíz se esteriliza o se sigue arrancando de raíz. ¡Menudo trabajo!

Venga, cariño, ¡otra vez la sonda! Seis milímetros por aquí, siete por allá... qué destructiva es esta maldita enfermedad. Además, la faldilla suelta pus. Pues sí, los dientes se separan a fuerza de jugar con ellos.

Téngase en cuenta que está pelada y que se ha quedado sin fuerzas. Después de veinte años «endotoxinándola» con bacterias y parásitos, con raspados del médico pero que, aun así le deja algunos restos, porque se deberían de haber administrado demasiados antibióticos para controlarlo bien...

Estás fuera de control, raíz de mi corazón, eres la peor infectada de todas y no puedo restaurarte, porque tu enfermedad transmisible está demasiado avanzada. Pobre dama de mediana edad. Cuarenta años ya y boca de corazoncito: mamá, mamá, ¡tengo un agujero aquí dentro! ¡Haberte cepillado! Ahora, se ha quedado como una boquita de piñón...

—Pues la había cepillado.

—¿Estás segura?

—Claro que sí, te lo aseguro.

—Bueno, pues… ¡será que tienes muy malas endotoxinas!

Eres la reina de la ecología, comes todo ecológico… ¿Sabías que hay más de 800 bacterias conocidas que te picotean en los morros? ¡Pues sí que hay vida detrás del pintalabios! Sin microscopio, el matasanos solo puede raspar, escarbar y decapar… a ciegas. Pero no eres tan inocente. Pórtate bien, bonita, con el pico cerradito, no quieres más. Tienes razón, porque si no, inocente, bonita o no, te tocará curarte por ti misma, si puedes. Vuelve a pasarte el hilo dental, una y otra vez, porque es tu responsabilidad de enferma. Después, volveremos a evaluar el asunto, tomar una decisión, volveremos a hablar del tema, nos llamaremos por teléfono para charlar un rato, planificaremos tus pérdidas, tu desesperación, tus caídas de piños, nos burlaremos de tu descenso crónico en abismos gingivales, ¡rumbo a la estilización periodontal!

Después, te remitiremos al higienista, sonrisa de estrella, en tu traje blanco inmaculado, impecable, joven, sonriente, encía rosa… que se acicalará para ti, cada trimestre, después del desbridado…

Tal vez quiera reducir tu piorrea bajo el nivel crítico: una decrecida de pus es mejor que nada, te permitirá recuperar un equilibrio en cierta medida y estabilizar la infección purulenta. Una pequeña infección tranquila ahora, como tiene que ser. Latente, va y viene, resurge y desaparece; solo vuelve para las grandes ocasiones.

No te preocupes, que nos encargaremos de ti, hermosa paciente. Estarás mucho menos virulenta, durante dos meses, por lo menos. Después, tus encías volverán a ponerse la minifalda, para tomar el aire. Así será más fácil de chinchar y podremos mimar tus raicillas. Es más, es probable que produzca menos pus, porque estará más aireada, con las raíces al viento, dopadas de oxígeno.

Con la esperanza de que la moda «dientes separados, raíces largas» se expanda por París, Nueva York y Milán, para acabar imponiéndose en el mundo entero. De cualquier modo, con dos mil millones de infectados, podemos marcar las tendencias que nos apetezcan. Pueblo que envejece, con los dientes traqueteantes, venga a nosotros los periodantescos, las amebas errantes, el aliento a tigre, las bocas huecas, los zombis de rictus mellado, ¡vivan las zonas oscuras!

Menos mal que aún no ha llegado a este punto. Rechace la decadencia. Si quiere detener el flujo de pus, si sueña con que su higienista le diga que sí, que se ralentiza y que le huele menos el aliento. ¡La vida es tan corta sin amores!

Si decide abandonar la partida y se decanta por unos hermosos dientes de plástico, a lo mejor se verá más guapa, más atractiva incluso.

El sueño no se cumple: las encías siguen sangrando, la inflamación persiste, los dientes se mueven, no se siente a gusto consigo misma e insegura fuera de casa. Se echa hacia atrás interiormente cuando alguien se le acerca. No es fácil de llevar una vida así. Siente que su cuerpo se le va de las manos.

¿Por qué mi médico no lo entiende? ¿Por qué no logra curarme? ¿Qué se lo está impidiendo?

Solo cree en el cepillado y los enjuagues ardientes. Eso es lo que hago, ¡sin parar! He dejado de fumar. ¿Será que estoy pocha? ¿Tendré algún gen incómodo, una genómica fatídica? A pesar de mis cuidados higiénicos, el hilo dental y todo lo demás, no consigo nada. Estoy deshecha. Abandonada, desconcertada, desanimada.

Me habla de cirugía para ayudarme a acabar con la enfermedad y nivelar el hueso de la mandíbula. ¿Tengo cáncer o qué? Además, tengo que pagar una pasta por todo eso. Pues eso, que me da miedo, cada vez más. ¿Qué me van a hacer? Le doy vueltas cada noche. ¿No existen pociones mágicas, aceites esenciales, colutorios milagrosos? Parece ser que no, lamentablemente.

Mis dientes son sensibles. ¿No puedo recurrir a comprimidos «periódicos» con poco contenido antibiótico, como he visto en una revista? Tal vez, aunque… tomar antibióticos de por vida me preocupa, además de que sale caro. Bah, voy a dejar pasar, me los quitaré a finales de año… no me apetece que me operen.

¡Al patíbulo, maldita raíz! Sobre todo cuando el gran especialista me ha dicho claramente que, de cualquier forma, me quedaría sin ellos en cinco años. Ahora o más tarde, ¡qué más da! Da igual, ahora paso. Dame un beso, cariño…

¿Cariño?

Capítulo 11

Vox pópuli: ¡Sonrisa resplandeciente!

Los mensajes afluyen con frecuencia por la red. Pacientes desamparados y atemorizados que ya no pueden más y exigen respuestas de verdad a sus justificadas quejas.

Tengo 21 años y padezco periodontitis agresiva. El dentista me dice que me quedaré sin dientes. ¿Puedo salvarlos?

Mi vida es una angustia, el estado de mi boca se ha convertido en una auténtica obsesión. Tengo los dientes cada vez más largos, la encía se encoje y los espacios interdentales se alargan desmesuradamente. No entiendo nada. ¡Antes no se movían!

¿Cómo es posible que no haya una solución en el siglo XXI? ¡Parece mentira!

Los propios pacientes me dicen que sus dentistas son tan incapaces de detectar la enfermedad periodontal en sus inicios como de curarla antes de que se cronifique.

Era demasiado ignorante como para darme cuenta de la gravedad del problema. ¡Ahora me tiro de los pelos!

La esperanza se derrumba al desconocer las consecuencias de la patología. Las prótesis tampoco se quedan atrás, incluso las extraíbles.

Con razón, empezamos a pensar en el envejecimiento precoz de la cara, se nos apaga la sonrisa por la angustia y la crispación. Perdemos la confianza en nosotros mismos y nos encerramos en nuestra burbuja, sin ni siquiera poder abrir la boca. Si este es su caso, reaccione: solicite que le enseñen su biopelícula, exija que le detecten y destruyan los parásitos, pero no permita que le tapen la boca.

Por desgracia, para algunos es demasiado tarde. La enfermedad infecciosa ha sido más rápida y la única solución pasa por arrancar los dientes. Pacientes de veinte años que se quedan sin dientes porque la enfermedad no se ha curado a tiempo.

Pacientes jóvenes del mundo entero se presentan en las clínicas odontológicas con el miedo en el cuerpo, derramando lágrimas de angustia. Se sueltan y confiesan que las encías se les están encogiendo en pocos años, sangran con apenas tocarlas o pasarles el cepillo sin que el dentista se preocupe por abordar el problema con ellos. ¿Cómo es posible esta carencia de conocimiento acerca de la enfermedad? Parece que la profesión ya no se atreve a abordar el tema, ante la falta de resultados… Los pacientes, consternados, no consiguen siquiera darle un mordisco a una manzana. Cómo no, tienen las encías a rebosar de parásitos. ¿Por qué no se eliminan? Basta con confrontar la flora de estos pacientes con la de chiquillos de siete años, que lucen una dentadura hermosa y sólida, y comparar los microbios. La respuesta es vital.

Cuanto menos aborde el problema el dentista, más aumentará la angustia, como si solo quisiéramos anunciar las malas noticias poco a poco…

La verdad es que el dentista no tiene ninguna solución fiable que proponer. Sumida en la ignorancia, sin comunicación ni discusión sobre los hechos, la relación entre el dentista y el paciente se deteriora.

Qué mala pinta tiene esto, los restos de comida se quedan atascados entre los dientes. ¡Qué desastre de boca! Tengo que dejar de sonreír, es el único «remedio» que me queda…

¿A qué están esperando? Antes, me veía guapa y atractiva, pero ahora, agredida por la periodontitis, me paso el día frente al espejo, escudriñándome desesperadamente las raíces desnudas. ¡Menudo dinosaurio! Me han hecho raspados: toda una masacre para una triste catástrofe.

¿Qué resultados cabe esperar después de hurgar de manera agresiva e intempestiva en la llaga infectada, ignorando al agresor? La historia se queda muda, lamentablemente.

Tengo veinte años y el dentista ha confirmado la enfermedad. Terapia minimalista, ningún seguimiento. Al cabo de dos o tres años, sangro cada vez más al lavarme los dientes, las encías supuran, los dientes se separan y avanzan, inexorablemente, como acantilados hacia el océano antes de derrumbarse.

Aunque esta chica ha dado la voz de alarma, ya es demasiado tarde. Si se hubiera recurrido al microscopio, habría revelado la presencia de estos parásitos destructores, antes de que el hueso estuviera irremediablemente afectado. Cuando se trata desde el principio de todo, las repercusiones de la enfermedad periodontal son mínimas, incluso nulas. Claro que el profesional debería disponer de un microscopio para eso, además de contar con la formación necesaria para comprender lo que se ve por él.

—¿Cómo? ¿El dentista no le ha dicho que tiene la boca infestada de parásitos? Qué pena…

—¿Cómo dice? Parásitos en… ¿mi boca?

—¡A porrillo! Si no se erradican, acabarán con sus dientes de un bocado. Quien dice un bocado, dice dos o tres, diez mil veces diez mil, pero lo harán.

Sin contar con las repercusiones para el estado de salud general: trastornos cardíacos graves, riesgo de complicaciones diabéticas, insuficiencia renal y pulmonar, etcétera. En algunos países, las embarazadas que padecen la enfermedad de las encías presentan una tasa de partos prematuros superior al 15 %[XXIV]... Con secuelas inaceptables en todos los casos. Imagínese el dolor para los padres, las consecuencias que acarrea de por vida, el arsenal médico que se necesita y sus efectos secundarios... ¿Le habían hablado de todo esto? ¿Qué quiere para su salud? ¿Qué quiere para su futuro bebé?

Por estas razones, después de varios años impartiendo seminarios a dentistas y su personal, tomé la decisión de crear un organismo destinado a informar sobre la enfermedad de las encías: el Instituto Internacional de Periodontitis.

¿Cómo podíamos responder a todas y cada una de las preguntas, incluso las anónimas y las imprecisas? No sin dificultad, nos hemos puesto en contacto sistemáticamente con dentistas y equipos dentales.

Un buen día, decidí dar a conocerlo en la hermosa ciudad de Lyon. Moderna, abierta hacia el sur de Francia y puntera en tecnología, me aventuro a ofrecerle los servicios del instituto de salud periodontal recientemente creado por mí mismo.

Respuesta pusilánime donde las haya: un solo dentista se apuntó a los dos días de formación... si la memoria no me falla. Perplejo, pero resuelto, me niego a abandonar la partida. Con público o sin él, allí estaré, dedicándome en cuerpo y alma, con todas las cartas sobre la mesa, con mi técnica, mis conocimientos y mi convicción. Como me llamo Mark, voy a por todas y no me rindo.

Por la mañana temprano, preparo minuciosamente el material: ordenadores, proyectores, cuadernos de apuntes, etcétera. Con la colaboración de mi fiel auxiliar de Canadá, preparamos hábilmente el asunto, en torno a una gran mesa fabricada para la ocasión... donde sentarnos cómodamente, para crear un ambiente más cercano, más personal, para hablar cara a cara, como en la vida misma, en el seno de una pequeña comunidad formada por un médico y sus dos auxiliares.

El público reclama su salud. Tiene derecho a ella y la conseguirá. Llega el momento, mi corazón late con fuerza. ¿No hay nadie más? Da igual, estoy aquí por ellos y se lo explicaré. A toda costa, les enseñaré todo y a fondo. Aquí están, ya estamos. Un médico decidido y dispuesto a darlo todo, las auxiliares con el corazón abierto, jóvenes y rebosantes de disponibilidad. Asumo que estoy en un aprieto, pero voy a por todas, como si la sala estuviera abarrotada de participantes.

Las cosas transcurren con calma: teorías, paradigmas, revisión de las tecnologías… ¡Vaya! Uno de los asistentes parece estar molesto. No se preocupe, ahora hablamos de curación. Poco a poco, se van concienciando de la importancia que tiene la cuestión. «¿Cómo es posible que no se haya pregonado todo esto a los cuatro vientos? ¡Es una noticia excelente para el planeta!». El grupo se embala para poner en práctica en su región los conocimientos adquiridos con gran éxito. Así es, la población está infectada…

Al cabo de un año, me proponen repetir el mismo seminario en mi ciudad de adopción, una agradable localidad costera pegada a Italia. Todo un vergel para el tesoro de mi vida. Murallas antiguas ambarinas, con un sol radiante sobre los caserones, con campanarios aguzados brotando de los ocres profundos frente a un mar tan verde y puro que las propias esmeraldas lo envidiarán hasta el fin de los tiempos.

Qué delicia. El seminario renace, en un hotel antiguo colgado sobre un promontorio, nido de águilas mediterráneo tejido de callejuelas repletas de vendedores de loza color aceituna. Encantado y desubicado, ¿quién soy? ¿Qué hago aquí, con mi enorme lente de dentista, en medio de este caleidoscopio de maravillas a las mil y una luces coruscantes?

Estoy aquí porque los parásitos también se han prodigado por este paisaje. Con un toque de español expresivo, fuerte y sin concesiones, nítido y resuelto, casi brusco si cabe, nuestra anfitriona, una auxiliar con aroma a integridad y experiencia, presta a su auditorio una atención sensible y una presencia sin fisuras. Pequeña pero grandiosa, suficientemente robusta como para poner al planeta en apuros si hace falta. Incorruptible, rosa resplandeciente entre las flores de la tierra, que solo acepta su enérgica belleza, afronta las pesadas historias de plagas con el corazón en un puño, los labios zumbando de fuerza y coraje, atreviéndose a decir las cosas como son, cara a cara.

Con la espada de la verdad en la mano, Juana expulsa la ignorancia de su territorio. ¿Esta es toda la descripción de su dentista? Si no, tendremos que hacerlo mejor para salir de este atolladero...

Ver las cosas con otros ojos, a partir de otras premisas, para obtener resultados de verdad, tal fue el regalo de este equipo consagrado a la salud del planeta, derribando todos los obstáculos en el fragor de la batalla en favor de la salubridad pública.

Los años pasaron y nacieron las jornadas de integración: ¿cómo se puede transmitir el mensaje, de manera que se pueda reproducir el éxito, fácilmente y a voluntad? Así fue como nació el equipo francés.

La presentación del tratamiento al paciente debe ser sencilla, clara y con tono cercano. Imágenes fuertes y justas: piojos, termitas, anuncio de la invasión, transmisión de la infección... ¿lo ve? Pregúnteselo al médico, porque es el momento. La nueva presentación del seminario va directa al grano: «¿Qué le ha pasado, doctor, desde la última vez que asistió?».

A partir de ahí, se desencadena toda una retahíla de testimonios: desde el tiempo operatorio confuso del médico desconcertado, hasta el paciente que se pregunta cómo es posible que se haya contagiado, hasta la realización técnica, la implantación de la microscopía, el enfermo que se pone a llorar cuando le dicen que es demasiado tarde... No queda nada atrás.

El personal estalla, los facultativos se adaptan más o menos bien al cuestionamiento de sus prácticas y el paciente se prepara para oír el anuncio de la enfermedad. Irrevocablemente informado...

Chocando a diestro y siniestro como un bumerán, los efectos psicológicos del equipo del instituto siguen impresionando ahora y siempre: «¡Reacción, reacción, reacción!». El candor del paciente se desvanece en los arcanos de su pasado parasitario y las certezas del médico se tambalean durante el aprendizaje.

Una respuesta inesperada que choca. Durante las largas sesiones de explicación al paciente, el médico debe descodificar su galimatías. Queremos saltarnos algunos pasos y ser eficaces de inmediato, pero no es posible, hay que seguir la senda abierta por los pioneros, no tratar de reinventar la rueda, tomarse su tiempo para explicar la enfermedad a la gente y que puedan digerirla y asimilar la información nueva. Paciencia, en suma…

El pensamiento tiene su propio ritmo de funcionamiento, por eso conviene perder el tiempo, a veces, para ganarlo más adelante. «¿Yo? ¿Una infección en las encías? ¿Está de broma, no?». El disco duro está lleno, completo por dentro. Lo siento, caballero: le toca pasar por un formateo o, mejor aún, una programación nueva. Intentar confiar sin comprender, cuando el cerebro está reprimido por completo, no es nada bueno. El paciente tiene que aprender a asumir su enfermedad, descubrirla por sí mismo y trabajar en estrecha colaboración con el médico, para que puedan labrar juntos el camino hacia la recuperación de la salud. El terapeuta no debe contentarse con curar, sino que debe explicar los avatares de la enfermedad, en todo momento, hasta que llegue la salud. Repetir, dejar que lo reformulen, reclamar y volver a preguntar sobre el tema: la repetición se lleva bien con la memoria y, por tanto, con la comprensión. Repito: cuanto más se dice, mejor se comprende; reiterar es cosa de sabios…

—Señor, señora, ¿qué ha comprendido de su enfermedad?

—…

—¿Quiere curarse de esta infección?

—Por supuesto, pero…

—Cuando esté preparado, volveremos a hablar del tema.

Cuando asuma que sufre una enfermedad infecciosa y que se quedará sin dientes. A buen seguro. En ese momento, hablaremos del tema. Por ahora, no es sensato hacerlo.

Ahí, la conmoción es tremenda. Empezamos a recurrir a analogías, grotescas pero elocuentes: ¿qué diría si le quedaran las orejas como un filete poco hecho, repletas de piojos y exhalando una peste cataclísmica? Una verdad dramática pero saludable…

Tremendo choque darse cuenta de que ocurre lo mismo en las encías, pero que las ocultamos detrás de unos labios bien maquillados… Un engañabobos al primer beso. Para la caries, vemos radiografías; para las encías, vemos con el microscopio. Una buena manera para desorientar al otorrinolaringólogo de turno. Los parásitos pueden salir de la boca, pasar por la garganta y colarse en los vericuetos de las vísceras. Rumbo hacia la salida. Con las entrañas igual de sangrantes que la piel de la boca, acribilladas por las amebas intestinales, poniendo la vida en jaque cuando se enquistan en el hígado…

Pásele una esponja. ¡Menos mal!, viva el metronidazol, el adorable antiparasitario, la molécula filántropa: cuando se utiliza bien, me deja pasmado. Ay, el propio gastroenterólogo le dejará entender que no es tan grave: «¡Si solo son unos comensales!», hasta que pierda los dientes y se ponga a contemplar con el microscopio… Socorro, San Nicolás; a mí, Supermán, Papá Noel, Mickey Mouse, el Dalai Lama… Salven a nuestros marineros, salven a nuestros estudiantes.

Eso no es todo, no le he dicho nada al principio, porque no estaba preparado… Tenemos que hablar del precio del tratamiento. Más gritos.

—Papá Noel no existe, ya lo sabe…

—¿Qué dice? ¡Si me lo acabo de encontrar en la puerta de la clínica!

—Vale, sí; pero a ese hay que pagarle por sus servicios.

—Bueno… está por ver.

—Está todo visto.

—¿Ya ha tomado una decisión?

—Papá Noel, ¡quién si no!

Tiene las encías lesionadas por las bacterias, acondicionada ahora como área de descanso para parásitos viajeros. Ya está, aquí lo tiene. Mírelo usted mismo. ¿Quiere recuperar una piel suave y bonita?

Si no se ha digerido antes el anuncio de la enfermedad, no se puede pasar a la siguiente fase: aprender a curarse. Una sola información nueva de cada vez.

—Como el gusano de la manzana.

—¿Con qué historias de gusanos me viene ahora?

—Pues, llega un buen día en que un gusano se cae de la rama sobre la manzana. Aún no ha pasado nada, pero con el tiempo, cuando haya comprendido que su nuevo entorno es deliciosamente favorable, se le dará por cavar un nido confortable. Al igual que hacen los parásitos de las encías. Se nos caen encima sin avisar y, un buen día, cuando la encía esté debilitada por las bacterias, se instalarán para quedarse.

—Un parásito, ¿es algo que se contagia?

—¡Igual que los piojos! Vienen de casa del vecino, se transmiten de una persona a otra.

—¿Puedo volver a pillarlos?

—Si se mantiene cerca del alma caritativa que los aloja, ¡claro que sí!

—Pues un dentista me ha dicho que los parásitos no existen, que es un fantasma de otro siglo.

—¡Ah!

¿Qué decir de alguien que afirma no saber nada, porque ignora que no lo sabe? Sin descanso, tengo que replicar:

—Es posible que su dentista no haya tenido la oportunidad de observar la película de sus muestras bajo el microscopio. ¿Ha visto la muestra?

—No…

¡Ahora lo entiendo! No ha visto la muestra de su placa dental. Entonces, supongo que no ha podido discernir el estado biológico de su boca. Este dentista no tiene ningún microscopio. ¡Vaya! Normal que no le haya visto los parásitos, pero aún no es demasiado tarde. Cada uno a lo suyo: usted mantiene la boca en perfecto estado de limpieza y yo le prescribo técnicas y una medicación apropiada. Así de fácil y sencillo. ¡Funciona!

También me encargo de la formación de médicos y sus auxiliares. Elaboramos un plan, una presentación sencilla de la terapia. Cavilamos un mantenimiento especializado, con un calendario cerrado de fechas concretas: todo lo que necesita para lograrlo.

Necesitará un año antes de poder recobrar la salud. Aunque los primeros resultados sean estimulantes, es muy importante que lleguemos hasta el final, hasta eliminar al último parásito, aniquilar la plaga por completo. Después, habrá que adoptar unas buenas costumbres, propicias para mantener la salud gingival.

Protocolos de tratamiento, seguimiento de cerca con el microscopio, adaptación del tratamiento para cada paciente… El enfoque biológico es todo un arte. Sin olvidarnos de la destreza del dentista para comunicárselo.

No hay escapatoria. En la maceta no debe quedar ni un resto de germen nocivo si quiere que la flor vuelva a abrirse, gozando de una salud recobrada gracias a un sustrato sólido y sano. ¿No se le ocurriría raspar el suelo, no es así? O solo un poco. Procurará simplemente que las larvas de la col no minen el terreno.

Nuestra misión nos ha conducido desde hace años a asesorar clínicas odontológicas. Años de consejos bien dirigidos, pantomimas para el personal auxiliar, pequeñas obras de teatro donde se enseñan a los pacientes qué deben hacer para cuidarse. Se toman su tiempo, su energía, con todo su ser, para informar a los enfermos el arte que requiere recobrar la salud, para aprender a anunciar la enfermedad y adquirir el talento de quien sabe escuchar. Un regalo para el planeta y los investigadores en potencia.

Nuestro equipo se desplaza para enseñar los parásitos a quienes no consigan distinguirlos con el microscopio, corrigen sus errores de protocolo y todos los detalles que puedan hacer de la exploración microscópica un falso negativo inducido por la manipulación.

Se toman su tiempo con el microscopio de los médicos, para enseñarles lo que aún no han visto. Descubren juntos los caminos de paso abiertos por las amebas después de haber pasado veinte minutos entre las placas de vidrio de la muestra…

Como un escaparate en un termitero a cielo abierto, el microscopio desenmascara las larvas viscosas que se abren paso en la biopelícula. Sí, justo ahí, ¡en sus encías! No hay más que seguirles la pista, porque nos llevarán directamente hacia una ameba. Imagínese esta fauna gelatinosa arrastrándose glotonamente por debajo de sus encías, en búsqueda de sangre fresca… Es una pena que algunos ni se den cuenta, porque es una gran ventaja poder pillarlas in fraganti. Estoy orgulloso de este equipo de choque. Una tropa de élite de las más valiosas, en realidad, que se alzan con la victoria final en la guerra de los mundos…

Sea cual sea su dentista, higienista o auxiliar de clínica, estoy convencido de que todos estos profesionales consagrados a su salud, una vez que hayan aprendido, desbordarán de talento para prestarle atención y percibir los gritos del alma angustiada de los pacientes.

¿Qué más? Se está formando un equipo asombroso, sin descanso, una gran aventura que está en marcha en favor de la salud de todas las bocas. Para todos. Su lema: «Y usted, doctor, ¿nació siendo médico o lo ha aprendido?». Su credo, la biología y la integridad. Su arma, el microscopio. Su enemigo: la plaga bucal. Su único objetivo: erradicar la enfermedad periodontal.

¿Percibe el amargo silencio de las sonrisas resplandecientes?

LAS PALABRAS MÁS BONITAS DEL MUNDO NO SIRVEN DE NADA SI NO PODEMOS COMPRENDERLAS.

Anatole France

CUANDO SONRÍE, SE LE VEN LOS HUESOS.
ALGUNOS ENTEROS, OTROS BLANCUZCOS.
LOS DEMÁS, TAN NEGROS COMO AVIESOS.
TODOS ELLOS, PICADOS Y BLANDUZCOS.

EN ENCÍA APENAS TIENEN SUSTENTO.
CON ESAS RISOTADAS ABERRANTES,
DE TOS CARRASPOSA Y MAL ALIENTO
PARECEN SUS PIES, PEZUÑAS SANGRANTES.

OLVIDE EL OFICIO DE REIDORA,
DEDÍQUESE A ENTIERROS DE LLORONA. (...)

Paul Scarron
Recopilación de versos burlescos

TENEMOS DERECHO DE COMETER ERRORES PERO EL DEBER DE CORREGIRLOS.

Pierre de Ronsard

Ilustración 11-1

Paciente que se queja de una irritación repentina de la encía que rodea el molar. La microscopía revela amebas de juerga. (a) Fíjese en el camino trazado por esta diminuta babosa en diagonal. (b) En unos minutos, esta bestia se ha desplazado en semicírculo en la esquina superior derecha, hacia el lateral inferior izquierdo. (c) Menuda potencia tiene para derribar todo a su paso... un sorprendente buldócer del micromundo. (d) Misma imagen, con poco aumento, que pone en evidencia las estelas negras de las amebas. Hay una en cada extremo de este microscópico recorrido de amebas. ¿Cómo no nos van a picar las encías con esto...

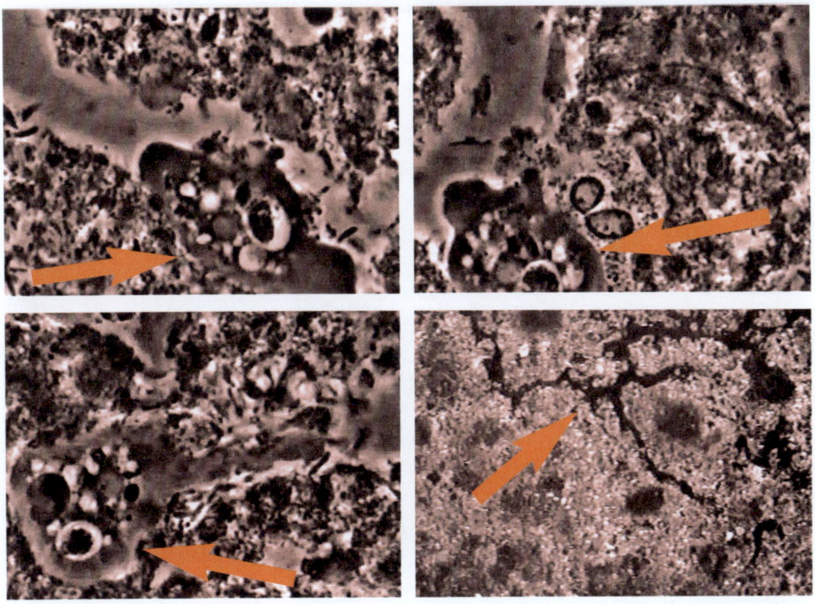

Capítulo 12

Presión por parte de los expertos, mentirosos como sacamuelas

Todo empezó cuando un dentista especializado en periodontitis se expresó en una revista de odontología de Canadá, haciendo un repaso de los diferentes tratamientos de las enfermedades gingivales. En él, ignoraba por completo el microscopio, rematando el sabio artículo con algunas páginas sobre biología molecular aplicada y concluyendo que el microscopio no servía de nada, justamente.

¿Cómo se puede ser a la vez tan perentorio y poco creíble? ¿Cómo es posible que, de un plumazo y sin comprobar nada, se puedan excluir años de observación de microbios en la boca? Se me caía el alma a los pies y se me subía la sangre a la cabeza.

Adepto a la técnica microscópica desde hace tanto tiempo, observo cada día los enormes beneficios de este aparato para la precisión del diagnóstico y la eficacia del tratamiento, para gran regocijo de mis pacientes. Indignado e intrépido al mismo tiempo, no tardé en responder a la revista elogiando los méritos del maravilloso instrumento. Las fantásticas imágenes que nos permite descubrir son sobradamente explícitas y la manera en que he podido utilizarlo para el tratamiento, extremadamente ventajosa.

A partir de entonces, artículo tras artículo, cada autor se dedicó a promover su forma no microscópica de tratar la enfermedad. Por otro lado, fui recibiendo esporádicamente calificativos injuriosos acerca del método microscópico, ridiculizado por la intelligentsia odontológica con toda clase de improperios a cada cual más vilipendioso.

Obviamente, los expertos en cirugía no ven con buenos ojos la llegada al «mercado» de un método suave y no quirúrgico, porque la competencia es cruda. La presión de los periodoncistas se subleva, basándose en una literatura seleccionada y argumentando un estudio establecido bajo la férula de un cirujano periodoncista contrario a los fármacos que de pronto me tiene ojeriza. Sin pestañear siquiera.

No obstante, los dentistas se ven confrontados con frecuencia a la dificultad de establecer una clara distinción entre enfermedad puntual e infección evolutiva. Los parámetros clínicos actuales no son pertinentes para prever la evolución de una enfermedad de las encías.

En cambio, la numeración de los glóbulos blancos de la placa dental con el microscopio de contraste de fases atestigua la presencia y la gravedad de una enfermedad evolutiva de este tipo. Mejor aún, la literatura considera el estudio mediante microscopio de las células sanguíneas más eficaz para aprehender la actividad de la enfermedad que las mediciones milimetradas de la pérdida ósea o los marcadores encimáticos[XXV y XXVI].

Enseguida me convertí en la oveja descarriada de las batas blancas, la oveja negra del rebaño de la odontología oficial, el hombre al que había que hundir, el dentalmente incorrecto de turno. ¡El apestado de las piorreas! Todos han dejado de consultarme (salvo mis pacientes, por supuesto, demasiado contentos con los resultados), nadie trata de hablar del tema, todo transcurre entonces por vía indirecta, con comentarios de lo más descortés hacia mi persona proliferando por radio macuto. Le preguntan a mi recepcionista por lo bajini si realmente me he comprado un microscopio médico de calidad… De golpe y porrazo, se boicotea el anuncio de mis seminarios en las revistas de odontología. Improbables expertos que manifiestamente no saben gran cosa de lo que enseño, porque nunca se han presentado en mis conferencias, se las ingenian para descalificarme. Pretexto: la teoría de las amebas viene de muy antiguo, es algo folclórico, pasado de moda, no está a la última, que digamos. Se manipula a los estudiantes en la especialidad de periodontitis para que redacten artículos denigrantes sobre el método que enseño. Me revuelven en el fango para que cierre el pico. En ocasiones, todavía me sigo preguntando por qué, pero bueno, pasemos del tema.

Otro pretexto, todavía más procedente: utilizo antibióticos. Así es, incluso sin microscopía, múltiples estudios coinciden en afirmar que el régimen antimicrobiano reduce las necesidades iniciales de tratamiento quirúrgico en un 90 % y que dicho resultado puede mantenerse gracias a la higiene en casa y las visitas regulares. Si pudiera pasar del tema… lo haría de buena gana. Si usted también puede, en particular cuando le brote la patología, ¡no dude en hacerlo también!

Así pues, ¿antibióticos puntuales o prótesis extraíbles? Hace ya mucho que he tomado mi decisión, para alegría de mis pacientes.

Por ejemplo, se esgrime un artículo que asegura que ningún adolescente brasileño está afectado por una patología relacionada con la presencia de amebas en la boca[XXVII]. ¡Enhorabuena! ¡Tanto mejor! Salvo que es obvio y ni que decir tiene: en general, las amebas se instalan en adultos con gingivitis bien arraigada, no en lugares aleatorios no predispuestos. Más vale decirlo, aun así: no conlleva en absoluto la ausencia de amebas en las periodontitis, simplemente porque la mayoría de los adolescentes no están aún en la fase de la periodontitis. En definitiva, que no demuestra nada, sino que confirma un poco más la teoría amebiana.

No me queda otra alternativa que ver lo que hay y aferrarme a esta realidad para hacer todo lo que un buen médico tiene que hacer: observar, diagnosticar, recurrir a conocimientos establecidos y métodos demostrados, y actuar con el fin de curar al paciente, tratando de no causarle ningún daño. *Primum non dolore.* Además, ¡funciona!

Las periodontitis se curan fácilmente con todo el rigor necesario, por supuesto. Llegados a ese punto, comienza el ciclo sin fin de los combates entre dos campos, sirviéndose cada uno de los artículos científicos que más le convengan. Lo que tengo en mi favor, sin embargo, no es poco: curo a todos mis pacientes, sin excepciones. ¿Quién da más? ¡Véalo con sus propios ojos!

Por lo menos, permítame, apreciado doctor, y usted, apreciado paciente, que exprese aquí mi total convicción con absoluta libertad. No eludiré mis responsabilidades, ¡hay tantas bocas por curar!

El primer artículo importante que me concierne cuestiona, a partir de una literatura cuidadosamente seleccionada, todo uso del microscopio, porque aparentemente no es fiable... Imagínese observando los detalles de la superficie de la Luna con el telescopio y renunciar a él porque le dicen que no es un instrumento fiable. Imagínese que una flora de infección periodontal se diferencie formalmente de una flora en buen estado de salud en innumerables artículos. ¿Que no es seguro el microscopio? Basta con comparar algunas bacterias anodinas dispersas, como ratoncitos tranquilos, con el pus repleto de bacterias revoltosas y agresivas y protozoos grandes como elefantes: ahí no le quedará ninguna duda. Imagínese que un equipamiento de calidad óptima, el último grito en tecnología, no sea fiable... Imagínese que un usuario perfectamente instruido no sea digno de confianza. ¡Falacias!

Nos dicen que no hay estudios que demuestren la pertinencia de usar el microscopio, que nada la motiva. ¿Cómo dice? Puedo garantizarle que el dentista que ve por primera vez su propia periodontitis con el microscopio se va, con razón, con la cabeza gacha y la vergüenza entre las piernas. Se queda clavado cuando se da cuenta con sus propios ojos.

Súmmum de la inanidad, hipotéticos expertos que afirman en serio que las amebas bucales y las tricomonas son buenas para la salud, aunque todos los autores coincidan en afirmar que viven en el pus y que, en otras zonas como el intestino o los órganos genitales, los mismos parásitos están considerados con toda la razón como pestilentes.

Ilustración 12-1

Imagen microscópica con poco aumento que pone en evidencia las amebas, pequeñas manchas de contorno oscuro pululando en la biopelícula gingival de este paciente. No hay ambigüedad posible. Se cuenta casi un centenar en esta superficie de un milímetro cuadrado. No hay color...

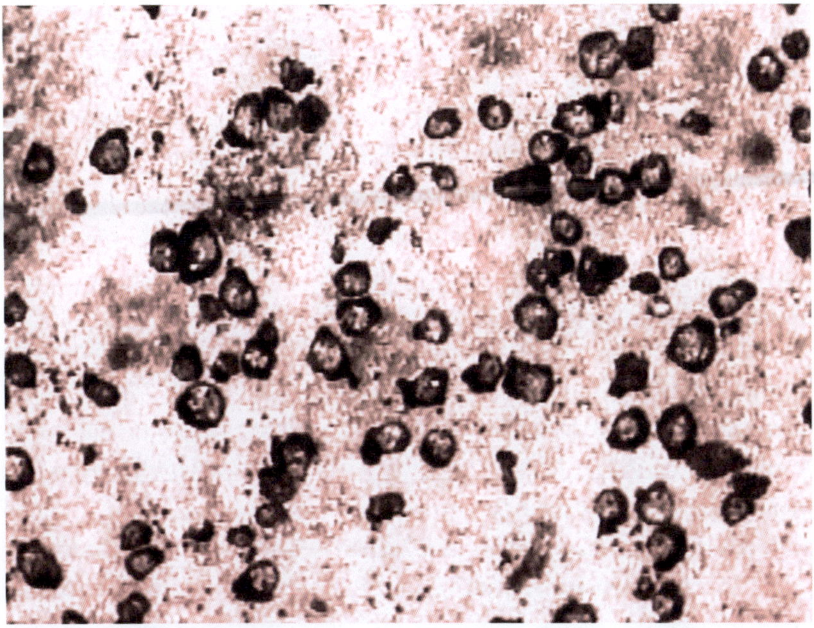

Los expertos dentistas sin microscopio no dejan de sorprenderme: la flora bucal rebosa de pus, el aliento es execrable, con animálculos universalmente considerados como patógenos y oportunistas, piógenos y de olor macabro que se transmiten a las encías y las infectan, pero se atreven a decir que todo es perfectamente normal. Embrollados por sus prejuicios, cubiertos de certezas perniciosas, están claramente ofuscados por la ceguera: cierto es que tienen ojos, que les permiten ver, pero no ven nada.

He visto a tantas personas sometidas a tratamientos inapropiados, destrozadas por la infección, que vuelven a pasar por el cuchillo sin un ápice de éxito. Están totalmente desesperadas después de diez, quince, veinte años de terapia compulsiva, cuando es tan fácil enseñarles los cuidados higiénicos realmente eficaces y ofrecerles un tratamiento adecuado desde el principio. No permitan que les tomen por un caso crónico porque son médicos de ideas preconcebidas, convencidos sin motivo aceptable de que no se puede hacer otra cosa que dejar que le colonicen las plagas.

El argumento «no se puede hacer nada» no existe cuando se comprende la enfermedad. He regalado cientos de libros del eminente doctor Lyons a gran cantidad de médicos de la profesión, pero pocos se han molestado en leerlo y muchos menos en experimentar su método de tratamiento de la enfermedad periodontal, cuando es sumamente eficaz. «Qué podemos decirle, no tenemos tiempo de leer esto… ¡nos fiamos de los expertos!».

Los profesionales especializados solo leen la conclusión, para refutarla mejor, so pretexto de que la teoría defendida no es convencional, ni yanqui. Se comprende la causa, que es de origen bacteriano, y no hay más que hablar. ¿Nunca han visto la flora de sus pacientes? No. Trágico defecto de perspicacia y lamentable carencia de apertura de miras, sumada a una penosa discriminación hacia un dentista quebequés de poca monta. Rásguense las vestiduras, ¡es un provinciano!

He acudido a junto de especialistas en sanidad pública para darles a conocer mi informe: «No —me han respondido todos—, no tenemos tiempo». No hay tiempo para comprobarlo, no hay tiempo para ver ni comprender. Los cirujanos periodoncistas me han dicho que no tienen tiempo para interesarse en el método suave porque tienen demasiadas intervenciones quirúrgicas en la agenda… Pero vamos a ver, el bisturí es para los vagos, mi querido burgués bohemio…

Peor aún, nos aseguran que los antibióticos solamente son útiles en los casos de enfermedad agresiva, es decir… cuando ya es demasiado tarde. Sin antibióticos, nos quedamos sin dientes, la diabetes empeora y nos exponemos a un infarto por la proliferación de los microbios.

¿Con qué cara se queda uno —más bien, con qué boca se queda— por haber evitado los medicamentos biológicos? Y decir que nos acribillarán con antibióticos cuando nos pongan los implantes... No hay quien entienda nada.

Hay que pasar por el raspador de año en año, sin que por ello nos desinfecten la boca, so pretexto de que cuesta demasiado caro. Aún por encima, nos dicen lo que tenemos que hacer. Va siendo hora de invertir la tendencia. ¡Golpe de timón a 180°!

Por otro lado, están los estadounidenses, que han encontrado la píldora milagrosa, que regula la infección sin eliminarla. Un prodigio de la ciencia moderna. Gracias a ella, nos vacían los bolsillos por los siglos de los siglos además de dejarnos una pequeña infección crónica a buen recaudo. Más que un medicamento, es el premio gordo, mejor que la muerte y los impuestos. Un remedio para sanear sobre todo al laboratorio...

En las revistas científicas de odontología, tachan de propagandística mi doctrina, de superstición y folclore, como si hubiese inventado los duendes verdes o hubiese encontrado ninfas en los bosques. El problema es que los hechos se obstinan: la enfermedad periodontal afecta a más del 65 % de los adultos del planeta y no es una fatalidad. Se puede curar, muy bien además, pero la gente no sabe que tiene una infección y, cuando se dan cuenta, o bien los hacen esperar hasta que sea demasiado tarde o bien los someten a una cirugía en vano. Lo que hay que tratar es el contexto, y más si cabe: el estilo de vida y el entorno. ¿Demasiado complicado o demasiado molesto?

Aquellos que me niegan el derecho a publicar parecen no tener ni idea de microscopía, de la apariencia ni de la organización del ecosistema bucal. Peor aún, parecen no conocer las enfermedades digestivas y de transmisión sexual similares.

Médicos, expertos en enfermedad periodontal, se lo ruego, háblennos de las amebas intestinales, de su tipo de acción, de su virulencia, de su reproducción. Cuéntennos cómo son las tricomonas vaginales o prostáticas, explíquennos su comportamiento, su medio de transmisión y su tratamiento. Menciónennos al oftalmólogo que trata las infecciones amebianas de la córnea y díganos los estragos que causan en los ojos. La gente se humedece los ojos con su saliva cuando se pintan los ojos o se ponen las lentillas. ¿Podemos negar esta realidad? Dentistas, admitan que la saliva se puede propagar por los órganos genitales... ¿Por qué diantres siguen pensando que la boca es un santuario? Puede estar sana, pero no es una santa... tenemos que saber qué queremos.

Todo lo contrario, la boca está en contacto con todo, es nuestra primera puerta hacia el mundo exterior, el acceso más directo a nuestra intimidad. ¿Por qué nos encontramos con amebas bucales en las infecciones uterinas?

También pretenden que el público pague los platos rotos de mi método, mientras que mis pacientes no se pueden portar mejor, cada vez más felices, y no dejan de proclamarlo alto y claro. Espían en mis seminarios enviando centinelas, pero es un arma de doble filo porque acaban por elogiar mis enseñanzas, aunque eso no impida que los grupos de presión de especialistas periodontales luchen contra la evidencia que les traen los espías.

Expertos en controversia, en vez de afanaros en negar la realidad de mis triunfos terapéuticos, plantéense las preguntas adecuadas: ¿Por qué es fiable el microscopio? ¿Por qué la antibioterapia está indicada y por qué las amebas son patógenas en parasitología bucal?

Parece ser que es una cuestión política. La religión del grupo de presión de los periodoncistas está ahí y cerrada con llave. ¿Cuándo volveremos a evaluar la formación continua? ¿En el año tres mil?

Los avances en sanidad pública están paralizados por un debate diplomático sobre las amebas, porque están al margen de la formación continua. El orden establecido de la odontología impone la ley del silencio científico sobre el tema. La mayoría no lee a Lyons, ¡ningún interés!

Quedan los curanderos alternativos, ecologistas, quinesioterapeutas, fitoterapeutas, homeópatas y demás sanadores con sus terapias alternativas. Nos recomiendan productos naturales, proponen curar nuestro ser por completo y reforzar nuestro sistema inmunitario. Excelente, sin duda, pero no basta para purificar la biopelícula, como tampoco la alimentación saludable puede curar la caries. Bien es cierto que más vale prevenir que curar, pero cuando el mal está hecho, hay que eliminarlo, no solo reducirlo.

Estoy de acuerdo en no estar a favor de los antibióticos, pero hay que plantearse si es una decisión acertada ante una plaga purulenta que está incrustada en la carne devastada de una encía infectada de por vida.

Ilustración 12-2

Imagen de una paciente afectada de periodontitis con una importante inflamación clínica. Adepta a la medicina suave, recurre a la arcilla como pasta de dientes. Imagínese (de a a d) el movimiento progresivo de este nido de larvas amebianas zambulléndose en el surco gingival. El método, aunque excelente, está lejos de conseguir los resultados esperados. ¡Muy al contrario! La medicación tiene que reducir, eliminar después y no exacerbar la colonización parasitaria.

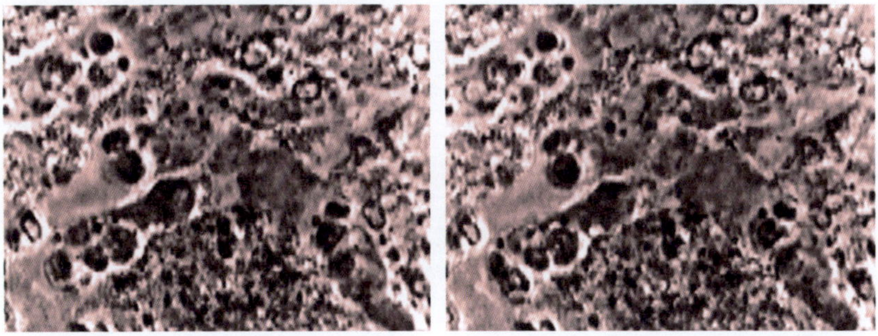

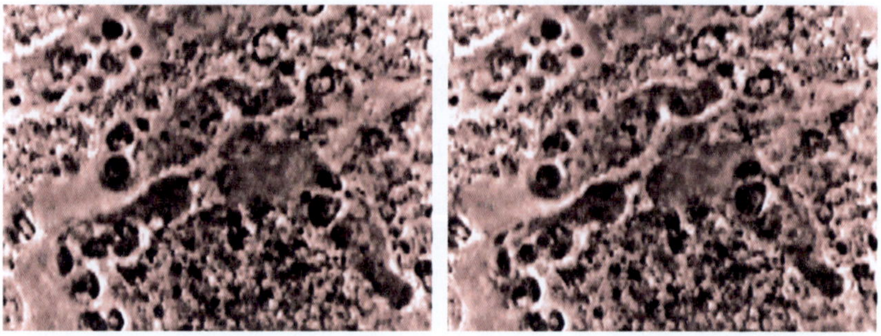

A mí también me gusta recurrir a métodos no violentos, pero os lo ruego: naturópatas, quinesioterapeutas y termalistas, así como a vosotros, médicos concienzudos, alternativos o clásicos ininterrumpidos: mirad vuestros resultados con el microscopio antes de criticar a los antibióticos. Dejad de confundir el tocino con la velocidad. Una última recomendación, para todos los impacientes: soliciten que les enseñen su biopelícula…

> **Antes, decía que nadie era experto. Ahora, afirmo que todos lo son. Todos y cada uno de nosotros tiene una experiencia decisiva en uno de esos temas. La democracia exige que se consulte.**
>
> Michel Serres

Capítulo 13

Para que la dentista ría...

Qué razón tenemos de querer eliminar los antibióticos del tratamiento de la gripe, porque es una patología vírica y no sirven de nada. Sin embargo, se necesitan armas antiparasitarias para vencer a los parásitos, es así de lícito.

Por tal motivo, estimado dentista colega de profesión, le ruego que reflexione dos veces antes de no hacer nada. ¿Conviene rechazar el uso de la microscopía, a espaldas y sin tener en cuenta los derechos de nuestros pacientes? Decretar que las amebas —que vampirizan a los dos tercios de los adultos del planeta con absoluta libertad y total impunidad— no son patógenas, ¿no es una trágica negación de la evidencia?

Todos mis pacientes, los que han logrado eliminar la plaga que les infectaba las encías y han evitado volver a infectarse, han visto cómo se curaban para siempre. Sin excepciones. Esta es la verdad y merece con creces salir a la luz, porque es de interés general.

Los gorrones bucales microscópicos, que se reproducen al infinito en las patologías gingivales, han adquirido unas técnicas sociales asombrosas para estimular su reproducción...

Como prueba, me atrevo a presentarles a dos de mis últimos pacientes, uno que padece una enfermedad gingival agresiva y el otro una recidiva complicada en un molar. ¿La medicina moderna tiene el derecho de permitir que semejante máquina de guerra amenace a una población entera, sumida en la ignorancia de las causas reales de su enfermedad como auténticas esperanzas de curación? ¿Acaso hay que esperar a que la ciencia ficción de terror se deleite algún día con esto para que se empiecen a mover las cosas por fin? Juzgue usted mismo.

Como decía mi abuelo, un sacamuelas de primer orden —que Dios lo tenga en su gloria—, la odontología siempre irá un paso por detrás en la guerra contra la medicina, a menos que nos pongamos a ver de cerca y con mayor claridad. Aún estamos a tiempo. Los pacientes desconcertados esperan que los apoyemos. Nuestras universidades están perfectamente equipadas para tal tarea. Fracasar en la curación por ignorancia es perdonable, pero no abrirse al conocimiento cuando está a nuestra disposición, no es aceptable.

Aprovecho para felicitar con todo mi cariño a los dentistas generalistas que han decidido escuchar y comprender antes de rechazar. Con determinación, han adoptado e implantado el método microscópico en sus clínicas, además de crear asociaciones consagradas a la salud de sus pacientes.

Ilustración 13-1

Paciente afectada de periodontitis progresiva desde hace dos años. Las amebas tienen la sorprendente facultad de estimularse para la reproducción. (a) Ameba portadora, en el centro, que ya ha dado a luz a una amebita arriba a la izquierda, preparada para «parir» otra más. (b) Ameba vecina, a la derecha, acercándose para echarle una mano. (c) Empuje de la ameba «comadrona» contra la parturienta… (d) Distensión de una segunda ameba minuta. Si bien se trata de un proceso harto conocido por nuestros amigos parasitólogos del intestino, es inaceptable para una mujer que se preocupa por la calidad de su sonrisa.

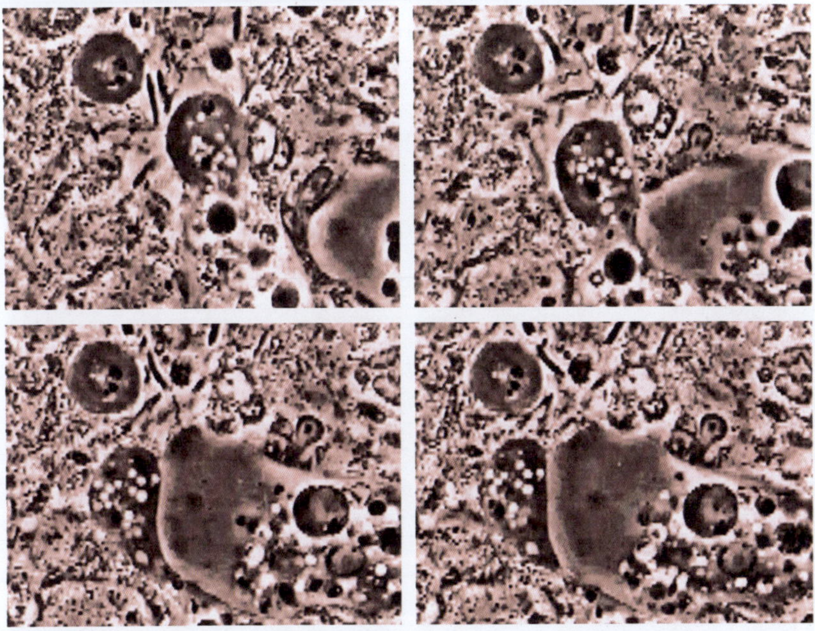

Ilustración 13-2

Caso de recidiva en la encía, bajo un molar cuyo arco de las raíces da muchos quebraderos de cabeza para el cuidado de la desafortunada víctima de las larvas microscópicas. En el centro, una ameba Entamoeba gingivalis *rodeada de glóbulos blancos del huésped desolado. El combate entre la ameba y un glóbulo blanco causa estragos. Manifiestamente, bajo la línea negra de succión, el parásito hematófago ha vencido a su leucocito destripado y se lo come de un bocado (a a d). ¡Glotona! Solo queda la carcasa de encimas tóxicas para su hueso… para carcomerlo sin miramientos. ¡La que se le viene encima!*

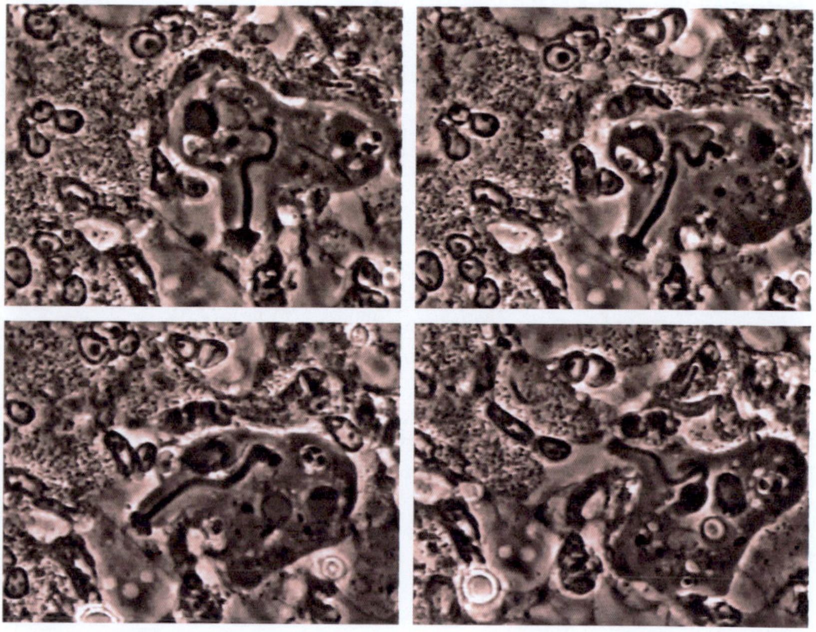

¿El planeta está realmente condenado a una cirugía periodontal tan agresiva como vana? La boca, esa delicada abertura tan formidablemente abierta tanto a la intimidad de nuestro ser como a los múltiples peligros del mundo, ¿tendrá que seguir sufriendo los asaltos de la ignorancia triunfante?

Queridos congéneres, sé que os preocupa la salud y el bienestar de los enfermos. Pacientes, os gusta la vida, sin parásitos y sin reproches. A todos vosotros, amigos desconocidos, intenten mirar de cerca, mucho más cerca, os lo ruego… Damas y caballeros, ¡exigid que os dejen ver! Quedaréis sorprendidos con el resultado, pasmados con la realidad. Exigid una flora sana, es vuestro derecho más estricto, es vuestro deber de sanidad pública. Alea jacta est, para dejarlo todo dicho.

Posdata de un dentista que padece enfermedad gingival: *una hormiga negra, en una roca negra, sumida en la oscuridad de la noche, Dios la ve, ¡y Mark la ilumina! Con la esperanza de que yo también pueda verla un buen día…*

Mark Bonner, dentista dispuesto a todo para que la infestación crónica de parásitos en las bocas llegue un día a su

FIN.

Léxico

Actinobacillus actinomycetemcomitans: cocobacilo pequeño en forma de bastoncillo, gramnegativo, inmóvil y acapsulado. Es un actinobacilo saprobio común en las vías respiratorias del ser humano. Una deficiencia inmunitaria representa un terreno favorable para la periodontitis juvenil localizada. Asimismo, se han descrito casos de endocarditis bacteriana subaguda y formación de abscesos.

Actinomiceto: bacteria de morfología extremadamente variable con predominio de formas filamentosas. Los filamentos tienen un diámetro inferior a 1 mm y una longitud de 10 a 50 mm. Son especies comensales de la cavidad bucal y el aparato genital del ser humano así como de animales endotérmicos.

ADN: molécula presente en todas las células vivas. El ADN es el portador de toda la información genética (herencia) porque constituye el genoma de los seres vivos y se transmite total o parcialmente en los procesos de reproducción. El ADN determina la síntesis de las proteínas.

Ameba: protozoo simple de 20 µm a 0,1 mm de longitud que vive en medio acuoso y se desplaza gracias a las múltiples deformaciones de sus citoesqueletos (los seudópodos). Las amebas parasitarias están constantemente buscando huéspedes y sobreviven en el entorno aunque no suelen desarrollarse, en general. Algunas son patógenas.

Amebaporo: polipéptido excretado por determinadas amebas. En contacto con la membrana celular del huésped, permite la introducción del parásito en la pared intestinal.

Animálculo: animal muy pequeño perceptible solamente con el auxilio del microscopio en algunos líquidos.

Apoptosis: se denomina apoptosis a la muerte celular programada o suicidio celular al proceso de autodestrucción de las células en respuesta a una señal. Es una muerte celular fisiológica, genéticamente programada, necesaria para la supervivencia de los organismos pluricelulares. Está en equilibrio constante con la proliferación celular. A diferencia de la muerte por necrosis, no provoca inflamación.

Cariosoma: formación condensada de cromatina en el núcleo de una ameba, similar a un nucléolo.

Citoplasma: designa el contenido de una célula viva; en concreto, abarca la totalidad del material celular que contiene la membrana plasmática, excepto el núcleo. Es un hidrogel coloidal.

Endolimax nana: ameba considerada como no patógena. El trofozoíto mide de 5 a 10 micrones y presenta movimientos bastante vivos pero no direccionales. Varios seudópodos se agitan a la vez.

Entamoeba coli: ameba no hematófaga que se desplaza muy lentamente en la cavidad del colon. Su endoplasma contiene vacuolas de gran tamaño y un núcleo, característico de la especie, que dispone de un cariosoma excéntrico y una cromatina periférica irregular.

Entamoeba gingivalis: ameba de carácter patógeno —es parasitaria— relacionada con la enfermedad periodontal, una patología infecciosa que provoca la pérdida de la dentición por descarnadura. Estas amebas están constantemente presentes en el tejido gingival, donde son capaces de destruir los elementos celulares y matriciales.

Espirilo: filo de bacterias distintas gramnegativas, formadas por bacilos alargados y de forma espiral, en tirabuzón. Se distinguen por unos flagelos que recorren la membrana y la pared celular, denominados filamentos axiales.

Estreptococo: vasto conjunto de microrganismos ubicuos que abarcan a numerosas especies. Como son tan numerosos, se distinguen las especies patógenas de las comensales y los saprofitos.

Fagocitosis: en biología, la fagocitosis es el procedimiento de destrucción de microbios por parte de determinados glóbulos blancos o leucocitos: los fagocitos. Consiste en la captura e ingestión de partículas sólidas inertes o vivas del medioambiente.

Giardiasis: enfermedad parasitaria frecuente, cosmopolita y benigna la mayoría de las veces si cuenta con tratamiento apropiado. La *Giardia* es una causa importante de enfermedad intestinal en todo el mundo y la causa no bacteriana más frecuente de diarrea en Norteamérica. Sin embargo, la biología elemental de este parásito aún es poco conocida.

Granulocito neutrófilo: los granulocitos neutrófilos son fagocitos, es decir, células capaces de tragar y digerir fragmentos de membranas bacterianas o víricas, que reconoce como extraños. Poseen gránulos susceptibles de expulsarse por exocitosis (liberación al exterior de la célula) con el fin de limitar la inflamación en el lugar de la infección.

Granuloma piogénico: reacción benigna proliferante de la epidermis y de las mucosas que suele producirse a consecuencia de un leve traumatismo o una infección.

Helicobacter pylori: bacteria que infecta la mucosa gástrica. El 80 % de las úlceras gastroduodenales están provocadas por infecciones de *Helicobacter pylori*, pero la enfermedad sigue siendo asintomática en la mayoría de las personas infectadas.

Leptotrices: bacterias bucales filamentosas gramnegativas que utilizan la glucosa y la sacarosa. Crecen en entorno anaeróbico.

Linfocito: célula sanguínea, variedad de leucocito, que interviene muy activamente en la reacción inmunitaria. Existen dos tipos principales de linfocitos que difieren en estructura y función: los linfocitos B y T. Al microscopio, los linfocitos parecen células ovoides y mononucleares, con un núcleo voluminoso (de unos 7 µm, el equivalente al diámetro de un glóbulo rojo) que ocupa casi la totalidad del cuerpo celular.

Macrófago: célula que se infiltra en los tejidos y derivada del monocito, el cual se diferencia a macrófago al salir de la circulación sanguínea. Los monocitos y los macrófagos son fagocitos (células capaces de ejercer fagocitosis). Participan en el proceso de inmunidad innata como defensa no específica, pero son capaces de participar en la inmunidad adaptativa mediante el fenómeno de opsonización. Su misión consiste en fagocitar partículas celulares y destruir los microbios patógenos.

Monocito: célula sanguínea de la familia de los leucocitos (glóbulos blancos) que evolucionan a macrófagos. Los precursores de estas células se encuentran en la médula ósea roja en forma de monoblastos que acaban evolucionando a promonocitos. Los fagocitos que se originan son los responsables de la fagocitosis y están presentes en la sangre y algunos tejidos. Son las células de mayor tamaño que circulan por el torrente sanguíneo.

Porphyromonas gingivalis: bacteria comúnmente presente en el cuerpo humano, en particular en la cavidad bucal. Está clasificada originalmente como bacteroide, es una bacteria anaerobia que se asocia a las infecciones periodontales.

Saprobio: que se alimenta de materia en descomposición (saprofagia). Como hacen las moscas, por ejemplo. Cuando la materia en descomposición procede de un cadáver, se habla de necrofagia.

Tricomona: protozoo flagelado, cuya presencia en las mucosas genitourinarias (*T. vaginalis*) determina la tricomoniasis urogenital. Es un parásito del ser humano. Su transmisión es sobre todo venérea, porque es muy sensible a la desecación y necesita entornos húmedos. La tricomona de la boca (*T. tenax*) está considerada como un parásito sin importancia, véase anodino, aunque sea extremadamente frecuente y esté presente en más de la mitad de la población. Sin embargo, suele ignorarse.

Tripanosoma: tipo de protistas parásitos. Existe una veintena de especies que infectan a distintos vertebrados, entre ellos el ser humano, y que provoca enfermedades llamadas tripanosomiasis. La mayoría de las especies se transmiten por medio de invertebrados hematófagos como insectos o sanguijuelas. Como por ejemplo, el *Trypanosoma brucei*, que la mosca tsé-tsé transmite al ser humano y provoca la enfermedad del sueño.

Trofozoíto: forma vegetativa de un protozoo.

Vibriones: bacilos gramnegativos, curvos, móviles por un solo cilio polar, aerobios o anaerobios facultativos.

Bibliografía

[I] Martínez-Palomo, A. (1987): «The pathognesis of amebiasis». *Parasitology Today*, 3: 111-118.

[II] Kofoid, C.A., H. C. Hinshaw, H. G. Johnstone (1929): «Animal parasites of the mouth and their relation to dental disease». *Journal of the American Dental Association*, August, 1436-1455.

[III] Keyes et al. (1982): «Diagnosis of creviculoradicular infections: disease associated bacterial patterns in periodontal lesions, clinical implications», in *Host-Parasite Interactions in Periodontal Diseases*. Washington: American Society for Microbiology: 395-403.

[IV] Lyons, T. et al. (1980): «Oral amoebiasis: a new approach for the general practitioner in the diagnosis and treatment of periodontal disease». *Oral Health*, October, 70: 39-41, 108, 110.

[V] Lyons, T. et al. (1982): «Oral amoebiasis: alternatives in oral disease». *Ontario dentist*, February, 59(2): 16-20.

[VI] Lyons, T. (1983): «Oral amebiasis: the role of *Entamoeba gingivalis* in periodontal disease». *Quintessence Int.* Dec., 14 (12): 1245-8.

[VII] Lyons, T. (1989): *Introduction to protozoa and fungi in periodontal infections.* Ontario, Canadá: Trevor Lyons publications.

ISBN 0-9693950-0-0 (disponible por encargo: www.parodontite.com)

[VIII] Bonner, M. (1999): «Lettre ouverte sur la parodontie», *Journal dentaire du Québec*, vol. 36; mai/juin: 245-247.

[IX] Bonner, M. (2001): «*Entamoeba gingivalis* is a pathogen». XI International congress of Protozoology, Salzburgo, Austria, July.

[X] Bonner, M. (1998): programa de televisión *Découverte* sobre dientes y bacterias, Société Radio-Canada. 13 de diciembre.

[XI] Bonner, M. (2003): «*Entamoeba gingivalis*, un pathogène dans les parodontites», *L'Information dentaire*.

[XII] Bonner, M. (2003): «Presentation: *Entamoeba gingivalis*, a pathogen similar to *E. histolytica*». European Molecular Biology Organization Workshop, Institut Pasteur.

[XIII] Bonner, M. (2004): «Presentation: Parasitic amebas of the mouth». European Molecular Biology Organization Workshop, Israel.

[XIV] Bonner, M. (2006): «Presentation: *Entamoeba gingivalis*, a pathogen in periodontal disease». Amibiasis, Oaxaca, México.

[XV] Bonner, M. (2007): «Medical Implication of Oral Amoebiasis». *Tropical Medicine and International Health*. May 24-28. Medimond: Amsterdam.

[XVI] Bonner, M.: Seminarios sobre la salud del periodonto desde el punto de vista microbiológico. Desde 1996, presentación de un centenar de seminarios de 2 y 4 días sobre microbiología periodontal en las grandes ciudades de Quebec, Ontario, Francia, Luxemburgo y Suiza.

[XVII] Bonner, M.: Conferencias sobre microscopía periodontal en diferentes sociedades dentales de Quebec, Francia y Suiza desde 1997.

[XVIII] http//www.parodontite.com

[XIX] Akuffo, H., E. Linder, I. Ljungström and M. Wahlgren [ed.] (2003): *Parasites of the colder climates.* New-York: Taylor & Francis.

[XX] Jervøe-Storm, P. M., H. Alahdab, M. Koltzscher, R. Fimmers, S. Jepsen (2007): «Comparison of curet and paper point sampling of subgingival bacteria as analyzed by real-time polymerase chain reaction». *J Periodontol.* May, 78(5): 909-17.

[XXI] Van der Reijden. W. A., C. J. Bosch-Tijhof, H. Strooker, A. J. van Winkelhoff (2006): «prtH in Tannerella forsythensis is not associated with periodontitis». *J Periodontol.* Apr, 77(4): 586-90.

[XXII] Mackert, J. R. Jr, A. Berglund (1997): «Mercury exposure from dental amalgam fillings: absorbed dose and the potential for adverse health effects». *Crit Rev Oral Biol Med.* 8(4): 410-36. Review.

[XXIII] Walters, J. D. (2006): «Characterization of minocycline transport by human neutrophils». *J Periodontol.* Dec, 77(12): 1964-8.

[XXIV] Tarannum, F., M. Faizuddin (2007): «Effect of periodontal therapy on pregnancy outcome in women affected by periodontitis». *J Periodontol.* Nov, 78(11): 2095-103.

[XXV] Apsey, D. J., N. Kaciroti, W. J. Loesche (2206): «The diagnosis of periodontal disease in private practice». *J Periodontol.* Sep, 77(9): 1572-81.

[XXVI] Bender, J. S., H. Thang, M. Glogauer (2006): «Novel rinse assay for the quantification of oral neutrophils and the monitoring of chronic periodontal disease». *J Periodontal Res.* Jun, 41(3): 214-20.

[XXVII] Pomes, C. E., W. A. Bretz, A. de León, R. Aguirre, E. Milian, E. S. Chaves (2000): «Risk indicators for periodontal diseases in Guatemalan adolescents». Braz Dent J. 11(1): 49-57.

Índice

Dedicatoria 7
Advertencia 9
Introducción 13
Capítulo 1: ¡Socorro! Infestación de parásitos 19
Capítulo 2: Enseñanza académica 55
Capítulo 3: Microbios con lupa 73
Capítulo 4: Investigación privada del autor 89
Capítulo 5: El mejor de los casos 97
Capítulo 6: Un hálito de esperanza para el planeta 119
Capítulo 7: ¿Cómo salir de esta? 165
Capítulo 8: Cada uno con su lastre 175
Capítulo 9: Breve historia de la amebiasis 213
Capítulo 10: Métodos de tratamiento tradicionales 249
Capítulo 11: Vox pópuli: ¡sonrisa resplandeciente! 261
Capítulo 12: Presión por parte de los expertos, mentirosos como sacamuelas 275
Capítulo 13: Para que la dentista ría… 287
Léxico 293
Bibliografía 299
Índice 303

Impresión acabada en España
Febrero de 2013